HEYNE <

Das Buch

Auch wenn es uns nicht bewusst ist: Die Erfahrungen aus Kriegen, Umweltkatastrophen, Pandemien und anderen Krisen haben sich über Generationen tief in uns eingeprägt. Diese nicht geheilten Wunden beeinträchtigen unsere Gefühle, unseren Geist und unseren Körper. Der international renommierte spirituelle Lehrer Thomas Hübl zeigt, wie sich ungelöstes kollektives Trauma auf unsere persönliche Entwicklung, aber auch auf die der ganzen Menschheit auswirkt. Hier verbindet er seine spirituellen Prinzipien ganzheitlicher Heilung mit neuester wissenschaftlicher Forschung. Mithilfe von Hübls einzigartiger Methode wird es möglich, kollektives Trauma zu transformieren und zu heilen – für ein befreites Leben in innerer und äußerer Harmonie.

Der Autor

Thomas Hübl ist ein moderner Mystiker und spiritueller Lehrer. In seinem Wirken verbindet er die wichtigsten Lehren der großen Weisheitstraditionen mit Erkenntnissen der modernen Wissenschaft, und macht dank seines tiefgreifenden Verständnisses beide verständlich und erfahrbar.

Er wurde 1971 in Wien geboren, studierte einige Jahre Medizin und beschäftigte sich intensiv mit Körpertherapie und anderen holistischen Therapierichtungen. Mit 26 Jahren folgte er einem starken inneren Ruf, brach sein Studium ab und widmete sich für vier Jahre fast ausschließlich der Meditation und der Erforschung von inneren Bewusstseinsräumen. Seit 2004 ist Thomas Hübl weltweit unterwegs, gibt Vorträge und veranstaltet Festivals, Workshops, Online-Kurse und Trainings für spirituell Suchende und Fachleute verschiedenster Bereiche. Er wird regelmäßig als Gastredner zu Konferenzen auf der ganzen Welt eingeladen.

Thomas Hübl
Julie Jordan Avritt

Kollektives Trauma heilen

Verborgene Verletzungen der Seele verstehen und transformieren

Aus dem amerikanischen Englisch
übersetzt von Jochen Lehner

WILHELM HEYNE VERLAG
MÜNCHEN

Die amerikanische Originalausgabe erschien 2020 unter dem Titel
»Healing Collective Trauma« bei Sounds True, Inc.

MIX
Papier | Fördert gute Waldnutzung
FSC® C014496

Penguin Random House Verlagsgruppe FSC® N001967

Taschenbucherstausgabe 10/2023

Umschlaggestaltung: Guter Punkt, München, unter Verwendung von Motiven von © Tanes Ngamson/iStock/Getty Images Plus
Satz: Uhl + Massopust, Aalen
Druck und Bindung: GGP Media GmbH, Pößneck
ISBN 978-3-453-70469-5

www.heyne.de

Wir verneigen uns
vor dem Offenbarwerden unserer Zukunft,
die uns ruft …

INHALT

Vorwort

Mit großer Freude lege ich Ihnen dieses erkenntnisreiche, kluge und wirklich wichtige Buch zur Heilung kollektiver Traumata ans Herz, das mein Freund und Kollege Thomas Hübl geschrieben hat.

Die letzten vierzig Jahre konnte ich als neutraler Verhandlungsberater bei Kriegen und Konflikten überall auf der Welt – zuletzt im kolumbianischen Bürgerkrieg, beim koreanischen Kernwaffenstreit und in der Konfliktzone des Nahen Ostens – immer wieder verfolgen, wie tief die Auswirkungen kollektiver Traumata reichen. Ich habe erlebt, wie schwierig und frustrierend es sein kann, das Blutvergießen zu beenden, wie viele Unwägbarkeiten dabei zu berücksichtigen sind.

Eine große Frage stellte sich mir dabei immer wieder: Was ist am Frieden so schwierig, wenn er doch eigentlich für alle von so großem Nutzen ist, zumal wenn man bedenkt, welche gewaltigen Verluste der Krieg für alle direkt Beteiligten und ihre Bevölkerung zwangsläufig mit sich bringt?

Es gibt viele Gründe, aber einer der wichtigsten besteht in tieferliegenden kollektiven Traumata, die nicht angesprochen werden. Im Koreakrieg sind Millionen Menschen gestorben, und Millionen andere wurden vertrieben. Im kolumbianischen Bürgerkrieg sind über zweihunderttausend Menschen umgekommen und über sieben Millionen verloren ihre Heimat. Auch wenn dann wieder so etwas wie Normalität einkehrt, bleiben Narben zurück. Nicht verheilte Wunden bilden offenbar eine Art Antrieb zur Wiederholung des gleichen Konfliktmusters. Waffenstillstände und Friedensvereinbarungen sind oft schwer durchzuhalten.

Eine geradezu historische Neuerung beim kolumbianischen Friedensprozess bestand darin, dass man Angehörige der Zivilbevölkerung, also die eigentlichen Leidtragenden, an den Verhandlungen beteiligte. Zahlreiche Delegationen von Kriegsopfern wurden nach Havanna eingeladen, um gegenüber den Unterhändlern beider Seiten Aussagen über ihre Erlebnisse zu machen, die auch von den Medien und von der kolumbianischen Gesellschaft aufgenommen wurden. Bei der Auswahl dieser Personen durch die UN sowie durch nationale Universitäten wurde darauf geachtet, dass sie alle Konfliktparteien repräsentierten. Es waren viele, vielleicht sogar mehrheitlich Frauen. Zur Überraschung vieler Beobachter, die ein Aufbrechen alter Wunden und die Behinderung des Friedensprozesses aufgrund dieses Experiments befürchteten, forderten die allermeisten Opfer keine Strafen, sondern sprachen sich für die Beendigung des grausamen Konflikts aus und zeigten sich offen, ihren Feinden zu vergeben und sich mit ihnen auszusöhnen.

So bekamen die Opfer des Kriegs eine Stimme und fanden Gehör und öffentliche Aufmerksamkeit für das Trauma, das hier vorlag. Dadurch besannen sich die Unterhändler auf das, worum es ging, und die kolumbianische Gesellschaft bekam die Gelegenheit, dem langwierigen Prozess der Heilung alter Wunden endlich seinen Lauf zu lassen.

Wenn Frieden in der Welt und das Wohlergehen aller Wirklichkeit werden sollen, müssen wir gut über kollektives Trauma und die Möglichkeiten der Heilung Bescheid wissen. Genau das macht dieses bahnbrechende Buch von Thomas Hübl so wertvoll. Es lässt uns die Dimension der für alle Missstände dieser Welt verantwortlichen kollektiven Traumatisierung erfassen und führt uns die Möglichkeiten der individuellen und gemeinschaftlichen Heilung vor Augen.

Das komplexe und entsprechend schwer durchschaubare Thema des kollektiven Traumas profitiert von der breit gefächerten Herangehensweise des Autors. Sie werden hier eine ganz untypische Verbindung von materieller und mystischer Betrachtungsweise antreffen, lebhaftes psychologisches und wissenschaftliches Interesse ebenso wie tiefe spirituelle Durchdringung. Das ergibt zusammen eine Tiefe der Erkenntnis, von der wir alle profitieren.

Thomas hat mir unter anderem bewusst gemacht, dass unsere Reaktion auf ein Trauma eigentlich sehr sinnvoll ist. Statt uns dafür zu brandmarken, dass wir bei überwältigendem Stress erstarren, folgen wir besser Thomas in seiner verständnisvollen Auslegung dieser Reaktion als Zeugnis jener natürlichen Intelligenz, die wir benötigen, um wieder heil und ganz zu werden.

Am meisten beeindruckt mich aber, dass Thomas beim Eintauchen in die kollektive innere Finsternis nie die Hoffnung für die Menschheit verliert. Selbst auf der Suche nach klaren Begriffen und tiefem Verständnis, konzentriert er sich darauf, was angesichts der vor uns liegenden großen Aufgabe praktisch und nützlich ist. Er zeigt uns, wie wir unseren Geist und unser Herz öffnen können – und damit auf persönlicher und kollektiver Ebene bereit für den Frieden werden. Da jeder von uns auf seine oder ihre ganz eigene Weise von kollektiver Traumatisierung betroffen ist, kann es für uns alle nur nützlich sein, den Weg der Heilung zu kennen.

Ich bin dankbar für alles, was ich von Thomas über kollektives Trauma gelernt habe. Und ich hoffe wirklich, dass auch Sie als Leser großen Nutzen aus diesem Werk ziehen, das die Welt wirklich braucht.

William Ury
Boulder, Colorado
4. Mai 2020

Vorwort der deutschen Ausgabe

Und gerade an diesem Punkt der Geschichte,
an dem Zusammenarbeit für uns so entscheidend wichtig wird,
sind weltweit erste Anzeichen
eines gemeinsamen Bewusstseins zu erkennen.

Roger D. Nelson
Connected

Mein Freund und Kollege William Ury hat mir unlängst mit eindringlichen Worten das gesellschaftliche Dilemma vor Augen geführt, das uns in diesem Jahr 2020 alle beschäftigt. Er sagte: »Covid-19 ist wie ein ganz aktuelles Zwischenzeugnis, das uns über alle ›Fächer‹ Auskunft gibt: die wirtschaftliche und soziale Ungleichheit, die Qualität unserer politischen Führer, den Zustand der Kultur, den Grad der politischen Polarisierung. Das kannst du drehen, wie du willst, das Virus hört nicht einmal zu. Es ist ganz unpersönlich, es möchte sich einfach nur ausbreiten und schätzt dafür unseren Lebensraum. Es *liebt* Polarisierung.« Wahrhaftig, die Polarisierung hat ein Ausmaß erreicht, das es uns schwer macht, angesichts der Krisen unserer Zeit eine gemeinsame Linie zu finden, und Covid-19 ist ja nur eine der vielen gewaltigen Herausforderungen, die uns ins Haus stehen oder bereits akut sind.

Die Corona-Pandemie ist auf diese oder jene Art mit vielen anderen gesellschaftlichen Dauerproblemen verknüpft, sei es institutioneller Rassismus, seien es Polizeiübergriffe oder auch die sich beschleunigende Klimakrise. Während ich dies schreibe, fegen Waldbrände nie da gewesenen Ausmaßes über den Westen der USA und andere Landesteile hinweg, hinterlassen auf weit über 16.000 Quadratkilometern nichts als Asche, zerstören Tausende Wohn- und Geschäftshäuser, bedrohen Mensch und Tier und machen Massenevakuierungen notwendig. Rekordverdächtig viele Tropenstürme haben sich dieses Jahr bereits über den Ozeanen zusammengebraut und sorgen für unvorstellbare Überflutungen und Schäden. Anschließend hängen vielerorts dichte Mückenschwärme über dem durchweichten Land, töten Wild- und Nutztiere und schaffen neue Gesundheitsbedrohungen für den Menschen.

2020 – wie zukunftsträchtig und vielversprechend das einmal klang! – zanken sich mächtige Länder um Ressourcen wie Öl-, Gas- und Wasservorkommen, sie feilschen um Abwehrsysteme und Waffentechnologie, und die Gefahr des Atomkriegs steht wieder einmal im Raum. In den Vereinigten Staaten, Großbritannien, Israel, Libanon, Russland, Belarus, Brasilien, Chile, Philippinen, Hongkong und anderswo kommt es zu Massenprotesten, die zwar meist gewaltfrei bleiben, aber wenn sich neben normalen Bürgern auch Leute einschalten, die einen Kulturkrieg schüren wollen, sind gewalttätige Zusammenstöße zwischen den empörten und aufgebrachten Fraktionen vorprogrammiert. Online und auf der Straße wird massenhaft zum Widerstand gegen die Lockdown-Bestimmungen aufgerufen, anderswo belagern bewaffnete Bürger die Regierung selbst. In vielen Ländern versammeln sich die Menschen zu Massenprotesten – hier gegen brutale Übergriffe der Polizei, dort gegen die Missachtung der Rechte von Frauen und Mädchen. Überall müssen sich verwundbare Demokratien gegen neue oder wiedererstarkte digitale, gesellschaftliche und politische Angriffsstrategien von innen und außen wehren.

Viele fürchten um ihr Leben und ihre Zukunft.

All das und manches andere belegt klar und unbestreitbar, dass der kollektive Körper-Geist – also das an uns, was auf rätselhafte Art mit allen verbunden ist – an einem Trauma leidet und dadurch voller Brüche ist: entfremdet, getrennt, polarisiert. Warum ist das so? Nun, aus mystischer Sicht entspringen alle mit dem System verhafteten und unlösbar erscheinenden gesellschaftlichen Probleme überall auf der Welt der gleichen Quelle: dem bodenlosen Sumpf der in alles hineinwirkenden ungelösten und nicht geheilten Vergangenheit. Die Ereignisse des Jahres 2020 bestätigen und unterstreichen diese Wahrheit. Sie gehen von den Schichten der seit Generationen in uns abgelagerten historischen Traumata aus – und an die müssen wir uns jetzt heranwagen, wir müssen sie bewusst zur Kenntnis nehmen und fühlen, wir müssen sie verarbeiten und integrieren.

Ein kollektives Trauma ist so etwas wie die »dunkle Materie« des Gesellschafts-Kosmos: nicht direkt zu sehen, nur an ihren Wirkungen (Symptomen) zu erkennen. Und dafür brauchen wir mehr als nur unsere Augen. Ein Trauma zersplittert uns, und zwar besonders dann, wenn es lange anhält oder sich wiederholt. Es beschädigt unsere Kohärenz innen wie außen. Es verzerrt die Wahrnehmung und unterbricht den Strom der Lebenskraft im Körper des Menschen und dem der Erde. Trauma beschädigt unsere Fähigkeit, aufeinander zuzugehen und uns aufeinander einzulassen. Wir können auch sagen: Trauma erzeugt die Illusion der Trennung.

Wo zeigen sich der gestörte Zusammenhalt und die Fragmentierung? Um diese Frage zu beantworten, brauchen wir uns nur zu vergegenwärtigen, in welchem Maße uns die Phänomene von *Hyper*arousal (zum Beispiel soziale Ängste, innere Anspannung, Misstrauen, Unruhe, Furcht, Aggression) oder *Hypo*arousal (Abstumpfung, Apathie, Lethargie, Beziehungslosigkeit, Überdruss, Pessimismus) begegnen. Wir können uns diese Formen der sehr hohen beziehungsweise sehr niedrigen Erregung als eine Art gesellschaftliche »Motorkontrollleuchte« vorstellen. Wo es Fragmentierung gibt, herrscht Beziehungslosigkeit: Die Fähigkeit, sich anderen Menschen verbunden zu fühlen, schwindet. So entsteht eine negative Rückkopplungsschleife, die von der

Fragmentierung zur Beziehungslosigkeit zur Polarisierung zur Auflösung der Ordnung und schließlich ins Chaos führt.

Die ungelöst versteinerte Vergangenheit untergräbt unsere Fähigkeit, die Herausforderungen der Gegenwart anzunehmen. Die Atmosphäre der Angst, des Misstrauens und der Trennung kommt uns auf einmal dichter vor, als sie unserer Erinnerung nach in der jüngeren Vergangenheit war. Dennoch, die Symptome, die uns als Einzelne und als Kollektiv plagen, sind eigentlich Hinweisschilder, die uns darauf aufmerksam machen wollen, dass wir uns – jeder für sich und alle miteinander – in Richtung Ganzheit bewegen müssen.

Überlegen Sie mal: Die Evolution hat das Immunsystem so eingerichtet, dass es die meisten eindringenden Krankheitskeime und viele Giftstoffe unschädlich machen kann. Wird die pathogene Last zu groß, kann die natürliche Immunantwort so überschießend werden, dass sie sich gegen den Körper selbst richtet (anhaltendes Hyperarousal oder Übererregung des autonomen Nervensystems), oder sie fällt ganz aus, sodass die Anfälligkeit für pathogene Einflüsse größer wird (anhaltendes Hypoarousal). Ausschlaggebend sind dann der grundsätzliche Gesundheitszustand und die Resilienz oder Widerstandskraft.

Ohne Zweifel können traumatische Ereignisse einen Menschen oder eine Gemeinschaft anfälliger für die schädlichen Einflüsse durch Stress und andere Widrigkeiten in der Zukunft machen. Außerdem gilt, dass ein gewisses Maß an Herausforderungen als Abhärtung notwendig ist und die Widerstandskraft gegen Stress und traumatische Einflüsse erhöht. Dadurch entsteht eine positive Rückkopplungsschleife: Wenn das System über ausreichende Widerstandskraft verfügt, werden die Nervenbahnen, die für Stresslinderung und Resilienz zuständig sind, weiter verstärkt.

Natürlich gibt es noch eine Reihe anderer Faktoren, die für die Stärkung der Widerstandskraft wichtig sind, zum Beispiel ein sicheres Heim, eine ausreichende Gesundheitsversorgung, wirtschaftliche Stabilität, sowie Rückhalt in der Familie und

Gemeinde (durch Verbundenheit, Kommunikation, Mitgefühl und Harmonie). Wo diese und ähnliche Voraussetzungen fehlen, sind der einzelne Mensch und ganze Gesellschaften stressanfälliger und knicken unter erschwerten Bedingungen leichter ein, was sich negativ auf die Gesundheit und den Zusammenhalt auswirkt und schließlich die Aussichten auf Wachstum und Wohlergehen mindert.

Trotz Covid-19, trotz weltweiter Unruhen, trotz wirtschaftlicher Instabilität und mitten im Klimachaos bieten sich uns doch viele Möglichkeiten, zusammenzukommen und unsere Widerstandskraft zu mobilisieren und zu steigern – und dazu werden ständig neue Methoden entdeckt. Im Zentrum dieses Buchs steht eine Praxis, die eben diesem Zweck dient. Ich habe sie mir im Laufe vieler Jahre durch die Leitung von Gruppenprozessen in mehreren Ländern angeeignet, und sie hat sich als zutiefst wirksam erwiesen. Eines wird dabei ganz besonders deutlich: Wir alle tragen Jahrtausende historischer Traumatisierung und die Schmerzen und Leiden früherer Generationen in uns, aber dass wir heute leben, beweist, dass all unsere genetischen Vorfahren auch unter schwierigsten Bedingungen lange genug überlebten, um resiliente Kinder hervorzubringen. Und bei all deren Nachkommen war es ebenso.

Wir existieren überhaupt nur aufgrund dieser Resilienz, die zu unserer Grundausstattung gehört. Alles, was unsere Urahnen und Eltern überlebt haben, damit es uns jetzt geben kann, lebt in uns weiter – und nicht nur ihre Kämpfe und ihr Leiden, sondern auch ihre Begabungen, ihr Können, ihre Zähigkeit, ihr Durchhaltevermögen, ihr Genie. Die Energie und das gesammelte Wissen unzähliger Generationen ist in unseren heutigen Knochen, Gewebe, Nerven und dem Gehirn präsent wie das weit verzweigte Wurzelwerk eines mächtigen Baums. Darüber hinaus haben sich Menschen über die Jahrtausende hinweg Kenntnisse und Methoden angeeignet, die uns befähigen, uns selbst und andere zu heilen, und dieses ganze Wissen ist ebenfalls hier in unseren Zellen präsent.

Die Frage lautet jetzt: Werden wir angesichts zunehmender sozialer Brüche und Widersprüche weiterhin blind gegen alles angehen, was uns irgendwie nicht behagt oder unserem einseitigen Weltbild widerspricht? Oder werden wir einander besser zuhören und jede andere Perspektive erst einmal gelten lassen und dabei lernen, uns mit den Umständen unseres Lebens auseinanderzusetzen, statt sie einfach nur abzuwehren?
Trauma zerfasert unser menschliches Licht so sehr, dass es im Schatten unterzugehen droht. Aber wenn engagierte einzelne Menschen in der Lage sind, Heilung zu suchen und sich von den Folgen früherer Traumata zu befreien, muss es auch für Familien, Organisationen, Lebensgemeinschaften und ganze Gesellschaften möglich sein. Meine Arbeit beweist mir diese große Wahrheit immer wieder eindrucksvoll: Wenn wir uns gemeinsam auf das Werk der Heilung einlassen, setzen wir große Mengen blockierter, zweckentfremdeter, abgespaltener und verborgener Energie frei, fehlinvestierte Lebenskraft und Intelligenz, die lange nicht fließen konnten und praktisch unsichtbar waren. Werden diese gewaltigen Energiereserven freigesetzt, können wir sie wieder für uns und unsere Welt nutzen, und nicht nur zur Heilung, sondern für großartige und notwendige Veränderungen. Für persönliches Wachstum! Wir haben es hier vielleicht mit der größten bisher ungenutzten Ressource überhaupt zu tun.
Die Klimakrise ist für uns alle existenzbedrohend – und sie ist hausgemacht. Sie zeigt, dass wir uns der Vergangenheit noch nicht gestellt und sie nicht geheilt haben. Trauma ist Karma ist Schicksal. Die Umweltkrise erzwingt unsere Aufmerksamkeit, aber sie eröffnet auch die Möglichkeit der kollektiven Heilung. Wir können die ungenutzt in uns schlummernden Energien und Potenziale freisetzen und so für eine bessere Zukunft sorgen. Gerade in dieser Zeit weltweiter Brüche und Umbrüche können wir unsere Resilienz als Einzelne und als Gesellschaft aufbauen und uns für die Herausforderungen dieser Zeit wappnen. Wir können unsere Verunsicherung und Ängste genauso gelten lassen wie

unsere angeborene Stärke, Entschlusskraft und Wandlungsfähigkeit. Wir können uns die von unseren fernen Vorfahren geerbte Resilienz neu erschließen und uns zugleich mit all jenen verbinden, die uns nachfolgen werden. Wir können uns die unbewältigte Vergangenheit bewusst machen, um besser für die Zukunft gerüstet zu sein. Hand in Hand und einander Rückhalt gebend können wir unser Bewusstsein als Einzelne und als Gemeinschaft erweitern, zu neuen Höhen der kollektiven Intelligenz aufsteigen und eine neue Vision unserer Welt kreieren. Indem wir uns gemeinsam ins Zeug legen und aufeinander hören, machen wir den Weg frei für neue Möglichkeiten, höhere Erkenntnisse und neue Formen der Verbundenheit. Wir machen uns die höheren Dimensionen des Menschengeists zunutze und schöpfen mehr und mehr unser wahres Potenzial aus.

Wir sind alle wie T-Zellen im Immunsystem der Menschheit. Wir sind das Problem *und* die Heilung. Wir tragen alles, was zur Heilung unserer selbst, der Gesellschaft und der Erde nötig ist, bereits in uns. Nutzen wir es, die Zeit drängt.

Dank

Die zentralen Erkenntnisse dieses Buchs entspringen einem »Presencing« genannten Gruppenprozess zur Integration und Heilung kollektiver Traumata, und sie hätten sich ohne die Tausende mutiger und inspirierender Menschen, die im Laufe der Jahre an meinen Workshops und Retreats teilgenommen haben, nicht herausschälen können. Euch allen, auch im Gedenken an eure Vorfahren, gilt mein herzlicher Dank. Danke für alles, was ich durch euch lernen konnte. Danke auch, dass ihr mir zugetraut habt, ein bergendes Umfeld zum Presencing und Bewusstmachen, zur Heilung und gemeinsamen Integration eurer Erfahrungen zu schaffen.

Was an kreativem Zusammenwirken und schierer Arbeit für so ein Buch nötig ist, wäre ohne die vielen Menschen, die mich unterstützt haben, gar nicht denkbar. Julie Jordan Avritt danke ich für ihre wunderbare Arbeit, ihre Poesie, ihre intellektuelle Finesse. Unsere Zusammenarbeit verdankt sehr viel ihrer stetigen Bereitschaft, sich tief auf diese komplexe und weitverzweigte Thematik einzulassen. Danken möchte ich auch dem Team beim Verlag Sounds True, vor allem Jennifer Yvette Brown für ihren Glauben an dieses Buchprojekt, für ihr Engagement und für ihre stete Bereitschaft, mit Rat und Tat zu helfen. Meiner Lektorin Gretel Hakanson danke ich für ihren scharfen Blick und ihre große Sorgfalt. Die kenntnisreichen Beiträge etlicher ausgewiesener Spezialisten auf den Gebieten Trauma, Therapie, menschliche Entwicklung, internationale Friedensbemühungen, kollektives Presencing und integrale Philosophie haben dieses Buch, meine Arbeit und mein Leben so sehr bereichert. Dafür danke ich Christina Bethell, Patrick Dougherty, Gabor Maté, Scilla Elworthy, Otto Scharmer und meinem lieben Freund Ken Wilber. Kens Leben und Arbeit haben mich bereits seit meinem Medizinstudium zutiefst inspiriert und mich auf meinem Weg begleitet.

Für immer dankbar bin ich Terry Patten, dessen Freundschaft, Zuspruch und gezielte Unterstützung wesentlichen Anteil an der Verbreitung meiner Arbeit in den Vereinigten Staaten hatte. Zu danken habe ich ebenso meinem Freund und inspirierenden Weggefährten William Ury, dessen Vorwort dem Buch einen erhebenden Auftakt gibt. Für ihre Zeit, Worte und Weisheit danke ich Gregor Steinmaurer, Laura Calderón de la Barca und Markus Hirzig – alle drei Angehörige meines Kern-Teams sowie Assistenten beim Collective Trauma Integration Process. Dank auch an Claire Lanyado, Stacey Marvel, Ute Kostanjevec, Heike Barra, Anne Vollborn, Bar Edri und alle, die bei Inner Science LLC und Sharing the Presence GmbH mit mir zusammenarbeiten. Euer Können und Engagement sind von unschätzbarem Wert. Einen ganz großen Dank spreche ich allen Mitgliedern des Pocket-Projekts für euren Mut und das beständige Engagement aus, mit dem ihr zur Erforschung des kollektiven Traumas und zu seiner Heilung überall auf der Welt beitragt.

Besonderer Dank gilt meinem guten Freund und spirituellen Mentor David Ifergan, der mir ein lebendiges Vorbild für ergebene Treue zu den uralten Wurzeln des Mystischen ist.

Den größten Dank schulde ich natürlich meiner großartigen und wunderschönen Frau Yehudit Sasportas. Du hast mich mit der Tiefe der Kunst und der Künstler vertraut gemacht und mir die mystische Dimension des Judentums und den ganzen Reichtum der jüdischen Glaubensgemeinschaft neu erschlossen. Vor allem aber danke für das heilige Geschenk deiner Liebe. Voller Dank bin ich auch für unsere Tochter Eliya, deren Geist ich als den denkbar größten Segen empfinde. Ich danke dir für das Geschenk, dein Vater zu sein, und für die unergründlichen und doch auch magisch alltäglichen Wahrheiten über Wachstum, Entwicklung, Beziehung und Liebe, die du mir jeden Tag näherbringst.

Und schließlich danke, Gott, für all das – und für das auf den Prozess des göttlichen Entfaltens/Einhüllens herabfließende Licht der Entwicklung.

Einleitung

Und Gott sprach: »Es werde Licht!« Und es ward Licht.

1. Buch Mose (Genesis) 1,3

Die Medizin ist in Schmerz und Leid bereits vorhanden.
Sieh nur still und tief hin.
Dann geht dir auf, dass sie dort immer schon war.

Spruchweisheit der nordamerikanischen Ureinwohner

Es ist gut vierzig Jahre her, dass Helen Epstein, damals als junge Journalistik-Professorin an der New York State University tätig, ein wegweisendes Buch veröffentlichte, das der psychologischen Traumaforschung im Westen eine neue Richtung gab und vieles von dem bestätigte, was bei indigenen Völkern und östlichen Denkern seit Jahrhunderten bekannt ist. *Children of the Holocaust* (*Die Kinder des Holocaust*, 1987) ist ein ethnografisches Werk und verarbeitet zugleich mündliche Überlieferung und persönliche Erinnerungen; die erste nichtakademische Veröffentlichung, die sich intensiv mit der sogenannten zweiten Generation (2G) der Söhne und Töchter von Holocaust-Überlebenden auseinandersetzte. Das Werk ließ bestürzende neue Fragen laut werden: War das unsagbare Grauen der Nazizeit irgendwie auf die Nachkommen derer übergegangen, die das alles erlebt hatten? Und wenn es diese Trauma-Vererbung gab, was würde das für andere traumatisierte Bevölkerungsgruppen und deren Kinder bedeuten?

Helen Epsteins Buch war der Einstieg in die Erforschung der Trauma-Übertragung zwischen den Generationen, es gab im Laufe der folgenden Jahrzehnte Anstöße zu manchmal schwierigen, aber auch aufschlussreichen weiteren Untersuchungen in Israel, den Vereinigten Staaten, der Schweiz und anderswo. Es muss auf diesem Gebiet noch mehr geforscht werden, aber schon jetzt können wir dem, was sich bisher abzeichnet, eine Menge entnehmen.

Der jüdische Gelehrte, Kunstkritiker, Theologe und Verleger Arthur A. Cohen schrieb 1981 über diese zweite Generation: »Es ist die Generation der nicht direkt Verletzten, die aber die Narben tragen; die Erinnerung bleibt ihnen, ohne dass sie selbst etwas erlebt hätten.«[1] In einem 2006 veröffentlichten Buch mit dem Titel *Healing the Soul Wound* vertritt Eduardo Duran die Auffassung, aus der gesamten Forschungen zur Frage historischer Traumata und ihrer Weitergabe lasse sich mit guten Gründen ableiten, dass ein Trauma »nicht nur intergenerational übertragen wird, sondern dabei auch noch zunimmt«. Und weiter: Was an Traumabewältigung nicht in einer Generation geleistet werde, bleibe den nachfolgenden Generationen überlassen. Und Traumata, die ungelöst weitergegeben würden, könnten in den Folgegenerationen »schlimmer« werden.[2]

Ziemlich zu Beginn seiner Laufbahn war Duran im Zuge seiner Arbeit bei indigenen Lebensgemeinschaften in Kalifornien aufgefallen, dass diese Menschen die Auswirkungen, Folgen und Symptome der Traumata, denen sie unmittelbar ausgesetzt waren – Armut, Krankheit, Alkoholismus, getrennte Familien, körperliche und seelische Belastungen und manches andere – ganz anders wahrnahmen und beschrieben als die übrige Gesellschaft. Das westliche Denken wurde von klinischen und pathologischen Begriffen für alle Arten emotionaler und zwischenmenschlicher Nöte beherrscht, aber in diesen indigenen Gemeinschaften benutzte sie niemand. Vielmehr bezeichneten die Menschen die Leiden, die mit der Kolonisierung durch die

Europäer über sie gekommen waren und sie seither Generation für Generation begleiteten, als »versehrten Geist, Krankheit der Seele, Seelenwunde und Ahnen-Schmerz«.[3]

Meine Arbeit hat mir deutlich gemacht, dass ein Trauma nie ausschließlich den Einzelnen betrifft. Mag es noch so privat und persönlich sein, es beschränkt sich trotzdem nie einfach auf eine Familie oder deren vielfältig verzweigten Stammbaum. Traumafolgen – letztlich die zunehmenden Auswirkungen persönlicher, familiärer und historischer Traumata – erfassen ganze Lebensgemeinschaften, Gebiete, Landstriche und Staaten. Die Last, die ein Einzelner oder eine Familie oder Gemeinschaft zu tragen haben, wirkt sich ausnahmslos und unweigerlich auf die gesamte Gesellschaft aus und erfasst auch alle, die sich nicht aufgrund einer gemeinsamen Identität oder Lebensform zugehörig fühlen. Die Wirkung menschengemachter Traumata beschränkt sich nicht auf die ursprünglich Betroffenen oder die unterjochte Gruppe, sondern die Hinterlassenschaft eines Traumas formt und prägt unsere gesamte Welt: wie wir in ihr leben, wie wir sie sehen, wie wir einander wahrnehmen und verstehen.

Viele wissen, wie ein nicht geheiltes Trauma beim Einzelnen zu anhaltenden persönlichen Leiden und Fehlentwicklungen führen kann. Weniger ausgeprägt ist das Verständnis dafür, dass ein kollektives Trauma, wenn es nicht heilen kann, die Gesundheit ganzer Gesellschaften und ihrer Kultur belastet, ja unseren Heimatplaneten gefährdet. Offenbar schlagen sich die Symptome eines kollektiven Traumas im Zustand kollektiver Gebilde jeglicher Art nieder – in Kommunen, Schulen, Organisationen, Institutionen, Regierungen und Lebenswelten –, um dort aufzuzeigen, wo die Verletzungen und Brüche liegen, wo das Gleichgewicht gestört ist. Nach meiner Überzeugung verzögern ungelöste systemische und Generationen übergreifende Traumata sogar die Entwicklung der Menschheit, fügen der Natur Schaden zu und hemmen die Evolution des Menschen.

Mir ist noch lebhaft gegenwärtig, wie ich als kleiner Junge bei meinem Opa saß und atemlos seinen Erlebnissen aus dem Zweiten Weltkrieg lauschte. Er hatte als Rekrut im österreichischen Bundesheer gedient, als das Land von Nazideutschland annektiert wurde, und das bedeutete für ihn und seine Kameraden, dass sie zwangsweise in den Dienst des Dritten Reichs gestellt wurden.

Unter anderem erzählte Opa von direkten Begegnungen mit einzelnen feindlichen Soldaten, bei denen beide einfach kehrtmachten und es nicht zum Kampf auf Leben und Tod kommen ließen. Oft sprach er von der Herzensgüte und dem Heldenmut ganz normaler Männer, die gezwungen wurden zu kämpfen, aber nicht an die Sache glaubten. Mein Großvater, damals noch ein junger Mann, wurde von einer explodierenden Granate schwer verletzt. Da ein Bein so sehr in Mitleidenschaft gezogen war, dass er am Kampfgeschehen nicht mehr teilnehmen konnte, schickte man ihn nach Hause.

Vor dem Krieg war mein Großvater ein passionierter Fußballspieler gewesen, voller Elan und Sportsgeist. Nach dem Krieg hatten Leidenschaft und Gewandtheit deutlich abgenommen. Obgleich er so manches sein Leben lang unter Verschluss hielt, war er doch durch die traumatischen Kriegserlebnisse von einem großen nicht zu heilenden Kummer gezeichnet. Für den Rest seiner Jahre konnte Opa die düstere Last der von der Vergangenheit hinterlassenen Schwermut nicht mehr ablegen, sie war stets um ihn. Manchmal lag etwas Fernes und Entrücktes in seinen gütigen Augen.

Als Junge fühlte ich zwar vieles davon, aber ich verstand es nicht. Ich war meinem Großvater sehr nah und mit den Jahren spürte ich mehr und mehr von diesen Dingen. Manche konnte ich nicht benennen, sie entsprangen verborgenen Schichten der Seele und waren Folgen der durch den Krieg entstandenen Narben. Andere waren etwas greifbarer. Die Beziehung zwischen Opa und Oma beispielsweise hatte mitunter etwas Explosives. (Oma hatte mit vierzehn ihre Mutter verloren und musste sich von da an selbst durchs Leben schlagen.) Eine tiefe Traumatisierung zog sich durch das Leben meiner Großeltern, wie es ja bei allen vom Krieg gezeichneten Menschen war. Still und heimlich begann all dies persönliche und kollektive Leid, das im Österreich meiner Jugend allenthalben deutlich zu spüren war, mein Leben und meine Zukunft zu prägen. Und etwas weckte in mir den Wunsch, so viel wie möglich darüber in Erfahrung zu bringen.

Noch auf der höheren Schule fing ich an, mich für die Notfallmedizin zu begeistern, und fasste den Entschluss, Sanitäter zu werden und ehrenamtlich fürs Rote Kreuz zu arbeiten. Nach der langen Ausbildungszeit war mein Ziel schließlich erreicht, und ich stürzte mich in die Arbeit, die mir so sehr am Herzen lag. Ich arbeitete und eignete mir medizinische Kenntnisse an, und nebenher bildete ich neue Sanitäter aus. Mir lag diese temporeiche, totale Präsenz fordernde Arbeit sehr. Man musste da schnell denken und handeln können, brauchte ein gutes Urteilsvermögen und durfte sich von menschlichem Leid nicht aus der Balance bringen lassen. Schlag auf Schlag kamen die Krisen, bei denen ich zu assistieren hatte, und das eröffnete mir tiefe Einblicke in menschliche Existenzen jeder nur erdenklichen Art. Ich erlebte Reiche und Arme in ihren intimsten Augenblicken der Angst und des Schmerzes und beobachtete bei Menschen aller Altersgruppen und Bekenntnisse, wie sie in der größten Traumasituation ihres Lebens ums Überleben kämpften.

Viele Male war ich in den letzten Augenblicken eines Menschenlebens zugegen.

Mit der Zeit fiel mir auf, dass die Erlebnisse unserer Patienten nicht für sich standen, nicht die Verletzten oder Sterbenden und ihre Angehörigen allein betrafen. Als Ersthelfer waren wir einer ganzen Kaskade menschlichen Leids ausgesetzt, und das hinterließ Spuren. Rettungssanitäter waren damals noch nicht im Umgang mit den psychischen Folgen eines Traumas für den Patienten oder auch für sich selbst geschult. Dennoch wuchs mein

Wunsch, das menschliche Leid zu verstehen, um dann womöglich sogar in therapeutischer Funktion noch mehr Hilfe leisten zu können. So fasste ich den Entschluss, Notarzt zu werden.

Mit neunzehn hatte ich eine regelmäßige Meditationspraxis aufgenommen und setzte mich neben meinen Kursen und medizinischen Studien mit vielen Weisheitstraditionen der Welt auseinander. Das behielt ich bei, als ich mich zum Medizinstudium an der Universität Wien einschrieb, wo ich tagsüber im Schichtdienst arbeitete und mich nachts intensiv in meine Studien vertiefte. Mir lag das, es war eine großartige Zeit, ich sah mich in den Dienst am Leben selbst gestellt. In dieser Zeit spürte ich auch zum ersten Mal, dass unter der Oberfläche meines Landes irgendetwas im Gange war. Wenn ich ins Ausland reiste, was ich sehr gern tat, empfand ich da etwas seltsam Befreiendes, als könnte ich irgendwie leichter atmen. Kaum kehrte ich zurück, war wieder dieser dumpfe Widerstand da, dieses Beengende. Das gab mir Rätsel auf, und ich empfand es schließlich als einen Ruf, mich um ein tieferes Verständnis zu bemühen. So arbeitete und studierte ich weiter, bis ich mit sechsundzwanzig den starken Impuls verspürte, alles stehen und liegen zu lassen und mich für einige Zeit in Stille und Meditation zurückzuziehen.

Alle, die mich kannten, runzelten die Stirn. Wie kam ich dazu, alles in den Wind zu blasen, um »herumzusitzen«? Mir war jedoch klar, dass ich es tun musste. Ich musste zu den Wurzeln des *Ich Bin* vordringen, um die Antworten auf meine Fragen zu finden.

Die Suche führte mich zunächst nach Indien, danach zog ich mich mit Lenka, meiner damaligen Frau, ins ländliche Tschechien zurück, wo ich jeden Tag viele Stunden meditierend zubrachte und alles daransetzte, tiefere Bewusstseinsschichten zu erkunden. Seit ich zwanzig war, hatten mich weise Menschen und Philosophen wie Sri Aurobindo und Ramana Maharshi inspiriert, und dazu kamen die Schriften des amerikanischen Philosophen Ken Wilber. Ich wollte das, worauf sie mit Worten hindeuteten, selbst erfahren, ich wollte meine bewusste Wahrnehmung vertiefen und das weite Land der Innenwelt erkunden. Dieses Vorhaben zog sich über vier intensive Jahre hin. Es änderte den Lauf meines Lebens, ließ mich wachsen und hat mich zutiefst verändert.

Das Medizinstudium habe ich nicht wieder aufgenommen.

In Wien lebte und arbeitete ich von da an bewusster und mit tieferem persönlichem Verständnis. Darüber hinaus brachte ich ein feines Gespür für die kollektive Psyche meines Landes mit, für die subtilen und doch so starken energetischen Schichten seiner Geschichte.

Ein Jahr darauf machte mich ein Freund mit einem Lehrer bekannt, der gerade in Europa unterwegs war, ein weißhaariger weiser Mann, der offenbar wie ich darauf brannte, das Wesen des menschlichen Bewusstseins zu ergründen. Fast augenblicklich sagte er mir ein paar Dinge ins Gesicht, die niemand wissen konnte, dem ich zum ersten Mal begegnete. Ich fühlte mich zutiefst erkannt, und das beruhigte und tröstete meine Seele. Bald nach dieser Begegnung eröffneten sich mir erste Möglichkeiten, selbst als Lehrer zu wirken. Es kamen erste Einladungen, an allen möglichen Orten Lehrveranstaltungen und Workshops zu leiten. Was für ein anderes Leben das war! Vier Jahre hatte ich überwiegend schweigend verbracht, und jetzt war ich als Redner und Lehrer international unterwegs. Ich leitete Workshops und Retreats für Tausende Menschen und erfuhr immer mehr über das menschliche Bewusstsein. Alles, was mir in den Jahren der Zurückgezogenheit gezeigt worden war, erwachte jetzt zum Leben. Bei meinem ersten Aufenthalt in Berlin wurde mir die schwere Energie der Stadt bewusst, diese Hinterlassenschaft einer kollektiven Wunde. Deren Schorfe blieben unsichtbar, aber den Menschen dort war anzumerken, dass sie juckten. Die Verletzung selbst rührte von einem der größten Gräuel der Geschichte her, eine schwärende Wunde, die über ein halbes Jahrhundert später noch nicht abgeheilt war. Das Holocaust-Mahnmal ehrt jetzt die Verfolgten und Ermordeten und überall in Deutschland bemüht man sich um offenen Dialog, aber ich spürte, dass vieles noch tief im kollektiven Schatten verborgen war. Mein Aufenthalt in Berlin machte mir deutlich, dass es eine ähnliche psychische Wunde auch bei den Menschen in meinem Heimatland Österreich gab, gewaltige Schrunden, die nicht abgeheilt waren.

Bei allen meinen Lehrveranstaltungen in Deutschland war es im Grunde so, dass *ich* etwas lernte. Ein tiefes Muster begann sich für mich abzuzeichnen, das bei Gruppierungen jeder Art und Größe immer wieder durchschlug. Im Kern bestand es darin, dass mit dem Holocaust und dem Zweiten Weltkrieg zusammenhängende energetisch aufgeladene Inhalte sich wie Ausbrüche entluden. Nach drei oder vier Tagen der Zusammenarbeit mit einer Gruppe drängten diese Dinge als Wellen von Gefühlen, Körperempfindungen und Erinnerungen an die Oberfläche, und es kam immer wieder zum Phänomen der *Massenerinnerung*, das während einer Sitzung viele Teilnehmer erfassen konnte. Dabei konnte es sein, dass ein Großteil der Teilnehmer gleichzeitig in Tränen ausbrach, weil ihnen Eindrücke vom Krieg so lebhaft vor Augen standen, als handelte es sich um persönliche Erinnerungen. Wir brauchten dann immer ein, zwei Tage, um alles, was da hochkam, zu verarbeiten und zu integrieren.

Ich staunte über die Beständigkeit, mit der dieses Muster auftrat, und über die tiefen Veränderungen, die der Gruppenprozess ermöglichte. Ich nahm mir vor, den kollektiven Schatten tiefer zu erforschen.

Überall in den größeren Städten Deutschlands schälte sich der gleiche Ablauf heraus, mochten die Gruppen der teilnehmenden Menschen noch so unterschiedlich sein. Ich erkannte, dass dieser Prozess nur einsetzte, wenn die Teilnehmer ein gewisses Maß an Verbundenheit und Vertrautheit untereinander und mit mir erreicht hatten und sich sicher fühlten. Außerdem mussten die Präsenz und die Kohärenz der Gruppe stark genug sein. Was sich dann ergab, war in vielen Fällen von großer Heilkraft. Das Leben hatte mich auf ein Vorgehen aufmerksam gemacht, mit dem sich kollektive Traumata integrieren lassen, und mir war klar, dass man das genauer erforschen musste. Von da an war es mein Ziel, alles zu erfassen, was ich darüber in Erfahrung bringen konnte. Durch die Arbeit mit diesem Prozess war ich immer besser in der Lage, die Teilnehmer durch die unglaublichen gruppenenergetischen Wellen zu begleiten und bei der Ausbildung einer tieferen Selbstregulation zu unterstützen.

Die Zeit der Kontemplation und Bewusstseinserforschung hatte mich zu meiner wahren Berufung geführt, zu der Lebensaufgabe und Mission, der ich mich seitdem mit ganzer Leidenschaft widme.

Während dieser Jahre meiner Lehrtätigkeit in Deutschland lernte ich meine wunderbare Frau Yehudit Sasportas kennen, eine in Israel geborene internationale Künstlerin, und wieder nahm mein Leben eine neue Wendung. Ihre Arbeit dreht sich wie meine ganz direkt um die Thematik individueller und kollektiver Traumata. Nach Jahren des Umherziehens bezogen wir in Berlin eine gemeinsame Wohnung. Yehudit führte mich in die faszinierende Welt der Kunst ein, von der ich bis dahin keine Ahnung gehabt hatte. Der künstlerische Umgang meiner Frau mit der Trauma-Thematik war für mich zutiefst inspirierend, und meine eigene Auseinandersetzung mit dem Judentum ließ meine Forschungen zur Frage des kollektiven Traumas noch einmal in einem neuen Licht erscheinen. Yehudit machte mich auch mit Israel vertraut, wohin wir später umzogen, damit sie ihre Lehrtätigkeit als außerordentliche Professorin für bildende Kunst an der Bezel'el-Akademie für Kunst und Design fortsetzen konnte. Das Land wurde schnell mein neuer Lehrer, es vertiefte mein Fragen nach den Folgen von Krieg und anhaltenden Konfliktsituationen – historische, kulturelle und intergenerationale Traumata – für ein ganzes Volk.

Bei dieser Arbeit schälte sich ein klar umrissener Prozess der Verarbeitung und Integration kollektiver Traumata heraus. Ich habe ihm den Namen Collective Trauma Integration Process gegeben, kurz CTIP. Ich biete inzwischen CTIP-Events in Deutschland und Israel und an vielen anderen Orten der Welt an, erst kürzlich gab es eine Veranstaltung mit 150 Teilnehmern aus neununddreißig Ländern. CTIP lässt sich mit Gruppen von praktisch jeder Größe durchführen, bis zu 1.000 Teilnehmer sind kein Problem. Heute vertiefen wir das bei dieser Arbeit Gelernte im Rahmen einer von Yehudit und mir gegründeten internationalen Nonprofit-Organisation, die wir Pocket-Projekt genannt haben. Hier arbeiten wir Hand in Hand mit hervorragenden Wissenschaftlern und vielen anderen in aller Welt zusammen, die sich alle ein und derselben Sache verschrieben haben: zur Heilung kollektiver und intergenerationaler Traumata beizutragen und ihre zerstörerischen Auswirkungen auf das kulturelle Klima unserer Welt abzumildern.

Die Welt ist derzeit voller Krisengebiete, und an vielen Orten ist Krieg Realität – als Bedrohung oder tatsächliches Kampfgeschehen. Auch da, wo scheinbar Frieden herrscht, spürt man die verheerenden Auswirkungen einer nicht gar so fernen Vergangenheit. Jede Region besitzt ihre ganz eigene Trauma-Signatur, und sie ist überall wie der sprichwörtliche Elefant im Wohnzimmer: unübersehbar, aber nur von wenigen wirklich zur Kenntnis genommen. Wir alle unterliegen jedoch seinem Einfluss. Alles in unserer Gesellschaft, von Weltpolitik und Wirtschaft über Klima, Technologie und Gesundheitswesen bis hin zur Unterhaltungsbranche und zu Prominenten ist von diesem Elefanten geprägt, vom Nachhall unserer kollektiven Traumatisierung. Und der Elefant wächst auch noch, solange wir ihn nicht bewusst wahrnehmen und uns in angemessener Weise um ihn kümmern.

Dieses Buch versteht sich als einen Schritt hin zur bewussten Auseinandersetzung mit der zunehmenden Krise der kollektiven Traumatisierung. Es wirft Licht auf die Symptome kollektiven Traumas und beschreibt die von ihm ausgehenden Gewohnheiten und unbewussten gesellschaftlichen Übereinkünfte. Die Saat des Traumas keimt im dunklen, zerklüfteten Untergrund der menschlichen Psyche wie Schimmelsporen und findet allenthalben ihren Niederschlag als um sich greifende Vereinsamung und Depression, als starke Spaltungstendenz, als systemimmanente Ungerechtigkeit und auf viele andere Arten, nicht zuletzt als die über allem dräuende Klimakrise. Aber dieses Buch, auch wenn die Sache dringlich ist, schildert keine apokalyptische Vision. Es zeigt vielmehr auf, wie wir Licht ins Dunkel bringen und auf eine revolutionär neue Art zusammenfinden können, um uns mit unseren Generationen und Kulturen übergreifenden Traumata auseinanderzusetzen, damit wir uns selbst und unsere Welt heilen können.

Als moderner Mystiker und ehemaliger Medizinstudent arbeite ich an einem Brückenschlag zwischen den spirituellen Traditionen der Welt und dem, was uns die Wissenschaft heute an Verständnis erschließt. Ich glaube, wir stehen am Beginn eines neuen Zeitalters, das Wissenschaft und Spiritualität, Seele und Forschung in Einklang bringen möchte. Es ist, als würde uns die Evolution selbst dazu auffordern.

Die kollektive Psyche ist ein Hologramm: Wir sind viele und zugleich eins, einzigartig und vereint, Individuum und Ganzheit. Wir tragen Verantwortung für den anderen und für unsere Vorfahren und Nachkommen, aber auch für die Erde, unsere Heimat. Ich bin überzeugt, dass wir gemeinsam die »Seelenwunde«, von der wir alle gezeichnet sind, heilen können und müssen. Dadurch werden wir die strahlenden Möglichkeiten und das tiefgehende Potenzial unserer wahren und gemeinsamen Natur als Menschheit erkennen, eine gemeinschaftliche Gattung von Lebewesen innerhalb der großen kosmischen Ordnung.

Auf dass wir bald integriert und geeint ins Licht einer blühenden Zukunft treten können, besser denn je gerüstet, miteinander Welten zu erschaffen!

1

Mystische Prinzipien der Heilung

Wir müssen das Abenteuer nicht einmal allein wagen,
denn die Helden aller Zeiten sind uns vorausgegangen.
Das Labyrinth ist bestens bekannt. Wir müssen nur dem Weg
des Heldenpfades folgen, und wo wir gemeint hatten,
Gräuel zu finden, werden wir einen Gott finden.
Und wo wir gemeint hatten, einen anderen zu erschlagen,
werden wir uns selbst erschlagen. Wo wir gemeint hatten,
nach außen zu gehen, werden wir in das Zentrum unseres
eigenen Daseins gelangen. Und wo wir gemeint hatten,
allein zu sein, werden wir mit der ganzen Welt sein.

Joseph Campbell
Der Heros in tausend Gestalten

Der amerikanische Mythenforscher Joseph Campbell beschrieb zwei Taten, die ein Held oder eine Heldin auf ihrer archetypischen Reise zu vollbringen haben. Bei der ersten geht es um etwas Materielles, um irgendeine handfeste äußere Aufgabe, die sehr schwierig, ja unmöglich erscheinen kann und die man nur mit viel Mut bewältigt. Die zweite Tat ist weniger klar, da sie spiritueller Natur ist. Sie schickt den Helden auf eine Reise, in deren Verlauf er verborgenes mystisches Wissen über die menschliche Existenz aufspürt und in vielen Fällen mit einer höheren Botschaft oder mit einem Leben spendenden Elixier zurückkehrt.[1]
Dabei fand Campbell heraus, dass alle Heldenreisen, von den ältesten Mythen bis zum modernen Filmdrehbuch, ein annähernd gleiches Verlaufsmuster haben. Wir sind immer Held oder Heldin unserer eigenen Geschichte, ob wir es mit Drachen oder Dämonen, mit Sirenen oder Heiligen zu tun bekommen, ob wir an magisch vorgegaukelten Orten Himmelsmusik hören oder einfach den alltäglichen Prüfungen und Versuchungen des »gewöhnlichen« Lebens ausgesetzt sind.
Jede Heldenreise läuft letztlich auf eine Verwandlung hinaus. Den Toren ist es bestimmt, am Ende weise zu sein. Die Geschichte des Zynikers endet damit, dass seine starre Haltung aufgebrochen wird und er sich ungeschützt und damit authentisch zeigt. Der Verzweifelte findet am Ende Hoffnung, Vertrauen und Erneuerung. Der Furchtsame oder Schwache wächst im Laufe seiner Geschichte in den Adel seiner wahren Stärke hinein. Das sind Grundformen der geistigen Reise, sie beschreiben den Bogen des Seelen-Narrativs. Wenn wir uns auf den Weg machen, folgen wir damit *unserem Ruf*, dem Weckruf, der eigentlich immer ergeht, der aber nur gehört wird, wenn das Herz von großem Verlangen erfüllt ist.
Heute ergeht ein neuer Ruf, eine ganz entschiedene Aufforderung, die einer tiefen kollektiven Sehnsucht entspringt. Wir sind zu einer *gemeinsamen* Heldenreise aufgerufen, bei der wir im praktischen wie im spirituellen Sinne aktiv werden müssen. Im

Grunde ist das ein Weg der kollektiven Heilung, und für das Gelingen kommt es darauf an, die Kluft zwischen der Welt der Wissenschaft und der des Geistes zu schließen, zwischen zwei lebenswichtigen, aber bislang als unvereinbar wahrgenommenen Domänen. Wenn dieser Weg sein Ziel findet, wird Einheit statt Spaltung, Integration statt Trennung herrschen. Und wie bei allen großen Heldenreisen ist es so, dass unser Leben auf dem Spiel steht.

Dieses Buch möchte die Dringlichkeit des Rufs herausstreichen und appelliert an den Helden und die Heldin in jedem von uns.

Das Ensō-Prinzip

Mystische Erkenntnis ergibt sich aus direkter und unmittelbarer Erfahrung des Göttlichen. Diese Erfahrung gewährt uns einen flüchtigen Blick auf das Mysterium im Innersten von allem und hinterlässt bei Suchenden ein Gefühl von gesteigerter Bewusstheit, einen klareren Blick auf die eigene Person und andere, auf Mensch und Kosmos. Wenn der spirituelle Blick nicht mehr von Doktrinen und Dogmen getrübt ist, wenn Parteiinteressen und Machtstrukturen ihren belastenden Einfluss verlieren, können die zeitlosen Grundsätze eines gesunden, harmonischen und erfüllten Daseins wieder Raum greifen. Unabhängig von der jeweiligen Kultur, Religion oder Epoche offenbaren uns die Grundprinzipien der großen Weisheitstraditionen immerwährende Wahrheiten über das Menschsein, die Natur der Wirklichkeit und für manche über das Göttliche.

In mystischen Lehren geht es nie einfach um Wissen, sondern um Resonanz, Kohärenz, Er-Innern und Erfüllung – es geht darum, in eine tiefere Klarheit der Wahrnehmung zu kommen. Das vor allem im Zen-Buddhismus verbreitete Ensō-Symbol, manchmal als »Erleuchtungskreis« oder »Kreis der Unendlichkeit« bezeichnet, taucht in der japanischen Kalligraphie sehr häufig als ein vollkommen unvollkommener offener Kreis auf. Das Ensō-Symbol steht häufig für *Satori* oder *Kenshō* – wörtlich »Schau des eigenen wahren Wesens« –, die meist einfach mit »Erleuchtung« übersetzt werden. In diesem Sinne repräsentiert das heilige Kreissymbol auch die Weite des Raums und die Zyklen des Werdens und Vergehens zusammen mit der großen Unendlichkeit, in der sie sich abspielen: Vollendung und zugleich offener Raum für die Erneuerung.

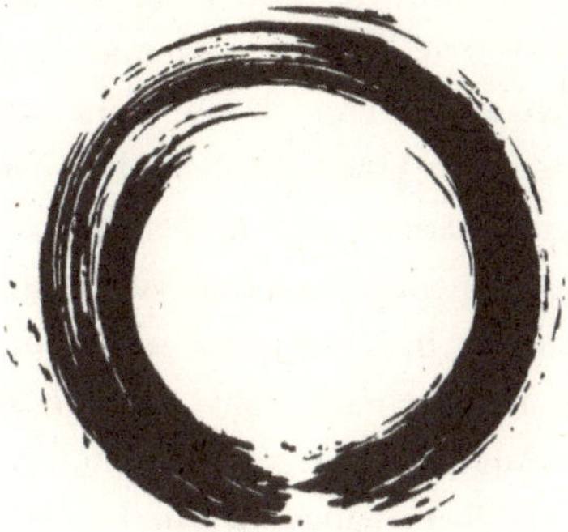

Das Ensō-Symbol

Das Ensō-Symbol verdeutlicht auch den Transformationsweg der Energie durch die Materie, von dem sie auf einem höheren Entwicklungsstand in den Frieden zurückkehrt. Auch an unserem Leben wird dieses Prinzip erkennbar.

Wenn es irgendwo zu Stauungen meines *Chi*, meiner Lebensenergie, kommt und sie nicht mehr ihrem natürlichen Entwicklungspfad folgen kann, spaltet sie sich vom Ganzen ab und endet dann im Unbewussten. Das bedeutet, dass ich diese Abspaltung nicht bemerke, aber sie trotzdem als zusätzlichen psychischen Ballast mit mir herumtrage. Es hat etwas von dem, was im Computerbereich als Fragmentierung der Festplatte bezeichnet wird: Unabgeschlossene Prozesse hinterlassen Dateifragmente, deren Häufung schließlich das ganze System ausbremsen.

Nehmen wir an, ich würde mittags ein schwieriges Gespräch mit einem Kollegen führen, aus dem ich gereizt, angespannt und in einer Abwehrhaltung herausgehe. Im weiteren Verlauf dieses Tages spiele ich dieses Gespräch immer wieder im Kopf durch, und jedes Mal stellt sich die gleiche Irritation und Anspannung wie während des Gesprächs ein, und das bleibt auch so, wenn ich schon längst nicht mehr an den Kollegen denke. Am Abend treffe ich mich zum Essen mit einem Freund. Wenn ich die Erlebnisse dieses Tages dann noch nicht verarbeitet habe, könnte ich eigentlich gleich ein drittes Gedeck für meinen energetischen Ballast herrichten lassen. Und mein Freund wird diesen Dritten vermutlich spüren, auch wenn ich ihm nicht davon erzähle, wie es mir geht und weshalb. Und sollte beim Essen irgendetwas hinzukommen, was mich noch weiter irritiert, stehe ich am Ende mit noch mehr energetischem Ballast vom Tisch auf.

Die ungelöste Energie bedrückt mich nicht nur und wirkt sich auf meine ganze Wahrnehmung aus, sondern verhindert auch, dass ich ganz im Augenblick gegenwärtig bin. Es ist die Energie einer nicht bereinigten Vergangenheit und sie ist in diesem Sinne karmisch. Indem sie die Verbindung mit dem jeweiligen Augenblick verhindert, verzerrt sie nicht nur meine Wahrnehmung, sondern auch grundsätzlich mein Erleben von Raum und Zeit.

In den mystischen Traditionen werden Fragmentierung, Stagnation und Isolation als Schwäche, Gebrechen oder Krankheit aufgefasst. Wenn sich ein Organ, eine Struktur, ein System des Körpers oder auch der ganze Mensch ausklinkt, absondert, isoliert oder Mangel leidet, gehen die innere und äußere Kommunikationsfähigkeit und Informationsaufnahme teilweise oder ganz verloren. Das kann die Gesundheit des Organismus gefährden, und Heilung bedeutet dann, dass die Wege erneut geöffnet und die Verbindungen wiederhergestellt werden, bis sich die Dinge zuletzt zum Kreis schließen wie im Ensō-Symbol.

Beim Werk der Heilung wird unser unbewusstes Gepäck in einem geschützten Rahmen ausgepackt. Es ist so etwas wie eine

Defragmentierung, durch die ein höheres Maß an Integration entsteht. Danach sind wir auf unserem weiteren Weg leichter und lichter, sodass wir voller und tiefer im Augenblick präsent sein können, da uns Vergangenes nicht mehr so belastet und nicht mehr so viel Energie und Aufmerksamkeit kostet. Wir sind zunehmend präsent, wir sind hier, wir sehen und fühlen unsere Welt klar und scharf. Wie Dorothy in *Der Zauberer von Oz* erscheint uns die Welt auf einmal in Technicolor.

Mit der Rundung des Ensō-Kreises tritt wieder Frieden ein. Durch die offene Stelle kann göttliche Intelligenz einströmen. Was bisher die gewöhnliche Welt war, ist auf einmal ganz ungewöhnlich und alle isolierten und gestauten Bereiche können wieder frei atmen und beben erneut vor Energie und Vitalität. Fließend durchdringen die Systeme einander, tauschen sich aus und sprühen vor Lebendigkeit.

In den vor uns liegenden Kapiteln werden wir uns aktuelle und allgemein anerkannte psychologische, neurologische, epigenetische[2] und soziokulturelle Befunde zur Trauma-Thematik ansehen, bei denen wir uns aber immer wieder auf die alten mystischen Prinzipien des Menschseins und der Heilung beziehen. Auf diese Weise lassen wir Wissenschaft und Spiritualität einen heiligen Bund eingehen und daraus eine Doppelhelix aus alter Weisheit und moderner Erkenntnis entstehen.

Das Schicksal der nicht geheilten Helden

Aus der Sicht eines Mystikers (oder C.G. Jungs) werden alle nicht zur Kenntnis genommenen, unverarbeiteten oder verleugneten Erlebnisse oder Gefühle im Reich des Unbewussten oder Schattens gespeichert. Es sind Erfahrungen, die von der Psyche nicht integriert werden und deshalb immer wieder in neuer, aber irgendwie vertrauter Form auftauchen, ja auftauchen müssen. *Bei dem, was wir Schicksal nennen, handelt es sich in Wahrheit um nicht integrierte Vergangenheit*, und die fragmentierte, nicht integrierte Vergangenheit findet ihren Niederschlag in einer Zukunft der Wiederholungen – ein gleichsam programmierter Weg, auf dem sich der Einzelne ebenso wie das Kollektiv bewegt, bis das Vergangene dem Licht des Bewusstseins ausgesetzt und dadurch wieder geeint wird und schließlich heilen kann. Dieses mystische Wissen findet seinen Niederschlag in der Geschichtswissenschaft und Psychologie und bestätigt die Worte des Philosophen George Santayana: »Wer sich nicht an die Vergangenheit erinnern kann, ist dazu verdammt, sie zu wiederholen.«[3]

Wir können dieses erneute Durchspielen von Schatteninhalten als *Karma* auffassen; dieses Sanskritwort bedeutet ursprünglich so viel wie »Wirkung« oder auch »Schicksal« beziehungsweise »Bestimmung«. Oder wir erkennen darin das, was wir nach heutigem Verständnis als Trauma oder spezifischer als *Retraumatisierung* bezeichnen: die unbewusste Wiederholung früherer Trauma-Umstände bei uns selbst und anderen.

Alle Inhalte meines Unbewussten fließen mit denen aller anderen Menschen zusammen und vermischen sich mit ihnen. So entsteht der kollektive Schatten, den wir uns als dunkle unterirdische Gewässer tief unter unserem Alltagsbewusstsein vorstellen können. Das dunkle Wasser des kollektiven Schattens wird eine Art Auffangbecken für die energetischen Überreste ungelöster Konflikte, für Generationen übergreifendes Leid und nicht geheilte Traumata jeder Art. Der unausgesprochene Hass eines Volks auf ein anderes, die unterdrückten Ängste einer ethnischen Gruppierung oder eines Geschlechts, die ganze Empörung einer Stammesgesellschaft oder einer Religionsgemeinschaft – all das hat hier seinen Ort.

Im Schatten gehaltene psychische Energie bleibt unsichtbar, bis sie durch äußere Umstände oder kumulative energetische Schwungkraft aus dem sozialen Feld mobilisiert wird. Dann können die finsteren Schatteninhalte wie ein Ungeheuer von Loch Ness auftauchen und sich zu Verhaltensmustern aufbauen –

von toxischen Beziehungen bis zu vergifteten gesellschaftlichen Strukturen. Es handelt sich um ein erneutes Heraufbeschwören unserer nicht geheilten Verletzungen und nicht aufgearbeiteten Misserfolge. Freud bezeichnete diesen Hang, die nichtbewältigte Vergangenheit immer wieder neu zu inszenieren, als Wiederholungszwang. Nach seiner Auffassung stellt diese unbewusste Retraumatisierung den Versuch dar, das ursprüngliche Trauma zu bewältigen.[4] Wiederholungszwang – mag er sich im Kleinen als fortgesetzte Armut, häusliche Gewalt und Sucht oder auf gesellschaftlicher Ebene als Rassenhass, Krieg oder gesellschaftliches Versagen zeigen – existiert schon immer als Unterströmung aller menschlichen Belange – und er ist heilbar.

Unser Wille ist frei, aber unsere tatsächlichen Möglichkeiten sind immer durch Karma, durch Trauma und durch das, was wir als Vergangenheit begreifen, eingeschränkt – durch alles, was wir verneinen, verleugnen, abspalten und unterdrücken. Jede Erfahrung, die wir nicht wahrhaben wollen, verfestigt einen Teil unserer Energie als Schatten, und im gleichen Maße büßen wir unsere Freiheit und unseren Raum für Entwicklung ein. Verleugnete oder verdrängte Vergangenheit macht uns selbst zu Schöpfern unseres Schicksals, das in der Wiederholung früherer Leiden besteht. Aber wie sich in den großen spirituellen Mythen zeigt, kann der Held die Torheiten der Vergangenheit erkennen und bereinigen und durch Integration all dessen, was er je gewesen ist, wahrhaft frei und er selbst werden.

Die Zukunft kann die Vergangenheit neu schreiben

Sowohl die Philosophie als auch die Quantenphysik kennen eine Theorie, die als Retrokausalität bezeichnet wird und die davon ausgeht, dass Wirkungen einer ganz bestimmten Art ihren Ursachen vorausgehen könnten. Auf beiden Gebieten ist die Retrokausalität heiß umstritten, aber es zeigen sich immer wieder neue Gesichtspunkte, die für diese Annahme zu sprechen scheinen. 2017 veröffentlichte die altehrwürdige Royal Society eine Arbeit der Physiker Matthew S. Leifer und Matthew F. Pusey, in der die Retrokausalität theoretisch untermauert wird.[5]

Sollte die Theorie der Retrokausalität je bewiesen werden, könnte das bedeuten, dass Einflüsse aus Gegenwart oder Zukunft auf die Vergangenheit einwirken und sie dadurch verändern können. Aus mystischer Sicht ist das ein Wesenszug der Gnade und immer wahr. Die Zukunft hat hier wirklich die Macht, die Vergangenheit »umzuschreiben«. Immer wenn wir Schatteninhalte oder Traumata integrieren, handelt es sich um eine Anwendung dieses Prinzips, denn die Heilung von etwas Zurückliegendem breitet sich wellenartig nach vorn aus. Dadurch werden Licht und Energie, die bis dahin im Schatten festgehalten waren, wieder frei und lassen in der Gegenwart mehr Bewegungsspielraum und Freiheit zu.

Das Prinzip der Retrokausalität steht im Zentrum der von mir angeleiteten Arbeit der Traumaheilung bei Einzelnen und Gruppen, sei es in der Familie, einer Organisation oder einer anderen Gemeinschaft irgendwo auf der Welt. Wir werden uns in einem späteren Kapitel näher mit dem Phänomen der retrokausalen Heilung befassen.

»Die Ontogenese rekapituliert die Phylogenese« – dieser berühmte Satz des großen Zoologen und Evolutionsdenkers Ernst Haeckel gilt im Kern nach wie vor. Einfach ausgedrückt besagt er, dass die Entwicklung eines einzelnen Organismus (Ontogenese oder individuelle Entwicklung) viel von dem erkennen lässt, was die Entwicklung der Ahnenreihe dieses Organismus (Phylogenese oder Stammesentwicklung) ausmachte. Wir sind dazu bestimmt, uns weiterzuentwickeln, so wie alle Lebewesen, und zwar nach einem ähnlichen Muster: grundlegend, bewusst, systematisch, *gemeinsam*. Indem wir zu Bewusstsein gelangen, schaffen wir Raum für das Licht der Inspiration und Innovation, sodass es uns erfüllen und durch uns hindurchfließen kann. So kommt es zu Flow-Zuständen, dem ungehinderten Strömen reiner Evolutionsenergie. Dieses kreative, spontane Strömen von Licht und Informationen ist das Wesen einer authentischen Zukunft, die wirklich neu und nicht einfach eine Wiederholung ist.

Mit der Bereinigung unserer karmischen Vergangenheit sowie der Heilung und Integration von Traumata wird unsere wahre Zukunft eintreffen und zu uns stoßen. Wenn wir sie begrüßen und dabei präsent und auf sie eingestimmt sind, wird die Welt Feuer fangen. Plötzlich ändert sich alles, aber nichts geht verloren. Wo wir blind waren, sind wir auf einmal Sehende, wie Paulus auf der Straße nach Damaskus. Neue Ausblicke eröffnen sich. Wir nehmen unsere Welt dreidimensional wahr, aber nach den Aussagen der Physiker gibt es viele weitere Dimensionen. Wir können uns an dieses mehrdimensionale Sehen herantasten, indem wir uns ein Hologramm vorstellen. Ein holographisches Bild ist ein nach einem komplexen Verfahren aufgenommenes Foto, das den aufgenommenen Gegenstand für den Betrachter dreidimensional erscheinen lässt. Das Foto selbst ist zweidimensional, lässt sich aber so projizieren, dass auch die Tiefendimension sichtbar wird. Jetzt stellen Sie sich vor, Sie seien in der Fünf- oder Sechsdimensionalität zu Hause und könnten dort alles fünf- oder sechsdimensional wahrnehmen, aber auch Dinge von weniger Dimensionen, genauso wie wir in der Dreidimensionalität auch zwei- oder eindimensionale Gegenstände wahrnehmen können. Von Ihrer höherdimensionalen Warte aus würden Sie Zeit, die vierte Dimension, wahrscheinlich ganz anders wahrnehmen. Uns stellt sich die Zeit in unserer 3D-Welt als streng linear dar, wir gehen davon aus, dass die Vergangenheit hinter uns und die Zukunft vor uns liegt und die beiden sich auf keinen Fall begegnen können. Aus höherdimensionaler Sicht jedoch würden wir es als ganz normal empfinden, dass Wirkungen ihren Ursachen vorausgehen können und die Zukunft die Vergangenheit zu ändern vermag.

Verzerrte Wahrnehmung ist verzerrte Raumzeit

Wenn die Geschichten auf uns lasten, die wir uns über die Vergangenheit erzählen, können wir nicht ganz hier und jetzt präsent sein und nicht unsere ganze Energie in unsere Arbeit oder in unsere Beziehungen legen. Den ganzen Tag spielen wir diese schwierige Liebschaft oder dieses frustrierende Business-Meeting durch; ein beträchtlicher Teil von uns ist mit der Vergangenheit beschäftigt und deshalb jetzt nicht da, nicht verfügbar.

Stellen Sie sich einmal vor, alles, was Sie wahrnehmen oder woran Sie sich erinnern, ahnen oder fühlen, sehen und erleben, sei eine Art Film auf einer inneren Leinwand. Ihr Eindruck von dem Zimmer, in dem Sie sitzen, von dem Buch oder Reader, den Sie in den Händen halten, von den Worten, die Sie eben jetzt lesen, und auch alle Körperempfindungen oder Gefühle des Augenblicks sind lediglich Projektionen auf dieser Leinwand. Und jetzt stellen Sie sich vor, Sie seien vollkommen präsent, hier und jetzt anwesend, die Leinwand von perfekter Schärfe, der Surround-Sound von vollendeter Klarheit. Lassen Sie sich jedoch von Gedanken oder Gefühlen über die karmische Vergangenheit vereinnahmen, kräuselt und wellt sich die Leinwand. Und sollte es gar um traumatische Erlebnisse gehen, wirft sie sich in Falten, der Sound wird blechern und rauschend. Sie geben sich alle Mühe, dem Gang der Ereignisse zu folgen, aber jetzt wird das Ganze auch noch von Werbung oder irgendwelchen anderen Filmen überlagert. Da wäre es doch sicher schwierig zu sagen, was Sie eigentlich spüren oder erleben.

Was wir wahrnehmen, ist in dem Maße verzerrt, in dem wir durch Traumata zersplittert oder durch eine ungelöste Vergangenheit gebunden sind. Die Wahrnehmung unserer selbst und anderer stimmt nicht mehr überein. Auch die kollektive Wahrnehmung ist verdreht und verzerrt. Und da die Vergangenheit aus diesen unbewältigten Inhalten besteht, verbiegt sich die Raumzeit als solche. In mythologischen Zusammenhängen werden solche Wahrnehmungsverzerrungen als Sinnestäuschungen oder Trugbilder aufgefasst, mit denen die Erkenntnisfähigkeit und Seelenstärke des Helden auf die Probe gestellt werden. Beim Auftreten solcher Verzerrungen, sei es bei uns selbst oder bei anderen, in der Familie oder auf gesellschaftlicher Ebene, kommt es immer darauf an zu erkennen, welche destabilisierende und fragmentierende Kraft sie haben.

Die kosmische Adresse eines Traumas ausfindig machen

Stellen wir uns den menschlichen Körper einmal als ein nichtlineares, vieldimensionales Hologramm vor. Alle Teile des Hologramms enthalten das Abbild des Ganzen, ungefähr so, wie alle Zellen unseres Körpers – Hautzellen, Herzzellen, Gehirnzellen und so weiter – den genetischen Bauplan des gesamten Körpers enthalten.

Die entlang der Wirbelsäule vertikal fließende Energie steht für das, was eben jetzt passiert, aber zugleich enthält der Körper als vieldimensionales raumzeitliches Muster die energetische Aufzeichnung seiner eigenen Vergangenheit. Das Nervensystem enthält als Intelligenzzentrum des Körpers die detaillierte *Akasha*-Chronik[6] der kompletten Entwicklungsgeschichte eines bestimmten Menschen.

Mit entsprechender Übung können wir lernen, uns bei uns selbst oder bei anderen auf bestimmte holographische Koordinaten wie mit einem Zoom-Effekt auszurichten und sie fühlend zu erfassen. Wenn wir uns diese Fähigkeit durch Übung angeeignet haben, können wir damit eine Abstimmung unseres Nervensystems mit dem eines anderen erreichen. Auf diese Weise können wir Gefühlseindrücke von Erlebnissen empfangen, zu denen es an irgendeinem bestimmten Ort zu einem bestimmten Zeitpunkt kam. Haben wir einmal gelernt, uns über den Empfänger unseres Nervensystems auf ein anderes Nervensystem abzustimmen, wird diese subtile Fähigkeit immer klarer und tiefer und stellt eine präzise Datenverbindung her. Wenn wir uns jetzt auf einen anderen Menschen einstimmen (immer nur mit dessen Einwilligung), so spüren wir innerlich mit einiger Genauigkeit, wann oder in welchem Lebensalter es zu einem schmerzlichen Erlebnis oder Trauma gekommen ist. Das ist die »kosmische Adresse« des Traumas.

Ein nicht geheiltes Trauma mindert unsere Fähigkeit, präsent und vollständig verkörpert zu sein. Auch unsere Fähigkeit, auf andere einzugehen und uns mit ihnen auf gesunde Art verbunden zu fühlen, leidet darunter. Je mehr wir unsere Erfahrungen innerlich willkommen heißen, desto besser funktionieren unsere Beziehungen nach außen. So stressig und beunruhigend die Welt auch erscheinen mag, wenn wir uns ihr gegenüber öffnen, können wir auch mit ihr umgehen.

Die göttlich-menschliche Matrix

Jeder von uns ist so etwas wie ein pulsierendes Glasfaserkabel in einer Lichtmatrix. Dieses Licht, ob wir es als Ursprungsenergie, Saat des Lebens oder das Göttliche bezeichnen, erreicht uns aus der *wahren* Zukunft. Es ist eine evolutionäre Intelligenz, die sich in uns hinein und durch uns hindurch downloaden möchte. Aus dieser bewussten Quelle sprudelt uns der gesamte Schatz menschlicher Erfahrung entgegen. In uns existiert er als eine Art elektrischer Strom, der vertikal durch jeden familiären Strang fließt, sich horizontal entlang der Fasern unseres Nervensystems ausbreitet und so jeden mit jedem verbindet und zuletzt den Gesamtstrom der Menschheit zum schwingenden Einklang bringt. Die göttlich-menschliche Matrix enthält die verschlüsselte Geschichte der Menschheit von ihrem Ursprung an. Alle heute lebenden Menschen sind damit betraut, diese lebendige

Aufzeichnung zu bewahren, und von der Evolution damit beauftragt, sie auf den neuesten Stand zu bringen und in eine strahlende Zukunft zu überführen.

Wenn sich ein Mensch inkarniert, tritt ein Lichtstrahl in ihn ein und breitet sich entlang der viele Jahrtausende umfassenden genetischen Geschichte und ihrer schraubenförmigen DNA-Doppelstränge aus. Durch Jahrtausende karmischen Substrats bahnt sich eine menschliche Einzelseele den Weg in eine Welt, auf der Schmerz und Trauma in Schichten aus Frühzeit, Moderne und Postmoderne lasten. An die Oberfläche gelangt das Licht schließlich als ein schreiendes Neugeborenes. Jedes Kind ist neu und unschuldig und vollkommen, steigt jedoch mitten in eine unbegreifliche Geschichte ein, die ihm viel Mut abverlangt.

Der Schatten entsteht durch stockende Energie und bindet sich an bestimmte Punkte der lebendigen Matrix. Aber die Fülle und Schönheit dessen, was wir als organisches Lichtgewebe voller Informationen und Potenzial sind, wird durch diese Stellen der Widersprüchlichkeit, Zerrissenheit und Entartung nicht gemindert. Im Verlauf unserer kollektiven Geschichte sind Einzelne immer wieder in reale und mythische Unterwelten abgestiegen.

Wir tragen unsere dunkelsten Erlebnisse in unseren Knochen, der Haut und den Zähnen, in unseren Familien, Lebensgemeinschaften und Gesellschaften. Bei unserer Erforschung des menschlichen Schattens und seiner Sehnsucht nach Lösung und Integration werden wir uns in der Medizin und Mystik, bei Weisen und Wissenschaftlern umsehen. Die schmerzenden Stellen an unserem individuellen Körper und am kollektiven Körper sind die Hinterlassenschaften kumulierter Traumata, und heute ist es so, dass sich viele aufgerufen fühlen, an der kollektiven Heilung mitzuwirken, und das ist die eigentliche, die wahre Heldenreise. Wer dem Ruf folgt, darf sich auf Begegnungen mit der Finsternis gefasst machen. Haben wir diese jedoch überstanden, werden sich unsere Augen öffnen, und wir werden derart verändert sein, dass es kaum zu beschreiben ist.

2

Materielle Traumawissenschaft

Mir leuchtete ein, dass alle Tiere irgendeine Form von geistigem Leben besitzen, das die Architektur ihres Nervensystems widerspiegelt.

Eric Kandel,
zitiert in Oliver Sacks: *Der Strom des Bewusstseins*

Es ist der Geist sein eigner Raum, er kann
In sich selbst einen Himmel aus der Hölle,
Und aus dem Himmel eine Hölle schaffen.

John Milton
Das verlorene Paradies, Erster Gesang

Unsere frühesten Vorfahren sollen vor etwa sechs Millionen Jahren aufgetreten sein, und den modernen Menschen gibt es seit ungefähr 200.000 Jahren.[1] Da er den gesamten Planeten in relativ kurzer Zeit besiedelte, darf man unserer Spezies wohl große Fruchtbarkeit und Resilienz nachsagen. Seit es Menschen gibt, haben wir unzählige Naturkatastrophen und menschengemachte Katastrophen überlebt: Erdbeben, Tsunamis, Dürren, Überflutungen, Seuchen, Kriege, Völkermorde und einen Strom unvorstellbarer Gewalttaten. Trotz allem wuchs und gedieh die Menschheit, mochten Leben und Psyche des Einzelnen noch so zerbrechlich sein. Unsere ganze Resilienz macht uns jedoch nicht immun gegen Leid – so viel Leid haben wir zugefügt und selbst erlitten –, und dieses doppelte Erbe von Trauma und Resilienz findet seinen Niederschlag in der DNA jedes Menschen und den psychischen Altlasten jeder Kultur.

Wer in dieser modernen Welt lebt, bekommt es zwangsläufig, und sei es auch unbewusst, mit Auswirkungen von Traumata zu tun. Ob es um Soldaten geht, die mit posttraumatischem Stress zu kämpfen haben und stark selbstmordgefährdet sind, oder um ganze Gesellschaften, die von namenlosen Ängsten und Phobien, von Zwangsverhalten, Süchten und Erschöpfung geplagt werden, überall in Ost und West, in entwickelten Ländern ebenso wie in Entwicklungsländern, können wir an unzähligen Beispielen die Auswirkungen menschlichen Leids verfolgen.

Viele spüren deutlich, dass Naturkatastrophen und vom Menschen verursachte Katastrophen häufiger werden und schneller aufeinander folgen. Das exponentielle Wachstum der Weltbevölkerung sowie die geradezu explosionsartige Entwicklung der Kommunikationstechnologie hat unseren Einfluss (und unser Bewusstsein, diesen Einfluss zu besitzen) in relativ kurzer Zeit extrem verstärkt. Seit der Zeit des Ersten Weltkriegs gibt es eigentlich ständig irgendwo bewaffnete Auseinandersetzungen, und nach dem Ende des Zweiten Weltkriegs sind Kriege sowie ethnische und religiöse Verfolgungen in vielen Teilen der Welt nicht unter Kontrolle zu bekommen. Alle diese Konflikte beruhen auf menschlichen Verhaltensweisen, die es schon immer gab, deren Gefährlichkeit aber durch den technologischen Fortschritt in Form von modernen Waffen, aber auch soziale Medien, über die sich schädliches Gedankengut und Hasspropaganda in Windeseile verbreiten, multipliziert wird.

Und doch handelt es sich hier um kein Untergangsszenario, so schlimm steht es um unsere Welt doch noch nicht. Die Tatsache, dass wir uns heute mit psychischen Traumata und den Möglichkeiten ihrer Heilung beschäftigen können, besitzt evolutionäre Schubkraft. Die Menschheit scheint sich insgesamt ungefähr so zu entwickeln wie der einzelne Mensch, und dieser Entwicklungsweg kann durch Blockaden, Rückschritte, Verdrängung, nicht integrierte Schattenanteile und nicht aufgearbeitete Traumata erschwert werden.

Angesichts der Finsternis, die wir da draußen wahrnehmen, geht es letztlich nicht darum, ob sie unsere Welt verschlingen wird, sondern um die Frage, ob es uns gelingt, die Finsternis anders zu verstehen. Wie können wir sie als einen Teil von uns akzeptieren, um von ihr zu lernen und dadurch transformiert zu werden? Und wie kann ein solcher kollektiver Heilungsprozess dazu führen, dass wir uns besser um unseren Heimatplaneten kümmern?

Bevor wir uns solchen existenziellen und letztlich mystischen Fragen zuwenden, sollten wir erst noch ein paar praktische Dinge klären, zum Beispiel was ein Trauma eigentlich ist und wie man seinen Folgen aus wissenschaftlicher und medizinischer Sicht begegnen kann. In diesem Kapitel betrachten wir die Dinge durch die wissenschaftliche Brille und stellen den gegenwärtigen wissenschaftlichen Stand der Traumaforschung dar.

Der niederländische Psychiater und Autor Bessel van der Kolk, Gründer und Leiter des Trauma Centers am Justice Resource Institute und Professor für Psychiatrie an der Boston University School of Medicine, veröffentlichte 2014 ein Buch, das sich einen Platz auf der Bestsellerliste der New York Times eroberte: *The Body Keeps the Score: Brain, Mind, and Body in the Healing of Trauma* (*Verkörperter Schrecken: Traumaspuren in Gehirn, Geist und Körper und wie man sie heilen kann*, 2015). Ein Trauma ist für van der Kolk eine Einzelsituation oder anhaltende Erfahrung, von der erhebliche Wirkungen auf den für das Überleben zuständigen animalischen Teil des Gehirns ausgehen. Bei einem Trauma geraten »unsere automatischen Traumasignale aus dem Takt, sodass wir hyperaktiv oder hypoaktiv reagieren: allzu erregt oder abgestumpft«.[2] In der Folge fallen wir in Zustände von Angst oder Aggression zurück (Überlebensinstinkt von Kampf und Flucht) oder sind wie gelähmt (Überlebensinstinkt der Erstarrung). Wir sind dann nicht mehr in der Lage, das Ausmaß der Bedrohung rational einzuschätzen oder unseren Verstand zu benutzen, um uns künftig gegen solche Bedrohungen zu wappnen. Van der Kolk ist wie andere Forscher zu dem Schluss gelangt, dass Traumata unser Nervensystem verändern können. Wir verarbeiten Erinnerungen dann nicht mehr wie sonst und neigen zu überschießenden Reaktionen auf Reize, die uns bewusst oder unbewusst an die ursprüngliche Situation erinnern.[3]

Wenn ein traumatisierter Mensch keinerlei Bestätigung und fürsorgliche Unterstützung durch seine Familie oder Gemeinschaft erfährt, ist es weniger wahrscheinlich, dass das Trauma durch Resilienz verarbeitet werden kann, und es wird eher zu Symptomen von posttraumatischem Stress kommen.

Extremer Stress hat bei Überlebenden in der Regel posttraumatische Nachwirkungen. Solche Stresserlebnisse sind beispielsweise lebensbedrohende Situationen in Kriegsgebieten, in Regionen heftiger Stammesfehden oder auch in Gegenden, in denen es immer wieder zu Bandenkriminalität oder Bandenkriegen kommt; das Überleben eines terroristischen Angriffs; Augenzeuge von Massengewalt zu werden, wie etwa einer Massenschießerei oder eines Selbstmordattentats; das Überleben einer Naturkatastrophe; einen schweren Unfall oder lebensbedrohende Verletzungen zu erfahren; Opfer eines sexuellen Übergriffs, von Gewalt in der Partnerschaft und anderen Arten von häuslicher Gewalt einschließlich Kindesmissbrauch zu werden.

Posttraumatischer Stress kann sich auf Stimmungslage, Verhalten, kognitive Fähigkeiten, Schlaf, Beziehungen und Wohlbefinden so störend auswirken, dass der Mensch in einen Zustand gerät, den wir heute als Posttraumatische Belastungsstörung, kurz PTBS bezeichnen. Häufige Symptome einer PTBS, die alle von Übererregung bis hin zu fehlender Erregung reichen, sind: schwere Angstzustände, starke Unrast, Reizbarkeit und/oder Depression; Feindseligkeit, Misstrauen, Angst und/oder Aggressionen; Überwachsamkeit oder Abgestumpftheit; mangelnde Impulskontrolle, die selbstschädigende Verhaltensweisen wie Hypersexualität und hohe Risikobereitschaft beinhalten kann; Verlust des Interesses an genussvollen oder auch alltäglichen Aktivitäten; emotionaler Rückzug, Vermeidungshaltung und soziale Isolation. Weitere charakteristische Symptome einer PTSD sind Flashbacks, Albträume und Schlafstörungen.[4]

Als die posttraumatische Belastungsstörung 1980 erstmals als psychologische Diagnose Eingang fand, galt noch das Kriterium, dass auslösende Ursachen als lebensbedrohlich oder als reales Risiko für Gewaltanwendung gegen die eigene Person oder andere wahrgenommen werden mussten.[5] Seitdem sind

Traumaforscher überall auf der Welt zu dem Schluss gelangt, dass wiederholt oder ständig auftretende Stressfaktoren, auch wenn sie nicht direkt lebensgefährlich sind, Körper, Geist und Psyche bedrohen und insbesondere ein Risiko für die gesunde Entwicklung von Kindern darstellen.

Komplexes Trauma

Judith Lewis Herman, Professorin für klinische Psychologie an der Harvard Medical School und Trainingsleiterin beim Victims of Violence Program der Cambridge Health Alliance, veröffentliche 1992 ein Buch mit dem Titel *Trauma and Recovery: The Aftermath of Violence from Domestic Abuse to Political Terror* (*Die Narben der Gewalt: traumatische Erfahrungen verstehen und überwinden*, 1994) – inzwischen ein Klassiker der PTBS-Forschung und ein entscheidender Beitrag zum Verständnis der Traumafolgen für die Opfer.

Herman unterscheidet zwei Grundtypen von Traumata. Ein Typ-1-Trauma liegt dann vor, wenn es sich um ein einmaliges Ereignis von erheblicher Wirkung und mit erkennbaren Folgen handelt. Beim Typ-2-Trauma geht es um wiederholte oder durchgängige Traumatisierung, zum Beispiel durch fortgesetzte Misshandlungen oder Vernachlässigung in der Kindheit oder durch anhaltende häusliche Gewalt. Diesen zweiten Typ bezeichnet Herman auch als »komplexes Trauma«. In *Die Narben der Gewalt* schlägt sie dafür den diagnostischen Oberbegriff »Komplexe posttraumatische Belastungsstörung« oder K-PTBS vor und umreißt bei den Folgen die Unterschiede und Übereinstimmungen der Auswirkungen von Typ-1- und Typ-2-Traumata.[6]

Hier ein Zitat aus dem Buch:

> *Wiederholte Traumatisierung in der Kindheit formt und deformiert die Persönlichkeit. Dem in einem missbräuchlichen Umfeld gefangenen Kind werden gewaltige Anpassungsleistun-*

gen abverlangt. Es muss sich gegenüber Menschen, die nicht vertrauenswürdig sind, ein gewisses Vertrauen bewahren. Es muss sich ein Gefühl von Sicherheit in völlig unsicherer Lage, von Kontrolle unter erschreckend unberechenbaren Umständen, von Einflussmöglichkeiten in einer Situation der hilflosen Ohnmacht bewahren. Es kann sich nicht selbst versorgen oder beschützen und muss das Versagen der Erwachsenen auf diesem Gebiet mit dem auszugleichen versuchen, was ihm zu Gebot steht: einem unreifen psychischen Abwehrsystem.[7]

Mehr als zweieinhalb Jahrzehnte später liegen jetzt Formulierungsvorschläge für diagnostische Kriterien des K-PTBS zur Aufnahme in die ICD-11 vor (elfte Fassung der *Internationalen statistischen Klassifikation der Krankheiten und verwandter Gesundheitsprobleme*, engl. *International Statistical Classification of Diseases and Related Health Problems* – ICD).[8]

Entwicklungstrauma

Komplexe Traumata können jedem Menschen in jedem Alter widerfahren, doch bei näherer Betrachtung fällt auf, dass vor allem misshandelte und vernachlässigte Kinder betroffen sind. Die Ausführungen zu komplexen Traumata und die Zusammenarbeit mit anderen Fachleuten und Wissenschaftlern bewogen Bessel van der Kolk dazu, eine weitere Traumakategorie einzuführen, die er als Entwicklungstrauma bezeichnet und zu der er die Kriterien für die formelle Diagnose »Developmental Trauma Disorder« oder DTD angibt (etwa: Entwicklungstrauma-Störung). Wiederholte Traumatisierung in den Entwicklungsjahren untergräbt die psychische Gesundheit und Beziehungsfähigkeit junger Menschen und erhöht das Risiko weiterer psychischer und körperlicher Begleiterkrankungen und Störungen.[9]
Ein Entwicklungstrauma kann wie das komplexe Trauma mit vielen Formen des Leidens verbunden sein, aber besonders oft

geht es um wiederholte Gewalterfahrungen, Misshandlungen oder Vernachlässigung bei Kindern, wozu auch Beschämung, Demütigung und Verrat gehören, die ein Kind später mit Schuldgefühlen belasten. Ein Entwicklungstrauma kann auch mit psychischer Misshandlung, wiederholter Trennung von primären Bezugspersonen, traumatischem Verlust und der Konfrontation mit unangemessenem sexuellem Verhalten verbunden sein.
Chronischer traumatischer Stress in den Entwicklungsjahren kann die gesunde Entwicklung insbesondere in diesen sieben Bereichen stören:

1. *Sichere Bindung*: Die erste Bindung eines Säuglings an seine primären Bezugspersonen prägt sein Selbstgefühl und seine Beziehungen zu anderen. Ist diese erste Beziehung traumatisch, leidet die Fähigkeit, Kontakt aufzunehmen und Bindungen einzugehen. Auch die Gefühlsregulation und Stresstoleranz können dann beeinträchtigt sein.
2. *Biologische Entwicklung*: Heranwachsende Kinder, die einer komplexen Traumatisierung ausgesetzt sind, bleiben in ihrer neurologischen Entwicklung häufig hinter Gleichaltrigen zurück und haben dann Mühe mit Gefühlsregulierung und Stresstoleranz, aber auch mit kognitiven Funktionen wie Sprachbeherrschung, abstraktes Denken, vorausschauende Planung sowie der Fähigkeit, aus Erfahrungen zu lernen und Beziehungen aufzubauen. Sie haben ein erhöhtes Risiko für sensomotorische Funktionsstörungen, sensorische Integrationsstörungen, aber auch für körperliche Störungen und körperliche Krankheiten.
3. *Affektregulation*: Ein Entwicklungstrauma vermindert die Fähigkeit des Kindes, sich selbst zu trösten oder auch mit Stress und Veränderungen zurechtzukommen. Davon betroffene Kinder und Heranwachsende zeigen häufig eine schwach entwickelte Affekt- oder Gefühlsregulation und können wie bei PTBS hyperaktiv oder zu wenig aktiv sein, das heißt in

unkontrollierte, heftige Gefühlszustände geraten oder teilnahmslos und gefühlsarm erscheinen. Es fällt ihnen schwer, ihre jeweilige emotionale Verfassung zu erkennen und zu benennen oder die Gefühle und Wahrnehmungen anderer nachzuvollziehen. Oft haben sie Mühe, ihre Bedürfnisse und Wünsche zu vermitteln.

4. *Dissoziation*: Misshandelte und vernachlässigte Kinder neigen zu einer interessanten Anpassungsreaktion: Quälende Erinnerungen und damit verbundene Gefühle werden gleichsam abgekapselt und sind dem Bewusstsein dann nicht mehr zugänglich. Häufig kommt es zu Erinnerungsverlust und Depersonalisierung. Dieser reflexartige Rückzug in die Dissoziation kann die Selbstwahrnehmung sowie die Wahrnehmungen von Körperempfindungen und unbewussten Verhaltensmustern einschränken, was für den jungen Menschen weitere Traumatisierungen durch Schikanen oder Verletzungen und Unfälle nach sich ziehen kann.
5. *Verhaltenskontrolle*: Ein Entwicklungstrauma stört bei einem Kind die Entwicklung des Gehirns und Nervensystems, sodass es zu Fehlentwicklungen wie mangelnder Impulskontrolle, Aggressionen, dysfunktionale Formen der Selbstberuhigung und zu Schlafstörungen kommen kann.
6. *Kognitive Leistungsfähigkeit*: Viele tun sich schwer mit ihrer Aufmerksamkeit, abstrakten Gedankengängen und der Ausführung von Aufgaben, zu denen Urteilsvermögen, Planung und Selbstkontrolle erforderlich sind. Zu beobachten sind außerdem mangelnde Sprachbeherrschung und die Unfähigkeit, sich aufzuraffen, um bestimmte Aufgaben auszuführen oder Ziele zu erreichen. Bei vernachlässigten Säuglingen und Kleinkindern sind die stärksten Einschränkungen der kognitiven Leistungsfähigkeit zu beobachten, während komplexe Traumatisierungen jeder Art in den ersten Jahren der schulischen Ausbildung den Notendurchschnitt drücken und generell niedrigere Leistungsbewertungen nach sich ziehen.

7. *Ich-Gefühl*: Entwicklungstraumata haben eine erkennbar schädliche Wirkung auf die Entwicklung des Ich-Gefühls beim Kind. Betroffene Kinder und Jugendliche haben mit Brüchen in ihrem Lebenslauf zu kämpfen. Hinzu kommen fehlendes Selbstwertgefühl (häufig infolge starker Schamgefühle) und ein negatives oder gestörtes Körperbild. Die Fähigkeit, die eigenen Gefühle oder jene anderer zu verstehen, ist unzureichend ausgebildet, wodurch ein betroffenes Kind nur sehr bedingt in der Lage ist, sich selbst zu fühlen und zu erkennen – geschweige denn, sich zu lieben.[10]

Studie über belastende Kindheitserfahrungen

1996 wurde von der US-Bundesbehörde Centers for Disease Control und der privaten Krankenversicherung Kaiser Permanente eine Längsschnittstudie – bekannt als Adverse Childhood Experiences (ACE) Study – zur Frage der Auswirkungen komplexer Traumata durchgeführt, bei der 17.000 Menschen betrachtet wurden. Leiter der Studie waren Robert Anda und Vincent Felitti. Die Auswertung der Daten dieser Studie zeigte: Je mehr »belastende Erfahrungen« man in der Kindheit macht – zum Beispiel körperliche und seelische Misshandlung und sexueller Missbrauch, Vernachlässigung und familiäre Zerrüttung etwa durch Drogenmissbrauch, psychiatrische Erkrankungen oder Gefängnisaufenthalte der Eltern, desto mehr gesundheitliche Herausforderungen erwarten einen später im Leben, beispielsweise Depressionen, selbstschädigendes Verhalten, Selbstmordneigung, Drogenmissbrauch, Promiskuität, Geschlechtskrankheiten, Gewalttätigkeit in intimen Beziehungen und Fettleibigkeit. Je belastender die Kindheitserfahrungen sind, desto höher wird auch die Anfälligkeit für Diabetes, Schlaganfall, Herz-Kreislauf-Erkrankungen, Krebs und bestimmte andere Krankheiten.[11] Die vielfach tiefgreifenden und lebenslangen Schäden, die eine frühe Traumatisierung nach sich ziehen kann, sind nicht zu übersehen.

Im Rahmen ihrer Forschungen zu belastenden Kindheitserfahrungen (ACE) haben Christina Bethell und ihre Kollegen an der Bloomberg School of Public Health der Johns Hopkins University die Frage nach Traumafolgen weiter vertieft und die Milderung dieser Folgen durch »child flourishing« (etwa: »kindliches Gedeihen« oder »kindliches Erblühen«) aufgezeigt. In einem Artikel zu diesem Thema erläutert Christina Bethell, dass dieses kindliche Gedeihen gegeben ist, wenn am Verhalten eines Kindes drei Besonderheiten häufig oder immer zu beobachten sind: 1. Engagement/Motivation (das Kind ist »neugierig und daran interessiert, Neues zu lernen«); 2. Regulation/Resilienz (das Kind »bleibt angesichts von Herausforderungen ruhig und beherrscht«); 3. Konzentration/Aufmerksamkeit (das Kind »bleibt bei einer Aufgabe und führt sie zu Ende«).

Je mehr belastende Erfahrungen ein Kind gemacht hat, desto weniger lässt es diese Anzeichen des Gedeihens erkennen. Die Lage ist jedoch nicht hoffnungslos. Je besser Traumatisierungen und ihre lebenslangen Folgen erforscht werden, desto klarer zeichnet sich ab, wie man die gesundheitlichen Folgen abfangen, das Gedeihen des Kindes (und der Familie) fördern und überhaupt die Auswirkungen von Traumata und belastenden Kindheitserfahrungen heilen kann. Dazu gehört unter anderem

> *die Schaffung einer Kultur und eines heilsamen Umfelds, in dem sich Kinder und Jugendliche entwickeln und Hoffnung, Optimismus und ein Gefühl von Sinnhaftigkeit bewahren können und in dem strukturelle Verschiedenartigkeit ausgeglichen werden kann. Die den Kindern, Jugendlichen und Erwachsenen eigene natürliche Fähigkeit der Selbstfürsorge wird hier so unterstützt, dass es ihnen dauerhaft gut gehen kann. Und schließlich lernen Kinder, Jugendliche und Familien hier zu erkennen, wann sie Hilfe benötigen, um dann auch jeden sich bietenden Zugang zu unterstützenden und heilsamen Maßnahmen zu nutzen.*[12]

VON DER TRAUMA-BASIERTEN ZUR TRAUMA-INFORMIERTEN GESELLSCHAFT

DR. CHRISTINA BETHELL

Vom Beginn des Lebens an, auch schon im Mutterleib, sind sichere, stabile, eingespielte Bindungsbeziehungen, die etwas Bergendes und Nährendes haben, entscheidend. Es gibt Studien, aus denen ganz klar hervorgeht, dass sich eine starke Stressbelastung der werdenden Mutter oder Stress im Umfeld auf das Nervensystem des heranreifenden Kindes im Mutterleib auswirkt. Ganz ohne Zweifel wirkt sich so etwas ganz am Beginn des Lebens auf die Erfahrung von Nähe und Verbundenheit aus, die für die Anlage und Ausbildung des zehnten Hirnnervs erforderlich ist, des Vagusnervs, der so viele Vorgänge im Nervensystem steuert.

Hier ein durch wissenschaftliche Untersuchungen belegter Zusammenhang: Wer sich an belastende Kindheitserfahrungen erinnert, wird mit sehr hoher Wahrscheinlichkeit auch von Herz-Kreislauf-Erkrankungen, Lungenkrankheiten und Alkoholismus, von mangelnder Lebenszufriedenheit und allerlei Gesundheits- und Verhaltensstörungen zu berichten haben, ganz sicher von Depressionen und Angstzuständen. Belastende Kindheitserfahrungen sind als biologische Kausalfaktoren für Erkrankungen anerkannt.

Heilung beginnt mit dem Abbau von Scham und dem bewussten Aufbau von Mitgefühl. Dadurch eröffnet sich die Möglichkeit, den »Willen zum Wohlbefinden«, wie ich gern sage, zu aktivieren. Es ist nämlich oft so, dass Traumatisierte gar nicht unbedingt Hilfe suchen. Es gibt hier viele Abwehrreaktionen und gesundheitlich ungünstige Verhaltensweisen. Betroffene müssen sich schon bewusst den Dingen zuwenden, von denen bekannt ist, dass sie das persönliche Wohlbefinden fördern, darunter Meditation und Bewegung, aber natürlich auch Ernährung und Sport und andere grundlegende Dinge, die aufgrund einer Traumatisierung gern ins Hintertreffen geraten.

Bewusstsein ist der erste Schritt – Bewusstsein gepaart mit Mitgefühl und dem Akzeptieren der eigenen Situation. Von da aus kann die Verbindung zum Körper geknüpft werden. Es gibt neun Schritte der Gehirnintegration, die man durchlaufen muss, aber Meditation und Achtsamkeitspraxis sind hier der Einstieg.

Dann gibt es Beziehungsübungen, bei denen man vortritt und seine Geschichte erzählt, sodass eine Atmosphäre des Vertrauens und der Sicherheit entstehen kann. Wer traumatisiert ist, hat vielleicht nie Sicherheit, Verbundenheit und echten Einklang erlebt und weiß folglich nicht, was ihm eigentlich fehlt. Aber sobald wir anfangen, diese Dinge in uns wieder wach werden zu lassen, erwacht auch der Instinkt, offen und von Herzen miteinander verbunden zu sein. Es ist ein langer Weg, Traumafolgen zu verlernen und dann Neues zu lernen, das Natürliche wieder seinen Platz einnehmen zu lassen, um unser kreatives, ausdruckwilliges Menschsein zu verwirklichen.

Hinter vielen biologischen und neurologischen Traumasymptomen stehen unsere Erfahrungen in Beziehungen und mit uns selbst – und genau diese Erfahrungen können auch das sein, was die Heilung vorantreibt. Was die wissenschaftliche Betrachtung von Trauma, belastenden Kindheitserfahrungen und dem Heilungsgeschehen angeht, kommt es darauf an zu erkennen, dass es zum Verständnis und zur Umsetzung dessen, was wir da lernen, auf unsere Selbstwahrnehmung und auf unsere Verbundenheit mit uns selbst und mit anderen an-

kommt, aber auch auf Rahmenbedingungen und Strukturen, die die Unantastbarkeit dieses Geschehens absichern. Und wir sehen, was passiert, wenn dafür nicht gesorgt wird.
Es gibt verschiedene wissenschaftliche Begriffe für die Fähigkeit, sich bewusst auf Beziehungserfahrungen einzulassen, und einer davon lautet »Mentalisierung«. Dabei handelt es sich aber nicht um einen mentalen Prozess, denn unser Denken beziehungsweise Geist ist ein über den ganzen Körper verteiltes System und sitzt nicht einfach im Gehirn. Es ist das, was Sie insgesamt sind. Mentalisierung ist die Fähigkeit, sich selbst zu fühlen und zu wissen, dass man sich fühlt; und andere zu spüren und zu wissen, dass man sie spürt und dabei auch noch zu spüren, ob dieser andere Mensch spürt, dass man ihn spürt – oder zu spüren, ob dieser andere Mensch dazu überhaupt in der Lage ist.
Die wichtigste Voraussetzung dafür ist das, was durch gesunde Gehirnentwicklung ermöglicht wird, durch sichere Bindung und Gefühlsabstimmung des Säuglings und Kleinkindes – und das Ergebnis wird »Interozeption« genannt. Darunter versteht man die Fähigkeit, uns selbst, unsere Gefühle, unseren Körper, unsere Bedürfnisse, unsere Wünsche, unsere Liebe zu spüren. Das kann uns sehr weitgehend versperrt sein, wenn uns im Säuglingsalter kein sicheres stabiles und nährendes Beziehungsumfeld geboten wird oder wenn wir Stress in diesem Umfeld wahrnehmen. Aktivieren lässt sich die Interozeption durch Meditation und Körperwahrnehmung.
Der Mentalisierungsprozess ist die Wiederherstellung unserer Fähigkeit, uns aufeinander einzustellen und gleichsam zu beherbergen und zugleich auch zu spüren, wann das der Fall ist und wann nicht – und diese Abstimmung immer wieder neu herzustellen, wie im Schwarm fliegende Vögel spürend die Gesamtbewegung erfassen und sie immer wieder neu

koordinieren. Es handelt sich um einen biologischen Sinn, aber offensichtlich auch um etwas zutiefst Spirituelles.
Jede Erfahrung kann uns in die Präsenz führen, und wenn wir das zulassen können und uns auf das Geschehen einlassen, auch wenn es ganz entsetzlich ist, lassen sich Schäden größtenteils abwenden, weil wir durch unsere Präsenz sehr nah am Geschehen bleiben und uns den Ereignissen Augenblick für Augenblick stellen, sodass wir sie integrieren können. Das ist uns nicht möglich, wenn unsere Traumatisierung uns daran hinderte, eine ausreichend starke Präsenz aufzubauen. Andererseits ist es möglich, vorbeugend eine solche Präsenz aufzubauen, um dann im Ernstfall darauf zurückzugreifen.
Letztlich geht es bei meiner Arbeit um Systemveränderungen, ausgehend von dem Wissen, dass wir uns zuerst mit unserer ganzen Haltung und Einstellung auseinandersetzen müssen, dann mit unseren Beziehungen, mit der Art und Weise, wie Menschen sich aufeinander einlassen. All das muss schließlich in die Errichtung von Organisationen und Systemen, in die Entlohnung von Leistungen, in Bildung und Ausbildung und Ähnliches einfließen.
Derzeit leben wir in einer Trauma-basierten Gesellschaft und müssen jetzt zu einer Trauma-informierten und schließlich auf Heilung ausgerichteten Gesellschaft übergehen. Wir brauchen aber nicht auf Heilung zu warten, sondern können mit vorbeugenden heilsamen Maßnahmen beginnen, und dazu bieten sich wahrlich viele Gelegenheiten. Wenn wir dem begegnen, was in und zwischen uns lebt, werden wir, so glaube ich, von einer tieferen Wahrnehmung unseres wahren Seins aus schließlich in der Lage sein, unsere Einheit zu erfahren.

Traumareaktionen – eine intelligente Funktion unseres Nervensystems

Dass ein individuelles oder kollektives Trauma Folgen hat und dass es oft langfristige Folgen sind, lässt sich nicht bestreiten. In vielen Fällen hinterlässt ein Trauma Abdrücke, die noch Generationen später zu erkennen sind. Traumafolgen müssen aber nicht unbedingt immer negativer Art sein. Wenn man sich die Evolution unseres Nervensystems im Dienst des Überlebens ansieht, könnte man sagen, es habe sich als recht findig, ja sogar intelligent erwiesen.

Denken wir an einen heimkehrenden Kriegsveteranen, der jetzt an einer PTBS leidet. Vielleicht ist er überwachsam, was sich an seiner vermehrten Ängstlichkeit, Erregbarkeit und sensorischen Überempfindlichkeit ablesen lässt. Ständig tastet er seine Umgebung geradezu reflexartig nach Anzeichen von etwas Bedrohlichem ab. Das kostet ihn eine Menge Energie, was ihn schnell in die körperliche und psychische Erschöpfung treibt. In der Folge hat er durchgehend mit Reizbarkeit und innerer Unruhe zu kämpfen, was für seine Angehörigen und Freunde nicht nur unverständlich, sondern schwer zu verkraften ist. Das verstärkt bei ihm aber die Neigung zu Angst, Frustration und Scham, sodass er sich schließlich vielleicht sogar zurückzieht. Von seiner früher eventuell vorhandenen gesunden und robusten Beziehungsfähigkeit ist dann nicht mehr viel übrig und er fühlt sich erst recht isoliert und wird depressiv.

Was jetzt als extreme Wachsamkeit oder Hypervigilanz zum Symptom wird, ist ursprünglich ein Zeichen der evolutionären Intelligenz unseres Nervensystems. Das Nervensystem dieses Veteranen hatte einen Impuls zur Neuverschaltung gesetzt, um seine Überwachungsfunktion stärker zu machen, die Abwehrautomatik des Körpers zu stabilisieren und dadurch ständig abwehrbereit für alles zu sein, was der Körper als unstete und unsichere Umgebung wahrnahm. Hypervigilanz als Reaktion auf ein Trauma scheint also zunächst eine angemessene, wenn nicht lebensrettende Reaktion zu sein.

Wann genau solche Traumafolgen unangemessen und hinderlich werden, hängt vielleicht vom familiären und gesellschaftlichen Beziehungsumfeld des Traumatisierten ab. Je länger man einem Trauma seinen Lauf lässt, statt sich mit ihm auseinanderzusetzen oder es zu behandeln, desto größer wird die Wahrscheinlichkeit, dass das Leben schließlich von den Symptomen beherrscht wird, die es selbst hervorbringt.

Die Polyvagaltheorie

1994 stellte Dr. Stephen Porges, Direktor des Traumatic Stress Research Consortium am Kinsey Institute, die von ihm sogenannte Polyvagaltheorie vor, die eine zentrale und gänzlich neue Seite der Bedeutung des Nervensystems für unsere Überlebensfähigkeit im Laufe der Evolution ins Rampenlicht rückte.[13] Die Biologen wussten da schon, dass sympathische und parasympathische Reaktionen, also Kampf oder Flucht und Erstarrung oder Ohnmacht, im Tierreich sehr alte und fest integrierte Überlebensreaktionen darstellen. Porges' Theorie führte etwas Neues in diese prähistorische Szenerie ein. Er stellte nämlich die Bedeutung sozialer Beziehungen nicht nur für das Überleben, sondern auch für unsere Stresstoleranz und die Erholung von einem Trauma heraus.[14]

Die Polyvagaltheorie erklärt, wie weitgehend unser Gefühl der Sicherheit oder Bedrohung von unserem sozialen Umfeld abhängt. Das Nervensystem nimmt am Verstand vorbei Auslösereize in Form kaum wahrnehmbarer Veränderungen des Tonfalls, des Gesichtsausdrucks oder der Körperhaltung bei Menschen in unserer Umgebung auf, und das geschieht oft automatisch und unbewusst. Diese minimalen Ausdrucksänderungen geben uns ständig Anhaltspunkte, um die Situation als bedrohlich oder sicher einschätzen zu können: Stellen die anderen Menschen Risiken dar oder sind sie uns freundlich gesinnt? Je treffender wir diese Auslösereize einschätzen, desto stärker werden wir uns mit anderen verbunden fühlen und desto eher erleben wir im Zusammensein mit ihnen Geborgenheit und Behagen.

Der Vagusnerv, unser zehnter Hirnnerv, ist ein System paariger Nerven, das die parasympathische Steuerung von Herz, Lunge, Verdauungstrakt und anderen autonomen Systemen gleichsam verwaltet. Der vordere (bauchseitige) Ast des Vagusnervs, manchmal als das »soziale Nervensystem« bezeichnet, schaltet sich als erster Teil dieses Systems ein, wenn wir Stress und eine eingebildete oder reale Bedrohung erleben. Sobald dieser Teil des Vagusnervs aktiviert wird, bemühen wir uns, das Gefühl von Sicherheit und Verbundenheit wiederherzustellen, und dazu dient uns ein Beschwichtigungsverhalten, das »tend and befriend« genannt wird und darin besteht, für die Sicherheit der Kinder zu sorgen und sich des Rückhalts der ganzen Gruppe zu versichern.[15] Bei einem plötzlichem lauten Geräusch beispielsweise neigen wir dazu, anderen Menschen ringsum sofort in die Augen zu blicken, um uns zu vergewissern, dass sie das Geräusch auch gehört haben, vor allem aber deshalb, weil wir unbewusst Sicherheit suchen.

Wenn die Reaktionen des sozialen Nervensystems scheitern und nirgendwo sichere Bindungen zu erkennen sind, oder der Stress einfach so groß ist, um wieder entspannen zu können, schaltet sich als Nächstes der hintere (rückseitige) Ast des Vagusnervs ein, der die Kampf-oder-Flucht-Reaktion steuert. Evolutionsgeschichtlich ist dies der älteste Teil des Vagusnervs. Bleiben seine Abwehrbemühungen durch Kampf oder Flucht erfolglos, greift das parasympathische Nervensystem automatisch auf die Strategie der Erstarrung, der Ohnmacht und des Totstellreflexes zurück.[16]

Trauma und Beziehungen

Trauma hebt die zwischenmenschliche Verbundenheit auf, es beschädigt unsere Fähigkeit, anderen zu vertrauen und uns mit ihnen verbunden zu fühlen. Darunter leidet unsere Resilienz oder Widerstandskraft, sodass wir anfällig für weitere Traumatisierungen werden, zu denen es leicht kommt, wenn unsere Beziehungen bereits Schaden erlitten haben.

Bei einem komplexen Trauma fällt es uns schwer, ein stabiles Ich-Gefühl und eine Beziehung zum eigenen Ich aufzubauen, aber auch mit Beziehungen zu anderen tun wir uns dann schwer. Das ist vielleicht die am stärksten belastende Folge eines Traumas.

»Trauma ist eigentlich nicht die Geschichte von etwas, das sich vor langer Zeit abgespielt hat«, sagt Bessel van der Kolk. »Trauma ist der Rest, der jetzt noch in dir lebendig ist.«[17] Das Trauma lebt im Traumatisierten weiter, lässt die Erinnerungen in Bruchstücke zerfallen, verzerrt die Wahrnehmung, behindert die Verkörperung und nimmt dringend anderweitig benötigten Raum ein. Evolutionsgeschichtlich sind ältere Funktionen naturgemäß stabiler, sodass ein traumatisierter Mensch, auch wenn er vor dem Trauma einen hohen Entwicklungsstand erreicht hatte, bei Stress auf frühere Entwicklungsstufen regrediert, vor allem wenn es sich um Beziehungsstress handelt. In dem Fall wird es ihm schwerfallen, wohltuende und heilsam wirkende Verbindungen zu knüpfen oder aufrechtzuerhalten.

Die Verknüpfung von materieller und subtiler Wissenschaft

Nachdem wir jetzt einen Rahmen für die wissenschaftliche Betrachtung von Traumata und ihren Folgen geschaffen haben, werden wir die gleichen Inhalte im nächsten Kapitel unter mystischen Gesichtspunkten betrachten. Wir wollen hier aber keine

Gegensätze aufbauen, sondern ein Wechselspiel entstehen lassen, eine leichtfüßige Dialektik, wie man sagen könnte. Wenn wir die subtilen Dimensionen mit in unsere Wahrnehmung aufnehmen, können wir auf ein sowohl differenzierteres als auch ganzheitliches Verständnis hoffen.

3

Die innere Wissenschaft von Trauma

Ein Trauma ist nichts, was uns widerfährt,
sondern das, woran wir innerlich festhalten,
wenn es keinen mitfühlenden Zeugen gibt.

Peter A. Levine
Sprache ohne Worte

Der größte durch Vernachlässigung, Trauma oder seelischen
Verlust angerichtete Schaden besteht nicht in den unmittelbar
daraus folgenden Schmerzen, sondern vielmehr darin,
dass ein heranwachsendes Kind seine Welt und seinen eigenen
Platz darin langfristig verzerrt wahrnehmen wird.

Gabor Maté
In the Realm of Hungry Ghosts

Dieses Buch orientiert sich in seiner Grundausrichtung an dem, was ich als die mystischen Prinzipien der Heilung bezeichne. Diese Prinzipien bilden die Grundlage meiner weltweit durchgeführten Kurse zum kollektiven Trauma, über die ich im ersten Kapitel schon einiges gesagt habe. Da ich mich als Mystiker sehe, ruht meine Arbeit auf einer spirituellen Grundlage. Sie ruht auf dem, woraus sie auch hervorgeht – und das ist das Heilige, das Mysterium, es ist das, was ich Gott nenne.

Das Wort »Gott« ist in unserer postmodernen Welt nicht mehr ganz einfach zu verwenden, da bei jedem, der es hört, andere Bedeutungsnuancen mitschwingen und andere Gefühle ausgelöst werden. Natürlich gibt es unzählige Bezeichnungen, die im Laufe der Zeit für den gleichen Inhalt, die gleiche Vorstellung gewählt wurden: Geist, das All-Eine, das Absolute, die höchste Wirklichkeit, das nicht Benennbare, das Göttliche. Es wird auch als Ursprung, Tao, Brahman und Leere bezeichnet, als grenzenloses Bewusstsein, als Zustand des vollen Erwachtseins, als das Prinzip der Schöpfung und als das, wohin sie zurückkehrt, als Alpha und Omega und was es sonst noch an Namen gibt, einschließlich des Namenlosen.

Kein Wort oder Begriff erfasst die Essenz des Gemeinten, das schon immer und bis heute als etwas Unermessliches und zugleich Singuläres gefühlt wird, als absolut und relativ, als Vielheit und Einheit, als persönlich und doch unbeschreiblich und unaussprechlich, als vollkommen manifest und doch irgendwie still und formlos.

Als etwas zugleich Immanentes und Transzendentes.

Kein Name erfasst das göttliche Paradox. Es ist ein Mysterium, nicht zu benennen, auch nicht indirekt.

Wie auch immer wir zum Göttlichen stehen, es bleibt am Ende ein Mysterium. Dennoch sind in diesem Bemühen Schönheit und neue Erkenntnis zu finden: Alles, was uns über das Grenzenlose offenbar wird, können wir auch an uns selbst entdecken. Diese Energien werden, wie wir schon im ersten Kapitel angesprochen haben, vielfach mit dem Ensō-Symbol umschrieben, und so entsteht eine sowohl fraktale als auch holonische Landkarte, auf der alles sowohl ein Ganzes als auch ein Teil ist: Ein Ganzes oder Holon ist Teil der Ganzheit des nächsthöheren Holons und immer so weiter – wie eine göttlich verschachtelte Matrjoschka. Bedenken Sie einmal, wie aus einem Welle-Teilchen ein Atom und daraus ein Molekül und daraus eine Zelle und daraus ein Organismus und daraus ein komplexer Organismus wird: Jedes Holon transzendiert das Vorhergehende und nimmt es in sich auf. Das Ganze ist ein Prozess der Differenzierung und Integration zu etwas immer Komplexerem, und zusammen mit größerer Komplexität stellen sich neue und höhere Dimensionen des Bewusstseins ein.

Die Eigenschaften eines Atoms gehen in das Molekül ein und bleiben in ihm erhalten, aber zugleich geht das Molekül auch weit darüber hinaus. »Wie oben, so unten.« Im gleichen Sinne kommen die Eigenschaften eines einzelnen Menschen in der Gesamtheit der Menschen zum Ausdruck. Was den Einzelnen mit seinem blinkenden Ego und dem weiträumigen schlafenden Unbewussten ausmacht, ist auch in der kollektiven Psyche der Menschheit enthalten. Wir sind Ich und zugleich Wir, Körper und zugleich Gesellschaft, Psyche und zugleich Kultur.

Nicht nur der Mensch besitzt ein Inneres, auch vom Atom ließe sich sagen, es besitze die Kraft, etwas zu erfassen, auch wenn es sich um eine ganz andere Größenordnung handelt. So ist es bei allen Holons, und daraus können wir eine weitere Eigenschaft der Schöpfung ableiten: Sie bringt inneres Bewusstsein und äußere Form in gleichem Maße hervor.

Wie außen, so innen.

Daraus ergibt sich eine ganz entscheidende Schlussfolgerung: Solange wir nur das Äußere erforschen, sei es die Physik der Sterne, seien es planetare Ökosysteme oder sei es die unglaublich vielschichtige Neurochemie des menschlichen Gehirns (das vielleicht das komplexeste aller bisher identifizierten äußeren Systeme darstellt), entgehen uns ganze Welten. Neben der Bewusstseinsdimension bei Menschen, Planeten und Sternen gibt es auch noch jene subtilere Sphäre, aus der alles hervorgeht und in die alles zurückkehrt. Ihre verborgene Natur ist manchmal auch von der materiellen Welt aus intuitiv zu erfassen, aber ihre Geheimnisse sind in den äußeren Dingen nicht ganz und nicht direkt zu erkennen, sondern müssen (auch) innerlich erkundet werden. Eben das haben die Mystiker, Schamanen, Wissenden und Yogis schon seit vielen Jahrhunderten immer getan, lange vor dem Aufstieg der Naturwissenschaften und lange vor dem Siegeszug der mythischen Religionen dieser Welt. Ihr Wissen können wir uns zunutze machen bei dem Bemühen, es mit den Entdeckungen der modernen Naturwissenschaft und Entwicklungspsychologie in Einklang zu bringen.

Viele spirituelle Traditionen, Philosophen und Weise – von Plotin bis Shankara – leiten ihre Anhänger zu einem inneren Erwachen an, das unter vielen Namen bekannt ist: Kenshō, Satori, Sahaja, Metanoia, Nirvikalpa-Samādhi, Jñana, Turiya und Turiyatita. Auf unserem Entwicklungsweg in einem kontemplativen Leben machen wir uns unsere heilige Anatomie bewusst. Durch die Praxis des kontemplativen Lebens können wir erwachen.

Aus mystischer Sicht liegt in der Inkarnation oder Verkörperung eine transformierende Kraft, die der Seele erlaubt, zu wachsen und sich zu entwickeln. Die Seele ist ein Potenzial, eine Intelligenz, die gleichsam per Download in das verkörperte Leben eingeht. Der Körper dient der Seele als ein Behältnis, das ihre Energie erdet und durch das ihr Licht und ihre Intelligenz fließt und sich entwickelt.

Die Inkarnation ist das, was uns in einem menschlichen Leben und seiner Geschichte verwurzelt, wenngleich die Geschichte, mit der wir es hier zu tun haben, nicht allein unsere persönliche Geschichte ist, sondern die Menschheitsgeschichte und letztlich Geschichte des Lebens überhaupt. Man kann sagen, wir seien die Akteure einer gemeinsamen Heldenreise, einer grandiosen Erzählung, in der wir in stillschweigendem Einverständnis mit allen Angehörigen unserer Art agieren, die je gelebt haben, jetzt leben oder noch kommen werden.

Wie bereits im 1. Kapitel dargestellt, legt uns die heilige Dimension des Lebens Jahrhunderttausende menschlicher Entwicklung in die Hände, die Gesamtheit des menschlichen Codes, wie er sich in und durch alle jetzt Lebenden manifestiert. Zusammen verkörpern wir die gesamte genetische und geographische »Niederschrift« all dessen, was die Menschheit jetzt ist und jemals war.

Sicher fühlen wir uns der Gegenwart verbunden, aber unsere Seele repräsentiert eine Vertikale, die vom Beginn unserer Geschichte bis hierher reicht und von hier aus weiter hinauf in die grenzenlosen Möglichkeiten unserer Zukunft.

»Vergangenheit« ist nicht integrierte Geschichte. Von ihr handelt unsere persönliche und kollektive Erzählung: von all dem, was im Schatten verschwand, in den dunklen Gewässern des Unbewussten, wo es sich in Karma verwandelte und gezwungen war, immer und immer wieder in der äußeren Welt in Erscheinung zu treten. Nicht integrierte und unbewusste Vergangenheit wird Schicksal, eine nach vorn projizierte Schein-Zukunft, vom Unerwachten in uns programmiert und aus Wiederholung gebaut. Es ist, als würden wir den hinter uns liegenden Weg vor uns ausrollen und »Zukunft« nennen.

Was wir »Karma« und »Schatten« genannt haben, könnte heute einfach Trauma heißen, da sich Traumafolgen als dissoziierte, verleugnete, in den Schatten gebannte Energien fortpflanzen und zwangsläufig wiederholen. Trauma sprengt Zusammenhänge, es spaltet uns von uns selbst und von anderen ab. Seine zersplitterten Erinnerungen machen sich immer wieder in Ausbrüchen Luft, die nicht auf freien Entscheidungen basieren, sondern von jenem Teil des Selbst ausgehen, das im Dunklen gehalten wird.

Raum, Energie und Struktur

Unser Universum erweist sich wie gesagt bei näherer Betrachtung als holonisch, und an jedem Holon lassen sich innere und äußere, grobe und subtile Dimensionen unterscheiden. Diese zusammengehörigen beiden Dimensionen tauchen auf ähnliche Weise in Raum, Energie und Struktur auf. Das verlangt eine Erklärung.

Wenn wir das Wort »Raum« hören, denken wir oft an den Weltraum, an diese ganze Himmelslandschaft, in der sich unser Sonnensystem befindet und die sich mindestens so weit erstreckt, wie unsere Teleskope reichen. Im Reich des Mystischen jedoch ist mit »Raum« die ebenso unermessliche innere Dimension gemeint. Hier ist Raum das Ganze des Bewusstseins, die Welt des erwachten individuellen und kollektiven und allumfassenden Geistes.

Die mystischen Traditionen unterscheiden etliche Arten von Raum, die sich gegenseitig durchdringen. So haben wir den »grobstofflichen« Raum als den Raum des Materiellen und seiner energetischen Phänomene: Elektromagnetismus, Gravitation, starke und schwache Kernkraft.

Aus diesem Raum geht der subtile oder »feinstoffliche« Raum hervor und umfängt ihn. Hier haben das Mentale, das Emotionale und die Intuition ihren Ort. Es ist der Raum der Informationen, das Reich der Träume, die Startbahn für spirituelle Kontemplation. Hier erschließt sich unserem Bewusstsein der Zugang zu subtilen Energien, die in den verschiedenen Traditionen unter anderem als ätherisch, astral oder übersinnlich bezeichnet werden. »Subtil« oder »feinstofflich« besagt, dass hier die Informationen und das Stoffliche weniger dicht sind, als dass unsere körperlichen Augen sie wahrnehmen könnten.

Jenseits des Subtilen befindet sich der *kausale* Raum, zu dessen Beschreibung in den heiligen Texten Ausdrücke wie »Grund des Seins«, »Leere« oder »Leerheit« verwendet werden. Leerheit ist hier aber nicht einfach ein Nichts, sondern bezeichnet eine formlose Leere, in der alle Möglichkeiten als Potenziale angelegt sind. Es ist ein mysteriöses Reich jenseits der Dualität, und hier begegnen wir dem beobachtenden Selbst, diesem Teil unserer Natur, der in der Lage ist, das Subjektive mit objektiver Klarheit wahrzunehmen. Das Kausale ist das Reich des Tiefschlafs und die Landschaft des Absoluten. Aus dem Schoß des Kausalen geht alles, was ist, hervor.

Aus dem Raum taucht die Energie als Prinzip der Bewegung auf. Energie ist der ununterbrochene Datenstrom der Intelligenz, Information in Bewegung. Energie ist das Licht des Geistes, das sich zu geschaffener Form »einfaltet« und zur transzendenten Leere/Fülle der Vollendung »ausfaltet«. Da kann es sich um Prana oder Sternenlicht, um Chi oder Elektrizität handeln. Heute bezeichnen wir diese höhere Energie als visionäres Genie oder Erkenntnis. Sie wirkt da, wo Neues, nie Dagewesenes als wegweisende Idee oder innovativer Durchbruch in Erscheinung tritt.

Mit »Struktur« ist sowohl die Form gemeint, zu der Energie auskristallisiert, als auch die Bahn, durch die sie geleitet wird, so wie Wasser durch ein Rohr. So entstehen physische Formen, Nervenbahnen, emotionale Muster, Bewusstseinsstrukturen, kulturelle Formen, kosmische Gewohnheiten und vieles mehr. Strukturen sind die Nebenwege, die die kosmische Urenergie nimmt, sie sind das Netzwerk, die Leitung.

Der Wille zum Werden

Im Augenblick der Zeugung, so könnten wir es beschreiben, zeigt sich ein von der Energie und Information der beiden beteiligten Erwachsenen ausgehender feiner leuchtender Energiefaden – der menschliche Wille. Dieser göttliche Wille ist die direkte Verbindungslinie zur Seele, Ausdruck des Grundimpulses, den alles Lebendige hat: zu wachsen, sich zu entwickeln, zu werden.

Diese subtile Faser, der Wille, verbindet uns mit unserer reinsten Essenz, der Seele, und der höchsten Intelligenz, dem Leben in seiner Gesamtheit. Um diese Lichtfaser herum wird sich ein ganzes Menschenleben bilden und seinen Lauf nehmen. In diesem Sinne ist der Wille der energetische »Erzeuger« des Rückenmarks und des Zentralnervensystems.

Der individuelle Wille ist innig mit dem kollektiven Willen verknüpft, seine Energie zieht sich vertikal durch eine ganze genetische Linie, ja durch alle Linien. Dadurch enthält der Wille des sich inkarnierenden Menschen den Code der Menschheit für ihren Fortbestand, und der umfasst mehr als den bloßen Überlebensinstinkt: den Drang, etwas Neues von größerer Ganzheit zu werden. Er beinhaltet den Keim des Ganzen, wie eine Eichel die genetische Erinnerung an alle bisherigen Wälder und zugleich ihre eigene Zukunft als ausgewachsene Eiche in sich birgt.

Die Entstehung des Nervensystems

Im Frühstadium seiner Entwicklung tritt das Nervensystem als eine Art Kanal für eine bestimmte subtile Energie hervor, für einen intelligenten, lebendigen Lichtstrom, eine einzelne menschliche Seele. Im weiteren Verlauf der Ausreifung von Gehirn und Wirbelsäule wird eine erste Leitbahn für den Strom dieses Lichts geschaffen. So wird es in den sich entwickelnden Körper geleitet und zirkuliert in ihm, von der Basis der Wirbelsäule her bis zum Scheitelpunkt des Kopfes, wo es wieder austritt. Von diesem Hauptstrom abgezweigte Energien wandern durch den gesamten Körper und folgen dem Verlauf der Meridiane und Nadis, sodass Prana in jede Zelle geleitet werden kann.[1] Das Nervensystem leitet Information entlang der Wirbelsäule aufwärts zum Gehirn und auf dem gleichen Wege abwärts in den Körper.

Am Scheitelpunkt des Kopfes, wo auch das Gehirn seinen Sitz hat, erscheint ein Kanal oder Feld, in dem die Energie fließt, die mit der Zukunft in Verbindung steht. Indem wir uns in der

Meditation auf dieses Feld konzentrieren, finden wir Zugang zu unserem wahren Potenzial mit all seiner inspirierenden und innovativen Kraft. Unser Zentralnervensystem ist wie eine gigantische energetische Bibliothek, in der alles hinterlegt ist, was sich je in der Entwicklungsgeschichte der Menschheit ereignet hat. Es besitzt viele Ebenen und Schichten, in denen die Geschichte der Menschheit lückenlos gespeichert ist: nicht nur alle Schritte unserer persönlichen Entwicklung, sondern auch jeder einzelne Schritt, den unsere Vorfahren gegangen sind, um uns dorthin zu bringen, wo wir jetzt sind.

Dieses großartige System ist wie eine Art drahtloses Netzwerk. Wenn irgendwo noch Reste eines nicht geheilten Traumas vorhanden sind, setzen sich dessen Spuren im Schatten fest und sind an der Oberfläche für uns nicht erkennbar. Das Trauma bewirkt aber in diesem drahtlosen Netzwerk eine so starke Störung, dass die Verbindung für uns immer dann abreißt, wenn wir an diesem Raum der großen Bibliothek vorbeikommen.

Das ist ganz wichtig für das Verständnis des Nervensystems. Es ermöglicht einen sowohl aufwärts als auch abwärts fließenden Datenstrom und überall da, wo Kommunikationswege gestört oder unterbrochen sind, können stromabwärts gelegene Gewebe nicht ausreichend versorgt werden. Es wird ihnen an Energie und Informationen mangeln, sodass sich die elementaren Ordnungsprinzipien nicht in vollem Umfang verwirklichen können.

Stellen Sie sich vor, alle Zellen des Körpers hätten ein Handy. Bei ausreichender Netzstärke funktionieren die Handys alle, und jede Zelle kann so kommunizieren, wie es für sie nötig ist. Traumazonen jedoch sind wie Funklöcher, in denen viele Zellen ohne Verbindung und dadurch von wichtigen Informationen abgeschnitten bleiben. Das Organisationsprinzip des Gesamtsystems kann seine wechselseitig voneinander abhängigen Teile nicht mehr informieren.

Das gilt für den Einzelnen genauso wie für das Kollektiv – für Zellen, Organismen und Menschen. In vielen Fällen kann ein

Trauma den Datenfluss und die Datenverarbeitung empfindlich stören. Der Mensch ist dann nicht mehr richtig angeschlossen, und darunter leidet auch die Fähigkeit, sich mit anderen zu verbinden.

Die Individuations-Schleife

Eine menschliche Seele wird als reine Energie oder reines Potenzial in die von den Eltern geschaffene Struktur, den Körper, geleitet. Eine gesunde Bindung zwischen Eltern und Kind lässt ein gesundes Bewusstsein entstehen, in dem sich das Kind entfalten und erblühen kann. Bleibt die Elternrolle ohne diesen klaren, bergenden Charakter oder kommt es gar zu Vernachlässigung oder Misshandlung, kann die Entwicklung des Kindes äußerlich wie innerlich schwer gestört werden. Wie wir bereits gesehen haben, können dadurch komplexe Traumata oder Entwicklungstraumata entstehen. Zu einem Trauma kann es auch dann kommen, wenn die Eltern sich nicht in das Kind einzufühlen vermögen und seine Eigenart nicht gelten lassen.

Dem Sein entspringt das Werden und dem Werden der Wille. Bei der Empfängnis ist der Wille als ein feiner Energiefaden zu spüren. Er geht von der Impulskraft der Seele aus und nimmt in dem sich entwickelten Fötus Gestalt an. Der Wille manifestiert sich als schöpferischer Impuls, und das geschieht in Form einer Schleife, als Ensō.

Mit jeder weiteren Schleife kristallisiert Energie zu Struktur. So bilden sich die Verschaltung des Nervensystems, das Rückenmark und die neuronalen Leitbahnen des Gehirns. Die Energie webt die externe Welt ein. Sie ist Nadel und Faden zugleich und mit jeder weiteren Schleife wiederholt sie das fraktale Muster, mit dem die Struktur des Selbst wie ein Bildteppich entsteht. Das ist die energetische Basis dessen, was ich *Individuations-Schleife* nenne.

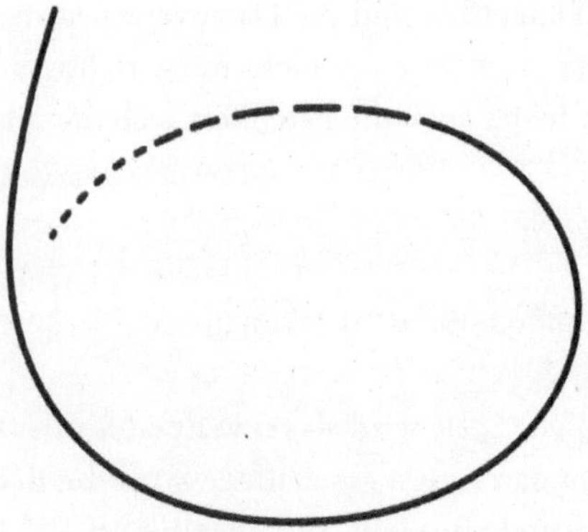

Individuations-Schleife

Jede neue Funktion und jeder Schritt der Entwicklung bahnt sich als energetischer oder elektrischer Impuls an, der sich durch Wiederholung eine Struktur baut und zum Kabel wird, durch das die Energie fließen kann. So wird aus Energie Struktur, und so entwickelt sich die äußere Form, der Körper, ebenso wie das Innere.

Für die psychische Entwicklung des Kindes sind im weiteren Verlauf zwei energetische Impulse wichtig: Neugier und Furcht. Das sind die beiden zentralen Antriebe für psychische Entwicklung. Neugier veranlasst das Kind, seine Umwelt zu erkunden, sich seinem Vermögen entsprechend dieser Umwelt anzunähern und Entdeckungen zu machen. Furcht gibt ihm dabei immer wieder den Impuls, in die Sicherheit der elterlichen Arme zurückzukehren. Die früheste Regung unseres Überlebensinstinkts, die Furcht, drängt uns also in Richtung Verbundenheit, und wenn das Kind in diesem bergenden Schutz Trost und Sicherheit gefunden hat, kann es sich wieder nach außen wenden und seine Neugier befriedigen.

Sind die primären Bezugspersonen nicht da oder nicht in der Lage, dem Kind verlässlich und beständig Sicherheit und Zuspruch zu bieten, bleibt das Kind mit seiner Furcht allein. Für das sich entwickelnde Nervensystem ist das eine viel zu hohe Belastung, da das stetige Wechselspiel zwischen Bezugsperson und Kind entscheidend für die Entwicklung einer gesunden Selbstregulation des Kindes ist.

Es bleibt unser Leben lang so, dass wir uns in Schreckmomenten instinktiv anderen zuwenden, um an deren Gesichtsausdruck abzulesen, ob wirklich Gefahr besteht oder wir uns wieder entspannen können. Denken Sie einmal an Ihren letzten Flug, bei dem Ihre Maschine in starke Turbulenzen geriet und durchsackte. Benachbarte Passagiere, die eben noch ganz mit sich selbst beschäftigt zu sein schienen, werden sich vermutlich umgesehen haben, um schnell einzuschätzen, wie beängstigt die anderen waren. Es wurde nervös gelächelt, und als die Turbulenzen abflauten, haben alle gemeinsam aufgeatmet. Das ist ein Beispiel für Koregulation. Wenn wir als Kind nicht genügend gelungene Koregulation im Zusammensein mit unseren Eltern erlebt haben, kann das allein schon eine Art Entwicklungstrauma sein. Es kann dann auch im Erwachsenenalter zu Phasen der emotionalen Fehlregulation kommen, sodass wir selbst in kleinsten Belastungssituationen unter Stress und erhöhter Reaktionsbereitschaft stehen. Auch bei anderen Arten von Trauma kann das der Fall sein.

Noch einmal: Die primären Antriebe der frühkindlichen inneren Entwicklung sind Neugier und Furcht. Neugier lässt das Baby seine ersten »Schleifen« in der Außenwelt ziehen, um sie zu erkunden, während Furcht es in die Sicherheit der elterlichen Nähe zurückkehren lässt. Immer wenn das Kind in die Sicherheit und Geborgenheit zurückkehren möchte, erzeugt gelungene Koregulation eine Resonanz zwischen dem elterlichen und kindlichen Nervensystem, sodass Furcht und erneuter Entdeckungsimpuls in einem ausgewogenen Verhältnis zueinander stehen. Wiederholt sich das in der frühen Kindheit oft genug, werden im Gehirn und Nervensystem des Kindes die Nervenbahnen für Selbstregulation angelegt, und die brauchen wir alle um zu fähigen und selbstständigen Erwachsenen heranzureifen.

Wenn es in dieser frühen Phase wegen unzureichender Koregulation zwischen Eltern und Kind zu einer laufenden leichten Traumatisierung kommt, kann beim Kind eine grundlegende energetische Kontraktion oder Grundspannung entstehen. Das kann sich energetisch so bemerkbar machen, dass das Kind immer auffallend zurückhaltend bleibt und sich von anderen und überhaupt von seiner Umgebung eher fernhält. Seine Energie hat dann eher etwas Zurückgezogenes, sie ist ohne expansiven freien Fluss. Diese Kontraktion besteht darin, dass sich das Kind furchtsam zurückhält (also den ganzen Körper als Reaktion auf Furcht anspannt), weil es im Zusammenleben mit den Eltern keine Gelegenheit zum Aufbau einer gesunden Selbstregulation bekam. Entwickelt sich diese furchtbasierte Anspannung zu einem Muster, ist das Kind nicht in der Lage, sich in der Welt geborgen und sicher zu fühlen. Es kann sich nicht im eigenen Körper erden und fühlt sich wie von ihm abgekoppelt.

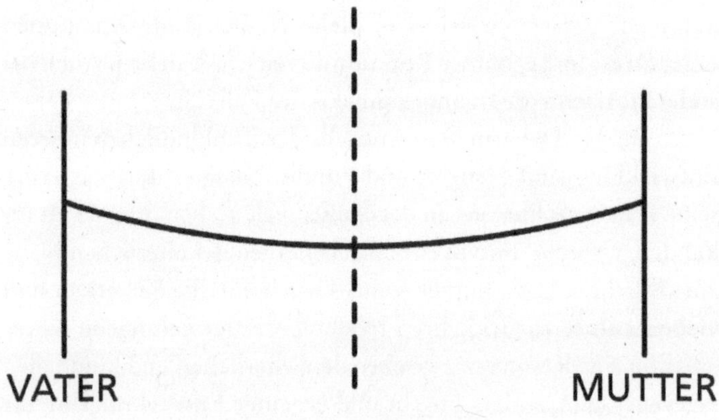

Sichere Bindung zwischen Kind und Eltern

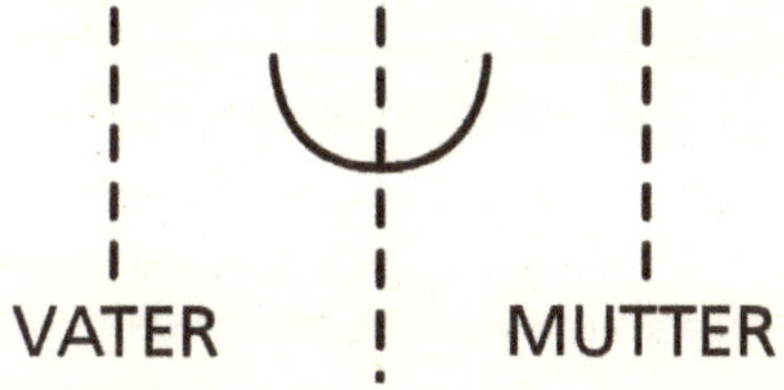

Unsichere Bindung und furchtsame Zurückhaltung

Solche frühen Traumata hemmen im Allgemeinen die Entwicklung und können sich im weiteren Verlauf als Fixierungen bemerkbar machen, etwa als Neigung zu Süchten oder Zwangsverhalten. Aber im Grunde handelt es sich dabei um eine sinnvolle Anpassungsleistung, denn die angespannte Zurückhaltung, eigentlich ein Selbst-Halten, ersetzt ja das fehlende Gehaltenwerden durch die Eltern. Diese beengende Anspannung schadet auf Dauer gewiss der kindlichen Entwicklung, aber das Nervensystem setzt hier eine Art Lautstärkeregler ein, der die Übererregung und traumabedingte Angst so dämpft, dass eine gewisse Kontinuität gewahrt werden kann und das Leben weiter seinen Lauf nimmt. So überlebt das Kind Trauma und Angst.

Sobald das Kind stark genug ist und die erste Stufe der inneren Struktur durch die Wiederholung der Individuations-Schleife aufgebaut wurde, kann es »Nein!« sagen. In diesem Stadium ist die Neugier stärker als die Angst, und es besteht eine deutliche Neigung, Widerstand zu leisten. Dazu muss die in der frühen Entwicklung aufgebaute Struktur stark genug sein, um das Kind tragen zu können, wie man ja auch festen Boden unter den Füßen braucht, um springen zu können. Eine Zeit lang spielen kleine Kinder das Widerstandsspiel und sagen zu allem nein, um sich ihrer Kraft zu vergewissern, der Tragfähigkeit der Struktur, die durch ihre Entwicklung entstanden ist. Dieses Muster, von der Abhängigkeit zur Unabhängigkeit zur wechselseitigen Abhängigkeit, wiederholt sich während der gesamten Entwicklung in allen Lebensbereichen.

Bei einem frühen Entwicklungstrauma, zum Beispiel durch Misshandlung oder Vernachlässigung, kann eine Fixierung auf die Widerstandshaltung entstehen, von der auch noch die Beziehungen im Erwachsenenalter geprägt sein können. Der traumatisierte Mensch wird dann vielleicht auch in einer Liebesbeziehung noch zu einer unbewussten Vermeidungshaltung neigen oder emotionale Distanz schaffen – und möglicherweise versuchen, das als Freiheitsstreben oder Stärke zu deklarieren.

In einer gesunden Eltern-Kind-Beziehung dagegen fühlen sich Kinder eher verbunden und erleben ja und nein als gleichwertig: »Ich fühle mich eingebunden und kann zwischen ja und nein frei entscheiden.« Damit ist eine neue Stufe in der Entwicklungsschleife erreicht.

Raum-Zeit-Rhythmus

Jede weitere Phase der Individuation findet gleichsam auf einer neuen Bodenschicht statt, auf der wir einen sicheren Stand haben und neue Bewusstseinsstrukturen ausbilden können.

Im Laufe unseres Wachstums entsteht ein Gefühl von Raum, Zeit und Rhythmus (R-Z-R). Jedes Mal, wenn wir von unserer Mutter wegkrabbeln, erfassen wir die Umgebung besser, und die räumliche Orientierung nimmt zu. Nach und nach entwickelt sich dabei auch parallel zu unseren Gefühlen und Gedanken ein Sinn für Zeit und Dauer. Immer wenn wir von Neugier und Freiheitsdrang geleitet losziehen und dann wieder in die Sicherheit der mütterlichen Arme zurückkehren, sobald uns irgendetwas ängstigt oder unsicher macht, folgen wir den rhythmischen Schleifen des Lebens: Nach außen in Richtung Autonomie, nach innen in Richtung Verbundenheit. Zeit, Raum und Rhythmus sind die Grundbausteine der Wahrnehmung, die uns eine Ausrichtung auf die Welt, auf uns selbst und auf andere Menschen erlauben.

Im 1. Kapitel haben wir dieses Wahrnehmungsfeld mit einer Leinwand verglichen, auf die ein Film projiziert wird. Das Gehirn ist der Projektor, der die hereinströmenden Wahrnehmungen – Gedanken, Gefühle und Empfindungen von innen und dazu alle möglichen Impulse von außen – fließend zu einem Gesamteindruck zusammenfügt. Bei einem Trauma funktioniert unser Projektor nicht mehr, wie er sollte, er kann die von innen und außen kommenden Eindrücke nicht mehr kontinuierlich zusammenführen und stimmig abbilden. Die Synchronisierung (Zeit und Rhythmus) klappt nicht und die Leinwand (Raum) scheint sich in Falten zu werfen, oder die Filmspule hakt irgendwie und liefert keine fließenden Bilder mehr.

Trauma verzerrt unsere Wahrnehmung, sodass wir die Welt nicht mehr so sehen wie sie ist. Unsere Wahrnehmungsfähigkeit büßt einen Teil ihrer Bandbreite ein, Raum und Zeit erscheinen verbogen und entstellt.

R-Z-R ist die Basis der Realitätswahrnehmung. Erst wenn Raum, Zeit und Rhythmus zusammenstimmen, kommt Fluss ins Leben. »Im Flow sein«, wie man heute gern sagt, bedeutet letztlich, dass diese drei Elemente wirklich im Einklang sind, wie wir es manchmal bei sogenannten Synchronizitäten erleben, oder wenn wir das Gefühl haben, genau zur rechten Zeit am rechten Ort zu sein. Das lässt sich bewusst üben, bis solche Erlebnisse geradezu die Regel werden. Geraten wir jedoch aus dem Tritt und fühlen uns vom Pech verfolgt oder sogar unfallgefährdet, hapert es in dem Moment gewaltig mit der R-Z-R-Abstimmung.

Am stärksten wird diese Abstimmung durch Traumata gestört, aber es kann sein, dass wir die Verzerrung unserer Wahrnehmung nur an ihren Folgeerscheinungen erkennen, vor allem an Irritationen in zwischenmenschlichen Beziehungen.

Ein Kind kann ganz natürlich aufwachsen, wenn für seine körperlichen Bedürfnisse gesorgt ist und es Zuwendung erfährt.

Bei Nöten jedoch, die nicht richtig verarbeitet und integriert werden können – Krankheit, Vernachlässigung oder Trauma –, entsteht ein Bruch im subtilen Feld, der sich als ein Gefühl der Beklemmung und Erstarrung oder als Chaos und Übererregung im Körper manifestiert. Eine genaue energetische Repräsentation des Geschehens verfängt sich in der Individuations-Schleife im Moment des Geschehens an der exakten Körperstelle. Energetisch gesehen heißt dies, dass ein Abdruck des Traumas im subtilen Nervensystem an seiner nichtlokalen »kosmischen Adresse« abgespeichert wird. Was an Energie und Information im Moment der Traumatisierung präsent war, wird im Körper in geronnener Form gespeichert und muss auf seine spätere Bearbeitung warten. Das ist so, weil der Körper alle seine Mittel in dem Moment für das bloße Überleben benötigt. Der Niederschlag des Traumas bleibt aber an der ursprünglichen Stelle im persönlichen Feld bestehen, und diese Stelle bezeichnen wir als seine kosmische Adresse.

Wie bereits dargestellt, ist Evolution und folglich Entwicklung ein Prozess der Differenzierung und Integration. Ein Säugling nimmt die Mutter als Fortsetzung oder Erweiterung seiner selbst wahr, Differenzierung hat noch nicht stattgefunden. Im Kleinkindalter setzt dann ein gesunder Prozess der Ablösung und Individuation ein. Immer deutlicher erfährt das Kind sich und die Mutter als zwei, nicht mehr als eins. Noch später, in der Zeit des Heranwachsens und jungen Erwachsenenalters, unterscheidet der junge Mensch immer klarer zwischen seinen eigenen Bedürfnissen und Wünschen und denen der Eltern und fängt an, sich nach einem eigenen Leben außerhalb des Elternhauses zu sehnen. Das kann bei Kindern traumatisierter Eltern ganz anders ablaufen oder sich verzögern. Vielleicht ist die Mutter nicht in der Lage, die gesunde Ablösung ihres Kindes zuzulassen, und boykottiert die frühen Anzeichen der Individuation. Vielleicht ist die Mutter übertrieben ängstlich und kann ihr Kind nicht einfach loskrabbeln und seine Welt erkunden lassen. Da kommt es dann zu Enttäuschung, Stagnation und Entfremdung. Oder sie beachtet das Bedürfnis des Kindes nach Nähe und Koregulation nicht und überlässt es dadurch seiner Verunsicherung und Angst. Wiederholt sich das in der Anfangszeit zu häufig, kann es den natürlichen Differenzierungsprozess behindern.

Wird dem Kind dagegen ein bergendes Umfeld geboten, entsteht zwischen ihm und der Mutter ein Resonanzfeld, ein subtiles Feld von Ruf und Antwort. Man kann es sich wie den Signalaustausch zwischen Funkgeräten vorstellen: Ein *Ping* wird gesendet und löst ein korrespondierendes *Pong* aus. Es ist wie eine für andere unhörbare Musik, die ständig zwischen Mutter und Kind spielt. Diese energetischen Impulse oder Wellen erzeugen ein mehr oder weniger kohärentes Feld, und vom Grad dieser Kohärenz hängt es ab, wie die Nervenverbindungen im Gehirn des Kindes angelegt werden. Können Mutter oder Vater nicht genügend Resonanz aufbauen, weil sie selbst traumatisiert sind, ist das Feld für das Kind nicht kohärent genug. Schlimmstenfalls kann sogar ein Traumafeld entstehen. Die Signale der Mutter sind dann kein subtiles Ping mehr, sondern ein unverständliches Scheppern, fern, wie in Watte gepackt. Es kommt dann zu keinem gesunden Wechselspiel von Ruf und Antwort, es entsteht keine Musik. Wo das gesund aufwachsende Kind Verbundenheit und Zugehörigkeit erlebt, fühlt sich das traumatisierte Kind abgespalten und entfremdet. Seine emotionalen Bedürfnisse bleiben unbefriedigt, und die Gefühlsregungen seiner primären Bezugsperson haben etwas Verwirrendes und Erschreckendes – oder es gibt keine. Es kann weder in sein eigenes Leben noch in seine Welt hineinwachsen, es erlebt eine wirre Zusammenhanglosigkeit oder Abstumpfung.

Ein Traumafeld kann bei einem Kind in diesem frühen Entwicklungsstadium die adäquate Verbindung von Innen- und Außenwelt verhindern, was im Gehirn und Nervensystem seinen Niederschlag findet, aber auch das Ich-Gefühl und Bewusstsein des Kindes prägt. Die Individuations-Schleife wird behindert, wodurch es zu Blockaden, Unterbrechungen und sogar Defekten kommen kann. Wo das der Fall ist, bleibt nicht genügend Raum oder Energie für die nächste Schleife, was bedeuten kann, dass Nervenbahnen im Gehirn nicht richtig angelegt werden und die inneren Verarbeitungsprozesse nicht ausreifen, etwa die in einem bestimmten Alter einsetzende Fähigkeit, sich in die visuelle Perspektive eines anderen Menschen hineinzudenken.

Die Energie eines Säuglings ist innig mit dem Körper seiner primären Bezugsperson verbunden. Beider Nervensysteme sind genau aufeinander abgestimmt, und wenn die Mutter ihrem Kind mit einem strahlenden Lächeln und gurrend ins Gesicht blickt, kommt es zu einer Feinabstimmung, die Mutter und Kind sehr innig miteinander verbindet. In diesen zugewandten, liebevollen Blick hinein weitet und vertieft sich der innere Raum des Kindes, sodass dort jetzt neue Strukturen entstehen können. Für ein Kind ist diese primäre Bezugsperson wie der Polarstern: Etwas, das mit absoluter Zuverlässigkeit Orientierung bietet.

Ist diese Bezugsperson jedoch selbst traumatisiert und dadurch übererregt oder kaum ansprechbar, kann sie dem Kind weder Anker noch Leuchtturm sein. Das Kind hat dann einfach keine Orientierung und fühlt sich bisweilen wie ein allein im All treibender Astronaut. Später fühlt es sich dann in einen Körper eingesperrt, der keinen Zugang mehr zu seinen eigenen Gefühlen hat und das traumatische Erbe einfach neu inszeniert – entweder übererregt und emotional derangiert oder erstarrt und wie betäubt. Wenn wir später dem Erwachsenen begegnen, wird er uns wahrscheinlich irgendwie verwirrt und entwurzelt vorkommen, als jemand der irgendwie nicht auf die von seinen eigenen kreativen Anlagen ausgehenden Impulse eingehen kann und deshalb nicht am kollektiven Abenteuer der Schaffung einer neuen Welt teilnimmt. Diese Impulse gehen zwar weiterhin als *Ping* von seiner Seele aus, sind aber ebenfalls wie in Watte gepackt.

Bei gesundem Verlauf der Individuations-Schleife entstehen Klarheit und Frische, eine Art akustischer Raum für die Musik

zwischen Mutter und Kind und dann auch für die Sinfonie, die zwischen dem Kind und der Welt erklingt.
Ein Entwicklungstrauma kann das alles stark behindern. Es bildet eine Art Isolationsschicht und überschreibt das sich entwickelnde Leben mit Angst und Anspannung, wo eigentlich Liebe und Freiheit, Werden und Zugehörigkeit, Eigenständigkeit und Nähe herrschen sollten – und das kann sich über Generationen hinziehen. Doch selbst die dickste Wattepackung kann Klarheit und Schärfe nicht endlos unterbinden. Auch die finsterste, furchtbarste Angst, Anspannung und Isolation können aufgelöst werden, selbst wenn sie wie Ziegelsteine einzementiert erscheinen. Vererbte und kollektive Traumata können geheilt und integriert werden. All das und mehr gilt es jetzt zu betrachten.

Beziehungs-Intelligenz

Trauma entzweit Beziehungen. Auf persönlicher Ebene unterbindet ein Trauma die Beziehung zum eigenen Ich und sabotiert die Beziehung zu anderen. Auf der kollektiven Ebene ist traumatische Beziehungslosigkeit als gesellschaftliches und ganze Generationen erfassendes Phänomen zu erkennen – als Rückkopplungsschleife.
Stellen Sie sich zwei auf parallelen Gleisen in die gleiche Richtung fahrende Züge vor. Wir befinden uns in einer noch etwas gemütlicheren Zeit, in der sich Zugfenster öffnen ließen. In beiden Zügen stehen Reisende an den Fenstern und versuchen sich etwas zuzurufen. Dummerweise fahren die Züge nicht gleich schnell und sind auch noch sehr laut, und der Dampf und Rauch erleichtert die Kommunikation auch nicht gerade. Nur kurz fahren die beiden Züge einmal gleich schnell, sodass sich die Leute wenigstens einigermaßen klar sehen können, aber von dem, was gerufen wird, verstehen sie trotzdem nicht viel. Bei aller Situationskomik steht diese Szene doch sinnbildlich dafür, wie wenig

Verbundenheit und Kommunikation es in einer Welt gibt, in der Trauma und Beziehungslosigkeit einfach ihren Lauf nehmen und weder verarbeitet noch integriert werden.
Bei zwei gleich schnell und leise fahrenden Zügen sähe das ganz anders aus. Die Leute könnten am offenen Fenster miteinander plaudern und vielleicht sogar Tee trinken. Für Verbundenheit, Verständigung und tatsächliche Kommunikation müssen Abstimmung und Präsenz gegeben sein, von Zug zu Zug, von Mensch zu Mensch.
Wenn Sie Angehörige, Freunde, Kollegen oder auch fremde Menschen betrachten, bekommen Sie vielleicht mit, wie jeder sich in seiner Energie eingerichtet hat. Wirken sie verbunden und geerdet? Bemerken Sie etwas wie eine energetisch solide Basis bei ihnen? Und wie ist es bei Menschen, die irgendwie entgleist wirken oder einen Schatten mit sich herumtragen? Wenn wir aufmerksam hinschauen, wird uns auffallen, dass die meisten Menschen nicht wirklich sicheren Boden unter den Füßen haben. Dem offenen Blick bleiben gewisse Prägungen der inneren Architektur eines Menschen nicht verborgen: Was fühlt sich da eher zusammengezogen oder aufgerichtet an, was eher lebendig oder erstarrt? Wenn wir Bodenkontakt haben und mit dem ganzen Körper wahrnehmen, können wir in einzelne Menschen, in Gruppen und Gemeinschaften, vielleicht auch in viel größere Kollektive so hineinspüren, dass wir erkennen, wo sie von ihrem eigenen Körper und von ihren Gefühlen und von ihrer Umgebung abgetrennt sind.
Es ist wichtig, Art und Ausmaß der Entkörperung bei uns selbst und in der Gesellschaft zu bemerken, denn sie zeigt eine traumabedingte Beziehungslosigkeit auf, die zunächst unmittelbare, in der Folge aber auch systemische Auswirkungen hat. Auch die Klimakrise ist die fatale Auswirkung eines kollektiven Traumas: Wir haben zur Natur selbst keine Beziehung mehr.
Wenn ich als Kind von meinen primären Bezugspersonen geschlagen und in Angst und Schrecken versetzt worden bin,

werde ich versucht haben, mich durch Rückzug in mich selbst zu schützen, ich bin distanziert, ausweichend und verschlossen geworden. Vielleicht habe ich mir überhaupt versagt, die Stimme zu erheben oder meine Bedürfnisse zu äußern, und diese Rückzugshaltung wird mir schließlich zur Gewohnheit. Wenn ich dann als Erwachsener in Konfliktsituationen gerate, greife ich wohl instinktiv und unbewusst auf diese Überlebensstrategie zurück, nur dass mein Rückzug eigentlich nicht jetzt stattfindet, sondern in der Vergangenheit. Ich falle in die Entkörperung zurück, zu der es mit drei Jahren bei mir kam – ich habe sie nur unverarbeitet und ungeprüft fortgeführt.

Das lebt vielleicht über Jahre unbemerkt in mir weiter, aber irgendwann wird diese Kontraktionsbereitschaft doch wieder getriggert. Es kann eine Kleinigkeit sein, jedenfalls schnürt es mir jetzt die Kehle zu oder liegt mir wie ein Stein im Magen. Mir stockt das Herz. Aber diese Reaktion bezieht sich eigentlich nicht auf die Erfahrung des Augenblicks, sondern auf quälende Erlebnisse aus einer fernen Vergangenheit.

Vielleicht sollten wir uns an dieser Stelle auf van der Kolks kluge Worte besinnen, dass Trauma nicht das ist, was uns passiert ist; Trauma ist eine Substanz, die in uns zurückbleibt.

Kein Zweifel, die Überlebensreaktion eines dreijährigen misshandelten Kindes zeugt von der Intelligenz des Nervensystems und von der Zähigkeit und Findigkeit des menschlichen Willens. Lassen wir jedoch der Gewohnheit der Kontraktion, des Rückzugs und der Entfremdung von unserem Körper auch im Erwachsenenalter ihren Lauf, verliert sie ihre Nützlichkeit und dient nicht mehr dem Überleben. Zum Glück können wir unsere Verkörperung, Präsenz und Beziehungsfähigkeit wiederherstellen. Selbst wenn man mit seinem Leid alt geworden ist, bleibt Heilung weiterhin möglich.

Mit einem gesunden Nervensystem können wir uns auf andere so einstimmen, dass ein gemeinsamer Erfahrungsraum entsteht. Wo das gelingt, sind wir fähig und bereit, die Energien, Gedanken und Gefühle eines anderen so in uns aufzunehmen, dass er oder sie sich von uns *gefühlt* fühlt.

Sich aufeinander einstimmen verlangt Übung. Um mich auf andere einstimmen zu können, muss ich mein Nervensystem empfänglicher für Energien machen. Darüber hinaus muss ich mich darin üben, bewusst in meinem inneren Raum zu ruhen. Es ist nämlich so, dass ich diese Ruhe im Raum des gegenwärtigen Augenblicks nicht finde, solange mein Nervensystem mit der Verdauung meiner Vergangenheit beschäftigt ist. Ich kann dir beim Abendessen nicht richtig zuhören, wenn ich noch mit dem beschäftigt bin, was beim Mittagessen los war.

Zuhören und Einstimmen sind nicht das Gleiche. Vielleicht bekomme ich mit und nehme auch richtig auf, was du mir mitteilst, aber wenn ich mich in diesem Raum nicht sicher bewege und entsprechende Bewusstseinsstrukturen aufgebaut habe, wie sie etwa für Einfühlungsvermögen erforderlich sind, erfasse ich vielleicht doch nicht das Ganze dessen, was du mitteilen möchtest. Dazu muss mein Nervensystem frei sein. Je mehr Vergangenheit ich in die Gegenwart mitbringe, desto weniger bin ich in der Lage, mich einzustimmen, und desto eher projiziere ich meine eigenen inneren Verhältnisse auf dich. Das ist zumindest teilweise eine Frage der Kapazität; mein Nervensystem ist jetzt nicht voll verfügbar, und so entgeht mir ein Teil dessen, was du mitteilst und überträgst.

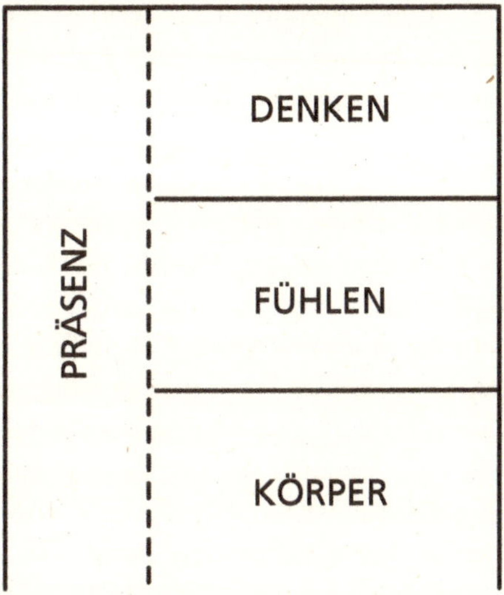

Dreifach-Synchronisation: Dazu kommt es, wenn wir Denken, Fühlen und den Körper im Zustand der Präsenz bewusst kohärent werden lassen.

Innere Hygiene

Einstimmung ist nur möglich, wenn wir uns Zeit zum Verdauen unserer Erlebnisse nehmen. Wir verarbeiten alles Geschehene, um für das Gegenwärtige zur Verfügung zu stehen. Dazu kommt es auf eine regelmäßige innere Hygiene an, indem wir uns Zeit für Kontemplation nehmen, einen Spaziergang machen oder uns einfach hinsetzen, um unsere Erlebnisse und unseren Stress zu verarbeiten. Das kann man sich als eine Art Filterung des Nervensystems und seiner subtilen Beziehungs-Energiefelder vorstellen. In einer Liebesbeziehung kann daraus eine gemeinsame Praxis der inneren Hygiene werden, innerhalb der wir uns um den Beziehungsraum als solchen kümmern.

Diese Filterung ist für Therapeuten und Prozessbegleiter bei großen Gruppen besonders wichtig und für die Einstimmung auf ein kollektives Feld unerlässlich. Wer zum Zweck der Aufarbeitung kollektiver Traumata mit großen Gruppen arbeitet, muss sich auf Dinge einstimmen können, die eine ganze Kultur oder auch die Vorfahren betreffen. Dergleichen Dinge hängen wie ein Gespenst im Raum, unsichtbar und doch überdeutlich zu spüren. Um hier Kontakt aufzunehmen, muss der Begleiter/die Begleiterin wirklich zur Verfügung stehen, völlig präsent sein und sich einstimmen können. Man muss dabei den Grad seiner inneren Präsenz beständig einschätzen und jeden Augenblick spüren können, ob das Nervensystem wirklich weit offen und auf Ganzkörperwahrnehmung eingestellt ist. Dann ist man fähig, sich auf einen anderen Menschen, auf die ganze Gruppe und auf die kollektive Vergangenheit einzustimmen. Ist ein Prozessbegleiter jedoch mit der eigenen unverarbeiteten Vergangenheit beschäftigt, sei es auch nur ganz am Rande, fällt er oder sie aus der Abstimmung heraus, und dann ist nur noch eine Teilwahrnehmung des gegenwärtigen Augenblicks möglich.

Intersubjektive Wahrnehmung und Koregulation

Die Energie eines Säuglings ist auf der feinstofflichen Ebene auf die seiner Mutter abgestimmt und darin verankert. Sein zartes, noch nicht voll entwickeltes Nervensystem bildet sich dem hochdifferenzierten, intelligenten Nervensystem der Mutter nach. Es ist buchstäblich an die Mutter angeschlossen. Hier haben wir die Software und Hardware der Verbundenheit zwischen Menschen: Motherboard, Daten und Code. Diese Verbundenheit gibt es nicht nur zwischen Mutter und Kind. Wie ein IT-Techniker sich mit Ihrer Erlaubnis von seinem Computer aus Zugang zum Desktop Ihres Computers verschaffen kann und alles einzusehen vermag, was Sie selbst sehen, so verwendet auch Ihr Nervensystem seine subtilen Kräfte der Koregulation. Dieses mehrdimensionale gegenseitige Sehen und In-Beziehung-Treten wird möglich, wenn Sie bewusst die Einstimmung anstreben und aktiv den Umgang mit diesem persönlichen und intersubjektiven Raum üben. Mit dem, was Sie sich da an Kompetenz aneignen, können Sie lernen, die subtilen Energien Ihres Nervensystems wie ein Instrument zu spielen und von da aus so etwas wie eine Sinfonie entstehen zu lassen, die im Feld zwischen Ihnen und anderen erklingt. Dann können wir sogar mit den in unserem eigenen Nervensystem vorhandenen Mitteln zur Entspannung und Stressregulierung einen anderen Menschen energetisch so unterstützen, dass er oder sie es ebenfalls vermag. Stellen Sie es sich ungefähr so vor, wie wenn man einem Kind begegnet, das aufgeregt und mit lauter Stimme von etwas berichtet, die Worte überstürzen sich nur so. Wenn wir jetzt ganz ruhig und langsam sprechen, springt das oft auf das Kind über, sodass es sich beruhigt. Hier kommt es zu einer unbewussten Spiegelung, einem Beispiel für Koregulation.

WAS EINSTIMMUNG FÜR DEN FRIEDEN LEISTET

JULIES INTERVIEW MIT DR. SCILLA ELWORTHY

Die 1943 in Schottland geborene Scilla Elworthy war gerade einmal elf Jahre alt, als ihre vier älteren Brüder ihr das Schießen mit einer Schrotflinte beibrachten. Da sie sich selbst für »wahnsinnig clever« hielt, wagte sie sich alleine in den Wald und tat etwas, wovon sie wusste, dass es tabu war. Sie legte an, zielte hoch oben in einem Baum auf ein Vogelnest und drückte ab.

»Es regnete Eierschalensplitter, Kükenembryos und Federn der Mutter auf mich herunter«, erzählt sie. Schockiert über dieses Zeugnis ihrer Gewalttat brachte sie die Flinte nach Hause, um sie nie wieder anzurühren.

Elworthy wurde in späteren Jahren eine leidenschaftliche Friedensaktivistin, die als Beraterin bei internationalen Konfliktlösungsbemühungen bekannt wurde und etliche Nichtregierungsorganisationen und Friedensinitiativen ins Leben rief. Dreimal wurde sie für den Friedensnobelpreis nominiert. Über die schreckliche Fehlentscheidung damals im Wald sagt sie heute, es sei der erste Schritt zu dem gewesen, was sie heute als ihr Lebenswerk sieht.

Zum zweiten Schritt kam es im Herbst des Jahres, in dem sie dreizehn wurde. Sie verfolgte am Fernseher in einem Schwarzweiß-Bericht über den ungarischen Volksaufstand 1956, wie die Menschen in einer von Studenten ausgehenden Bewegung auf die Straße gingen und gegen die Regierung und die sowjetische Besatzungsmacht protestierten. Fassungslos sah sie zu, wie der Aufstand gewaltsam niedergeschlagen wurde und viele Menschen dabei ums Leben kamen.

Zutiefst verstört und erzürnt packte sie ihren Koffer. »Ich fahre nach Budapest«, sagte sie zu ihrer Mutter. Die Antwort lautete: »Du bist noch viel zu jung, um da irgendetwas auszurichten. Pack den Koffer wieder aus, und ich verspreche dir, dass du alles lernen wirst, was dazu nötig ist.« Ihre Mutter hielt Wort.

»Mit sechzehn ließ sie mich an einem Ferienlager für Auschwitzüberlebende teilnehmen. Ich hörte mir Stunde für Stunde ihre Geschichten an.« Danach nahm sie ein Studium am Trinity College in Dublin auf, wo sie sich insbesondere mit den Nöten von Flüchtlingen auseinandersetzte. Anschließend arbeitete sie nach dem Ende des algerischen Unabhängigkeitskriegs in Flüchtlingslagern in Algerien und Frankreich. Von Bordeaux aus brach sie mit einem Frachtschiff zu einer Reise entlang der Westküste Afrikas auf und landete schließlich in der Republik Kongo (heute Demokratische Republik Kongo). Das geplagte Land befand sich damals mitten in einer Serie von Bürgerkriegen, die heute summarisch als Kongo-Krise bezeichnet werden.

Im Alter von einundzwanzig Jahren hatte Elworthy mit vietnamesischen Flüchtlingen, in einem algerischen Kriegswaisenhaus und schließlich im Kongo in einem Gebiet aktiver kriegerischer Auseinandersetzungen gearbeitet. »Da hatte ich wirklich schon eine Menge Gewalt erlebt und das von dieser Gewalt hinterlassene menschliche Trümmerfeld gesehen.« Doch all das schreckte sie nicht ab, sondern trieb sie an, sich erst recht für die Opfer einzusetzen. Sie beschreibt die Erlebnisse als »das Feuer, das meine Seele entfacht hat«.

1974 wurde ihre Tochter geboren, und ein Inferno ganz anderer Art kam auf die junge Mutter zu: Sie zog sich eine virale Enzephalitis zu. Zwei Wochen lag sie im Koma. Die Krankheit war damals in diesem Teil Afrikas eine häufige Todesursache. Sie überlebte zwar, aber es dauerte sechs Jahre, bis die Krankheit völlig ausgeheilt war. In dieser stillen Zeit der langsamen Genesung von einem medizinischen Trauma drängten sich immer wieder zwei Fragen in den Vordergrund ihres Bewusstseins, nämlich »Wer bin ich?« und »Wozu bin ich hier?« 1982 hatte sie ihre Antwort offenbar gefunden: Sie sah sich als Friedensaktivistin und wandte jetzt ihre gesamte Aufmerksamkeit dem Problem der Kernwaffen zu.

»Ganz besonders wütend war ich über die Tatsache, dass Entscheidungen über Atomwaffen ohne Parlamentsdebatten getroffen wurden«, erzählt sie. »Das Parlament wurde lediglich informiert, wenn schon alles in trockenen Tüchern war. Ich sah das als einen schlimmen Verrat an der Demokratie, schon allein deshalb, weil sich in Großbritannien sicher viele dagegen ausgesprochen hätten, wenn sie überhaupt eine Stimme gehabt hätten.« Sie ging mit ihren Gefühlen auf die Straße und nahm an Protestmärschen und Demonstrationen teil.

Im März 1982 war sie mit ihrer Tochter beim ersten Greenham Common Women's Peace Camp in Berkshire dabei, wo die Teilnehmerinnen Hand in Hand eine Menschenkette um die amerikanische Luftwaffenbasis bildeten. »Wir waren zu Hunderten da!«, erzählt sie. »Dreizehn Kilometer Menschenkette!«

Nicht lange danach übersiedelte sie nach New York und begann für die vereinten Nationen zu arbeiten.

»Ich arbeitete für die UN, als eine riesige Konferenz zur nuklearen Abrüstung einberufen wurde. Aber nach sechs Wochen lagen immer noch keine Beschlüsse vor, keinerlei Ergebnis. Ich war am Boden zerstört. Ich weiß noch, wie ich in der Tram auf dem Broadway an meiner Halteschlaufe hing und dachte: ›Du redest mit den falschen Leuten, Scilla. Die Vereinten Nationen können dieses Problem nicht lösen. Du musst die eigentlichen Entscheidungsträger finden.‹«

Und das waren, wie sie herausfand, die Leute, die nukleare Sprengköpfe, Marschflugkörper, Kampfflugzeuge und die dafür notwendige Technik entwerfen, herstellen und verkaufen. Es war kurz gesagt die Waffenindustrie. Von zentraler Bedeutung sind hier auch ranghohe Geheimdienstoffiziere, die von der Notwendigkeit der Kernwaffen überzeugt sind, dann auch die Staatsbediensteten, die die Schecks für die Beschaffung der Waffen unterzeichneten, und schließlich auch die Politiker.

»Ich flog nach Hause und gründete zusammen mit ein paar anderen am Küchentisch die Oxford Research Group (ORG). Zu der Zeit hatte noch keiner von uns viel Ahnung, wie das System funktionierte, aber vier Jahre später veröffentlichten wir unser erstes Buch.« Dieses Buch mit seinen vielen Diagrammen, *How Nuclear Weapons Decisions Are Made*, erschien 1988 und war das erste von vielen weiteren Büchern, an denen Scilla Elworthy als Autorin oder Herausgeberin beteiligt war.

Ihre wichtigste Erkenntnis lag darin, dass Protest nicht ausreicht. »Du musst die wahren Entscheidungsträger ausfindig machen und direkt mit ihnen reden. Das ORG-Team tat etwas, was es so noch nicht gegeben hatte: Sie sprachen die nuklearen Entscheidungsträger der Welt an und luden sie ohne große Publicity zu direkten Gesprächen miteinander, aber auch mit ihren Kritikern ein, also mit denen, die in der Nuklearwaffendebatte auf der Gegenseite standen.

Völlig entgeistert stellte sie fest, dass diese Leute einander noch nie begegnet waren, und die Vertreter der Waffenindustrie lehnten ihre Beteiligung zunächst einmal ab. »Wir mussten ihnen glaubhaft versichern, dass es keine Presse, keine Medien, keine Kommuniqués geben würde«, erzählt Elworthy. Es dauerte seine Zeit, aber da sie im Rahmen ihrer Doktorarbeit schon viele der zentralen Player interviewt hatte, stimmten die Leute schließlich zu. »Es wurde ihnen klar, dass wir nicht gegen sie waren, dass wir nur verstehen und einen offenen Dialog in Gang bringen wollten.«

So gelang es der Oxford-Research-Group schließlich, das allererste Treffen zwischen Vertretern der Kernwaffenindustrie und ihren Kritikern zu initiieren. Es geschah dann auch etwas ganz Unglaubliches.

Die ORG war von Anfang an von den Wertvorstellungen der Quäker geprägt gewesen, und Elworthy selbst hatte nach eigenem Bekunden sehr von der Meditationspraxis der Quäker profitiert. »Der Wert des Ruhigwerdens von Körper und Psyche blieb mir nicht verborgen«, sagt sie, und das führte sie zu dem Entschluss, zum ersten entscheidenden Treffen ganz in der Nähe von Oxford fünf erfahrene Meditierende einzuladen, die während dieser Zeit in der Bibliothek direkt unter dem Versammlungsraum meditieren sollten.

»Die älteren Herrschaften waren bereit, während der zweieinhalbtägigen Dauer des Treffens da unten zu meditieren. Niemand wusste natürlich, was sich daraus ergeben würde, aber am zweiten Tag trat während der Mittagspause der Vertreter des US-Außenministeriums an mich heran und sagte: ›Also, ich muss schon sagen, dass das hier ein ganz besonderer Raum ist.‹ Ich erwiderte: ›Ja, stimmt, er ist 1360 entstanden.‹ ›Nein‹, sagte er, ›ich meine wirklich ganz besonders – irgendetwas kommt hier von unten durch die Dielen rauf.‹«

Und so war es ja auch.

Elworthy erklärte ihm, dass da unten meditiert wurde, um zu erreichen, dass die Konferenzteilnehmer einander als Menschen wahrnahmen und menschlich miteinander umgingen. »Er sah mich an wie eine Verrückte«, erzählt sie lachend. Sie sagte ihm, er solle ruhig einmal mit den Leuten sprechen, die jetzt das Mittagessen auftragen würden. Sie seien es nämlich, die unten die ganze Zeit meditierten und das Ganze unauffällig unterstützten.

Dann verschwand der Mann. Als sie ihm später wieder begegnete, warf er ihr einen vielsagenden Blick zu. Und damit konnte die Arbeit ohne Weiteres ihren Lauf nehmen.

Es waren bei dieser Aussprache fast nur Männer zugegen, aber sie repräsentierten alle beteiligten Gruppierungen: hohe Militärs und Delegierte aus Russland, den Vereinigten Staaten und Großbritannien, Wissenschaftler aus Los Alamos, Waffenlieferanten und Kernwaffenexperten, Akademiker, Greenpeace-Aktivisten und Quäker-Spezialisten für Friedenskonsolidierung. Im Laufe der Gespräche geschah etwas ganz

Eigenartiges. Sie fingen an, sich als Menschen wahrzunehmen und Persönliches zu erzählen. »Sie zeigten sich schließlich sogar gegenseitig Fotos ihrer Angehörigen und sprachen Einladungen aus für den Fall, dass man sich mal zufällig in der Nähe aufhielt. Solche und ähnliche Dinge. Es war einfach großartig, so etwas gab es zu der Zeit eigentlich überhaupt nicht.«

Elworthy und die ORG hatten etwas ganz Einfaches und doch tiefgreifend Wirksames gemacht. Sie hatten den Anwesenden vermittelt, dass sie statt auf Konfrontation auf Verbindung setzen konnten, ohne die kein Frieden denkbar ist. »Wir haben für die Teilnehmer ein sicheres Umfeld geschaffen, in dem sie ihre Krawatte lockern und ihr Jackett ablegen konnten, um sich endlich einmal wirklich wahrzunehmen.«

Weiter erzählt Elworthy : »Wir haben sieben Delegationen nach China gebracht, was damals geradezu unglaublich war. Wir haben Indien und Pakistan zusammengebracht, als sie dabei waren, Kernwaffen zu testen.« Und dieses preisgekrönte Modell erweist sich weiterhin als funktionsfähig.

Nach einundzwanzig Jahren übergab Scilla Elworthy die ORG an Leute mit der nötigen Leidenschaft und dem nötigen Können und befasst sich seither mehr mit der Entwicklung an der Basis. »Ich hatte so eine vage Ahnung, dass es auf lokaler Ebene Leute gab, die bei Konflikten, *heißen* Konflikten, dafür sorgten, dass die Leute sich nicht gegenseitig umbrachten.«

Ein Wissenschaftler wurde für ein Jahr auf dieses Forschungsgebiet angesetzt und stieß dabei auf dreihundertfünfzig Graswurzel-Friedensinitiativen auf der ganzen Welt. »Sie waren allesamt vertrauenswürdig und reproduzierbar«, sagt Elworthy. »Sie bewirken etwas.« Aufgrund dieser Befunde gründete sie zusammen mit Carolyn Hayman (Trägerin des Order of the British Empire) die Non-Profit-Organisation

Peace Direct. »Peace Direct«, sagt sie, »hat inzwischen 1.700 lokale Friedensinitiativen weltweit ausgemacht, die wir beim Aufbau ihrer Kapazitäten sowie bei der Vermittlung von Konfliktvermeidungstechniken und mit kleineren Geldbeträgen unterstützen.«
Alles, was sie bei all diesen Initiativen gelernt hat, geht inzwischen in die Schaffung weiterer Organisationen ein: Rising Women Rising World, FemmeQ und The Elders. Was die Elfjährige über Gewalt lernte, über die Macht, Leben zu erhalten oder zu zerstören, hat eine geradezu visionäre Kraft bewiesen.

Meditative Stille und Heilung

Bei der formellen Meditation im Sitzen verbinden wir uns tief und direkt mit allem, was gerade unsere Erfahrung ausmacht – damit das bewusst werden kann, worauf wir *keinen* Zugriff mehr haben. Diese Praxis schärft unseren Sinn für Präsenz, öffnet und weitet den inneren Raum und wirkt strukturbildend.
Wenn ich stressfrei und locker bin und meine Umgebung als angenehm empfinde – ich halte mich gerade in einem stillen Garten oder an einem Bachlauf im Wald auf –, kann ich ganz im Einklang mit der Umgebung sein und nehme alles ringsum ruhig und detailgenau wahr. Schließe ich jetzt die Augen und wende mich nach innen, sinke ich in ein Gefühl von tiefer Stille ein, und der innere Raum weitet sich. Ich ruhe darin, ich bin klar und präsent und kann zwischen meiner äußeren und inneren Umwelt hin und her wechseln.
Stecke ich jedoch in unverarbeitetem Stress fest oder berühre ich ein Trauma, leidet meine Fähigkeit, mich selbst, andere und meine Umwelt klar und achtsam wahrzunehmen. Auch wenn ich

diese kontemplative Haltung eingeübt habe, jetzt entzieht sie sich mir, und ich fühle mich irgendwie eingeengt, unfähig, zwischen innerer und äußerer Wahrnehmung zu wechseln. Meine gesamte Energie und Aufmerksamkeit sind durch den Widerstand gegen diesen Stress und die Aufrechterhaltung der damit einhergehenden Körpervorgänge gebunden. Auch wenn der Stress und die unmittelbare Gefahr dann vorbei sind, benötigt mein Körper noch einige Zeit zur Verarbeitung des Adrenalin- und Cortisolschubs, und die innere Phase der Abkühlung und Beruhigung wird wahrscheinlich noch mehr Zeit in Anspruch nehmen, bis ich dann wieder in der Lage bin, mich auf die Welt einzulassen.

Die bewusste Erfahrung von Raum geht uns bei einem Trauma zumindest vorübergehend verloren. Wir identifizieren uns dann ganz mit der inneren Aktivierung und Enge, die jetzt passiert, und dieses weite Ich-Gefühl, dass sich uns durch bewusste Praxis erschlossen hat, ist nicht mehr zugänglich. Eine Zeit lang bleiben wir dann vielleicht in dieser Traumaerfahrung gefangen, uns selbst und unserer göttlichen Quelle entfremdet. Widmen wir uns jedoch in dieser Zeit, in der wir posttraumatische Symptome erleben, aktiv der kontemplativen Praxis, sind wir eher in der Lage, das Erlebte zu verarbeiten und zu integrieren, damit das Trauma heilen kann.

Kontemplative Übungen wie etwa Meditation, Achtsamkeit, Presencing, Yoga oder Gebete der Sammlung sind nützlich, wenn es darum geht, auf die Folgen eines Traumas – beispielsweise Dissoziation, Verdrängung und Abtrennung – aufmerksam zu werden. Ohne eine solche Praxis wird uns die Dissoziation schnell selbstverständlich, und dann schrumpft unser Bewusstsein, und wir drehen uns mit den uralten Stressreaktionen der Übererregung und Abstumpfung im Kreis.

Aber wenn wir uns in bester Absicht auf eine kontemplative Praxis einlassen, um darin höhere Zustände der entrückten Glückseligkeit zu finden, wird sich wahrscheinlich bald herausstellen, dass wir uns damit auf spirituellen Wegen an der eigentlichen

Trauma-Arbeit vorbeizudrücken versuchen. Wahre Heilung setzt voraus, dass wir mehr bei uns selbst bleiben und bereit sind, die tatsächlichen Gefühle zuzulassen, die unsere Erlebnisse hinterlassen. Eine spirituelle Praxis, die nicht dem Ausweichen dient, entwickelt und stärkt unsere inneren Ressourcen, sodass wir am Ende nicht nur irgendwie mit den Traumafolgen zurechtkommen, sondern sie integrieren können, um sie schließlich wirklich zu überwinden. Das wiederum stärkt die Verbundenheit mit unserem höheren Selbst, unserer Seele. Es bildet sich ein Gefühl von Präsenz und innerem Raum, das uns befähigt, alles in uns Vorgehende einfach zu betrachten und unser Leben wirklich zu verdauen.

Das Nachzeit-Prinzip

Immer wenn wir nicht ganz präsent sein können, weil wir noch mit der Verarbeitung beispielsweise eines Streits mit einem uns nahestehenden Menschen beschäftigt sind, entsteht eine Art zeitliche Lücke, in der wir uns nicht in der Gegenwart befinden, sondern Vergangenes durchspielen. Ich nenne sie »Nachzeit«, und gemeint ist damit eine Phase der Nachbereitung von Erlebnissen, die unverarbeitet geblieben sind.
Eine kollektive Traumaerfahrung wie etwa der Holocaust kann über viele Generationen unverarbeitet bleiben. Man kann von so etwas nicht einfach sagen, es liege in der Vergangenheit, denn der Nachklang oder die Nachzeit all dieser Gräuel lastet heute noch schwer auf unserer Welt. In der Nachzeit projizieren wir die Vergangenheit in die Zukunft, sodass unser Morgen nicht in erster Linie von Entwicklung und Erneuerung geprägt ist, sondern vor allem von dem Bemühen, das Geschehene zu verarbeiten und zu integrieren. Authentische, wirklich neue Zukunft ist das Ergebnis einer echten Auseinandersetzung, die etwas Höheres in uns freisetzt.

Es ist, als wären wir auf der Autobahn unterwegs und kämen alle fünf Kilometer an einem Schild vorbei, auf dem »Gestern« steht. Das Leben möchte sich von nicht integrierter Vergangenheit »entschlacken«, die gern in der Gestalt von Körperempfindungen wie Kopfweh, Verdauungsstörungen oder Muskelverspannungen, als unangenehme Gefühle wie Befürchtungen, Sorgen und Ängste und als allzu oft wiederholte Gedanken auftritt, die nicht zum gegenwärtigen Augenblick gehören. In der Vergangenheit verwurzelte Furcht und Unentschlossenheit können sich auf das Handeln in der Gegenwart sehr hinderlich auswirken. Wo das der Fall ist, insbesondere wenn Trauma dabei eine Rolle spielt, leidet unser Gefühl für Raum, Zeit und Rhythmus (R-Z-R), und die Wahrnehmung der äußeren Wirklichkeit ist verzerrt.
Dann schädigt das Trauma nicht nur unsere Beziehungen, sondern auch die Wahrnehmung, sodass uns die Welt als ein Zerrbild erscheint. Das zu wissen ist wichtig, denn wir glauben ja alle gern, wir nähmen die Welt wahr, wie sie ist, während wir in Wirklichkeit nur einen Teil erkennen und den auch nur »wie rätselhafte Umrisse in einem Spiegel« (1. Kor. 13,12). Wenn wir durch die Brille der Vergangenheit blicken, kommt es zwangsläufig zu Konflikten. Wollen wir uns und die Welt klar und deutlich wahrnehmen, müssen wir mit anderen in Beziehung und Resonanz stehen – wie auch ein Säugling nur ein zutreffendes Bild seiner Welt gewinnen kann, wenn die Beziehung zur Mutter von Empathie und Harmonie geprägt ist.
Raum-zeitliche Verzerrungen dieser Art treten nicht nur beim Einzelnen auf, sondern können eine ganze Gesellschaft erfassen. Kulturelle Traumata können wie bereits gesagt mit der Zeit schlimmer werden, um dann auch die gesellschaftliche Wahrnehmung immer weiter zu verzerren. Die so entstehenden Fehlwahrnehmungen und Fehleinschätzungen werden dann gern zu Selbstverständlichkeiten, zu ungesunden Stereotypen in Form des verbreiteten Glaubens, dass »die Dinge nun mal so seien«. Kollektive Fehlwahrnehmungen lassen unbewusste Programme,

Wertvorstellungen und Formulierungen entstehen, die scheinbar fest zu einer Gesellschaft gehören.

In der Folge kommt es zu einer Desynchronisation im Fluss der Raum-Zeit. Wir sind dann nicht mehr in der Lage, einen kohärenten Wir-Raum zu erzeugen oder uns in der Zusammenarbeit mit anderen abzustimmen. Auf der persönlichen Ebene haben wir dann das Gefühl, selten zur rechten Zeit am rechten Ort zu sein und uns schwerzutun, in einen schöpferischen Flow-Zustand einzutauchen. Unsere innere Ordnungsinstanz ist gleichsam offline und kann den notwendigen Input an Energie und Information nicht mehr aufnehmen.

Die Natur des Leids erforschen

Wenn es um das menschliche Leid geht, können wir zwischen expliziter (unmittelbarer) und impliziter (langfristiger) Schädigung oder Stressbelastung unterscheiden. Ein Gewaltverbrechen setzt das Opfer unmittelbarem Leid aus, während die implizite Wirkung des Traumas aus langfristigem Leid bestehen kann, und das nicht nur beim Opfer selbst; wenn das Trauma nicht integriert wird und nicht abheilen kann, sind auch die Nachkommen und die ganze Lebensgemeinschaft davon betroffen. Während also ein explizites Trauma den Einzelnen und seine Entwicklung beeinträchtigen kann, teilen sich die anhaltenden Wirkungen eines expliziten Traumas auch anderen mit und erzeugen eine Schwingung des Leidens, die eine gesamte Gesellschaft erfassen kann. Es entsteht ein energetisches Wellenmuster, ein kollektives Traumafeld, und solche Nester von Generationstraumata finden sich in jeder Kultur. Solche Sammlungspunkte, an denen eine Gesellschaft unbewusst die abgeschnittenen und kaltgestellten Erinnerungen und Empfindungen der Vergangenheit zum Ausdruck bringt.

Wir haben es bereits in Kapitel 1 angesprochen: Die Vergangenheit ist das, was ungelöst geblieben ist, alle Geschichten und Energien, die niemand wahrhaben will, die man von sich weist.

Dann ist es wohl so, dass es bei impliziten Traumata einfach an Klarheit mangelt. So schreibt Judith Lewis Herman in der Einleitung ihres bahnbrechenden Buchs *Trauma and Recovery (Die Narben der Gewalt)*:

> *Gewalttaten verbannt man aus dem Bewusstsein – das ist eine normale Reaktion. Bestimmte Verletzungen des Gesellschaftsvertrages sind zu schrecklich, als dass man sie laut aussprechen könnte: Das ist mit dem Wort »unsagbar« gemeint.*
> *Doch Gewalttaten lassen sich nicht einfach begraben. Dem Wunsch, etwas Schreckliches zu verleugnen, steht die Gewissheit entgegen, dass Verleugnung unmöglich ist. Viele Sagen und Märchen berichten von Geistern, die nicht in ihren Gräbern ruhen wollen, bis ihre Geschichten erzählt sind. Mord muss ans Tageslicht. Die furchtbaren Ereignisse müssen erinnert und die grässliche Wahrheit muss ausgesprochen werden, damit die gesellschaftliche Ordnung wiederhergestellt wird und die Opfer genesen können.*
> *Der Konflikt zwischen dem Wunsch, schreckliche Ereignisse zu verleugnen, und dem anderen, sie laut auszusprechen, ist die zentrale Dialektik des psychischen Traumas. Menschen, die ein Trauma überlebt haben, erzählen davon oft so gefühlsbetont, widersprüchlich und bruchstückhaft, dass sie unglaubwürdig wirken. Damit ist ein Ausweg aus dem Dilemma gefunden, einerseits die Wahrheit sagen und andererseits Stillschweigen wahren zu müssen. Erst wenn die Wahrheit anerkannt ist, kann die Genesung des Opfers beginnen. Doch sehr viel häufiger wird das Schweigen aufrechterhalten, und die Geschichte des traumatischen Ereignisses taucht nicht als Erzählung auf, sondern als Symptom.*[2]

Unausgesprochenes Leid verschwindet nicht unbedingt mit dem Tod der Betroffenen, sondern wird manchmal weitergegeben. Solche Gespenster werden mit der Zeit für ganze Generationen zur Selbstverständlichkeit und tauchen beispielsweise als verbreitete Armut immer wieder auf oder als verheimlichte Gewalt an den Töchtern oder als nicht erlaubtes und unterdrücktes Gefühlsleben bei den Söhnen. Das sind Ausdrucksformen unserer gemeinsamen Traumata, unseres kollektiven Karmas. Es ist unsere verheimlichte, nicht verarbeitete und nicht integrierte Vergangenheit.

Ein Großteil menschlichen Leids resultiert daher, dass die Vergangenheit verleugnet wird und wir sie uns weder eingestehen noch sie integrieren können. Alles ändert sich, wenn wir uns endlich dazu aufraffen, uns die Vergangenheit anzuschauen und sie zu fühlen. Wenn Kummer und Trauer zunächst unterdrückt wurden und man sie schließlich doch zulässt und wahrhaft *fühlt*, tut das erst einmal weh, aber der ehrliche Ausdruck der Gefühle bringt schließlich doch Erleichterung. Und wo das als eine Art bewusste Praxis geschieht, ist das Werk der heilsamen Integration bereits im Gang.

Sobald ich aus dem endlosen emotionalen Durchspielen früherer oder in die Zukunft projizierter Erlebnisse aussteige, entsteht eine neue Klarheit. Je weiter ich Trauma und Schatten integriere, desto präsenter bin ich in der Gegenwart und offener für eine Zukunft, die wirklich diesen Namen verdient.

Fast alle Auswirkungen eines individuellen oder kollektiven Traumas lassen sich als intelligente, evolutionäre Reaktion deuten: Es handelt sich um einen Überlebensimpuls, der bereits den Ansatz zur bewussten Integration in sich trägt. Beim Beleuchten der Vergangenheit, auf der Suche nach einer Antwort und Heilung, können wir uns noch einmal unsere Annahmen über das menschliche Leid vor Augen führen und sie vielleicht neu fassen. So können unsere Dämonen integriert und in diesem neuen Verständnis unserer Welt zu Verbündeten werden.

4

Die Architektur des kollektiven Traumas

Die Geschichte, trotz ihrer heftigen Schmerzen,
ist nicht rückgängig zu machen, und muss,
mutig angenommen, nicht wiederholt werden.

Maya Angelou
aus ihrem Gedicht *On the Pulse of Morning*
zur ersten Amtseinführung Bill Clintons 1993

Menschliches Leid, wo auch immer,
geht alle Menschen überall an.

Elie Wiesel

Die im Folgenden berichteten Ereignisse haben sich tatsächlich zugetragen.[1] Es handelt sich um ein grausiges Stück amerikanische Geschichte, das sich im Laufe einer einzigen Woche in einer ländlichen Gegend zutrug und nur ein paar Menschen betraf, aber die in den Einzelheiten offenbar werdende Unmenschlichkeit bildet die weitaus umfassendere geschichtliche Tragödie ab. Stellen Sie sich bitte darauf ein, dass dieser Bericht teilweise schwer zu ertragen ist. Bleiben Sie unbedingt ganz präsent und nehmen Sie alles wahr, was sich beim Lesen an Gefühlen, Gedanken und Empfindungen einstellt.

Die Ereignisse trugen sich ganz im Süden des Bundesstaates Georgia zu, an einem kleinen Nebenfluss, der dort Little River genannt wird. Man schrieb das Jahr 1918, der amerikanische Bürgerkrieg war dreiundfünfzig Jahre zuvor zu Ende gegangen, und mit dem am 31. Januar 1865 vom Kongress verabschiedeten 13. Zusatzartikel zur Verfassung der Vereinigten Staaten von Amerika war die Sklaverei formell abgeschafft worden.

Obwohl schwarze Amerikaner jetzt freie und rechtlich gleichgestellte Bürger waren, sahen sie sich in den Südstaaten starker Diskriminierung ausgesetzt und wurden vielfach Opfer von Strafaktionen und anderen Formen von Gewalt, die in den sogenannten Jim-Crow-Gesetzen ihren Ausdruck fanden.[2] Diese Gesetze schrieben bis weit ins 20. Jahrhundert hinein die Rassentrennung und damit die wirtschaftliche, rechtliche und gesellschaftliche Ungleichheit fort und benachteiligten die Betroffenen auch hinsichtlich der Bildungschancen. Dahinter stand ein tiefer Groll der mächtigen weißen Mehrheit, die ihre Niederlage im Bürgerkrieg nicht verwinden konnte. Sie nutzten die Macht der vorhandenen Institutionen – Justiz, Kirche, Bildungseinrichtungen und Presse –, um ein unnachsichtiges Regime weißer Vorherrschaft zu installieren. Die christliche Identität gab dieser ganzen Bewegung Stabilität, eine sich auf Empörung stützende Politik trieb sie an und gnadenloser Rassenterror und Gewalt waren das, worin sie sich äußerte.

1918 lebten Hayes und Mary Turner als junges Ehepaar in Brooks County. Sie arbeiteten für einen weißen Plantagenbesitzer namens Hampton Smith, der für die schlechte Behandlung seiner Arbeiter bekannt war. Einmal hatte er Mary geschlagen, woraufhin ihr Mann ihn zur Rede stellte und ihn angeblich sogar bedrohte. Daraufhin wurde Turner zur Arbeit in einer Sträflingskolonne verdonnert. Nach dem Ende dieser Strafe kehrte er auf Smiths Plantage zurück, um dort wieder an der Seite seiner Frau zu arbeiten, vielleicht weil er keine andere Arbeit fand.

Smiths maßlose Ausfälle gegenüber seinen Arbeitern hatten sich wohl herumgesprochen, jedenfalls fehlte es ihm irgendwann an Arbeitskräften. Um neue billige Arbeitskräfte anzuheuern, verlegte er sich auf ein System, das *Peonage* genannt wurde und so viel wie Schuldknechtschaft oder Schuldsklaverei bedeutete.[3] 1867 war dieses System durch einen Kongressbeschluss für gesetzeswidrig erklärt worden, aber in der Realität bestand es noch bis in die Vierzigerjahre des 20. Jahrhunderts fort und trieb viele schwarze Männer in eine Stellung, die nur als Leibeigenschaft bezeichnet werden kann. Eine besonders schlimme Form nahm sie durch das vielfach reibungslose Zusammenspiel zwischen örtlichen Geschäftsleuten und Plantagenbesitzern mit der Staatsmacht und den örtlichen Ordnungskräften an. Immer wieder kam es vor, dass Schwarze von der Polizei wegen geringfügiger oder völlig überzogen dargestellter Vergehen festgenommen wurden. Konnten sie die verhängten Geldstrafen dann nicht begleichen, waren Geschäftsleute mit der erforderlichen Summe zur Stelle und erwarben sich damit das Recht, die Männer als Zwangsarbeiter zu requirieren.[4] Diese mussten dann so lange ohne Lohn arbeiten, bis ihre Schulden abbezahlt waren, doch dazu kam es in vielen Fällen erst gar nicht, weil die Schulden immer weiter wuchsen und die Arbeiter dauerhaft ohne Lohn blieben und nicht in die Freiheit zurückkehren konnten. Dieses Zwangssystem verleibte sich immer mehr Menschen ein, und so ging die Sklaverei ungehindert weiter.

Ungefähr in der Zeit, in der Hayes Turner wieder an seine Arbeit auf Smiths Plantage ging, wurde ein anderer junger Schwarzer, Sidney Johnson, verhaftet. Die Anklage lautete »Würfelspiel«. Johnson war achtzehn Jahre alt. Kurz darauf erlangte er seine Freiheit zurück, weil Hampton Smith seine Geldstrafe von dreißig Dollar übernahm und damit das Recht bekam, ihn zur Lohnsklaverei zu zwingen.
Der junge Mann wurde in der kurzen Zeit, die er für Smith arbeitete, mehrmals brutal geschlagen, das letzte Mal, weil er sich einen Krankheitstag erbat.
Am 16. Mai soll Sidney Johnson mit einem angeblich von seinem Arbeitgeber gestohlenen Gewehr durch ein Fenster in dessen Haus geschossen und ihn getötet haben. Die Nachricht von der Tat verbreitete sich wie ein Lauffeuer, und es entstand das Gerücht, etliche unzufriedene schwarze Arbeiter hätten zusammen den Plan geschmiedet, Smith zu ermorden. Sidney Johnson sei nur der Ausführende gewesen.
Die Weißen der Gegend waren so über alle Maßen empört, dass sie sofort einen Lynch-Mob bildeten. Es kam zu einer wochenlangen Menschenjagd, getrieben von Schnaps und Blutdurst. Zeitweilig beteiligten sich bis zu zweihundert weiße Männer an dem Feldzug und am Ende dieser Schreckensherrschaft waren mindestens dreizehn Menschen öffentlich brutal ermordet worden. Hunderte schwarze Bürger des Landes sollen die Gegend fluchtartig verlassen haben.
Gleich nach dem Tod von Hampton Smith hatte der Sheriff auch Hayes Turner verhaften lassen. Die früheren Vorfälle zwischen ihm und Smith begründeten den Verdacht, er sei an der vermeintlichen Verschwörung beteiligt gewesen. Als sich herumsprach, wo er eingesperrt war, machten sich vierzig weiße Männer sofort zu ihm auf und konnten ihn ohne Mühe loseisen. Es heißt, diese Männer seien dem Sheriff allesamt bekannt gewesen.
Am 18. Mai, einem Samstag, wurde Turner am Morgen gewaltsam aus seiner Zelle geholt und auf eine nahe Kreuzung gezerrt

und vor den Augen der Passanten gelyncht – ein Ehemann, Vater und amerikanischer Staatsbürger. Sein Leichnam blieb zwei Tage an dieser Kreuzung hängen.

Mary Turner, fassungslos über die Ermordung ihres Mannes, soll das Unrecht lautstark verurteilt und öffentlich die Beteiligung ihres Mannes an der Tötung ihres Arbeitgebers bestritten haben. Möglicherweise gab sie auch zu verstehen, dass ihr die Verantwortlichen bekannt seien und sie Anzeige erstatten werde.[5]

Der Mob wandte sich gegen sie, und sie versuchte zwar noch zu fliehen, wurde aber kurz darauf gestellt.

Sie war einundzwanzig und im achten Monat schwanger, als die Menge sie zur Folsom Bridge schleppte. Man band der werdenden Mutter Stricke um die Fußgelenke und hängte sie kopfüber an einen Baum. Sie lebte noch, als die Leute ihre Kleidung mit Benzin und Motoröl tränkten und in Brand steckten.

Als die Kleidung verbrannt war, trat ein Mann mit einem Messer vor, das sonst, wie es hieß, zum Schweineschlachten verwendet wurde. Mit stoischer Ruhe schlitzte er Mary den Bauch auf, warf das ungeborene Kind auf den Boden und zertrat es mit den Stiefeln.

Zum makabren Finale schossen die Leute auf Marys Leiche, und zuletzt wurde sie mit ihrem Kind notdürftig verscharrt, eine Whiskeyflasche war ihr einziger Grabschmuck.

Nach dem Mord an Hampton Smith war Sidney Johnson den Berichten zufolge geflohen und hatte sich versteckt. Er wurde jedoch aufgespürt und starb bei der anschließenden Schießerei. Sie schnitten dem Toten die Genitalien ab und hängten sie ihm um den Hals. Dann schleppte ihn die johlende Meute an einen Lastwagen gebunden etliche Meilen durch die Gegend.

Obwohl der Gouverneur der schwarzen Bevölkerung versicherte, man werde der Sache nachgehen, wurde niemand je wegen dieser tödlichen Gewaltorgie verhaftet oder angeklagt.

Was wir über diese Ereignisse wissen, stammt größtenteils von dem gewissenhaften Berichterstatter Walter White, der 1918 als Ermittler der National Association for the Advancement of Colored People (NAACP) arbeitete und diese Organisation später leitete. In Baltimore, Maryland, gibt es ein nicht vielen bekanntes »National Great Black in Wax Museum«, das 1983 von Dr. Joanne Martin und ihrem Mann Elmer gegründet wurde. Eines der Ausstellungsstücke stellt in gruseliger Detailtreue die Lynchtode von Hayes und Mary Turner dar.

Auf der Plakette daneben ist zu lesen: »Walter White schilderte die hier abgebildete Szene vom Lynchtod Mary Turners und ihres Mannes Hayes Turner. Der weitere Verlauf, in dem der Mob zwei Katzen in Mary Turners Bauch einnähte und Wetten angenommen wurden, welche zuerst wieder herauskommen würde, ist nach Walter Whites Worten zu grausam für eine nähere Schilderung.«[6]

Auf einer weiteren Plakette im Museum ist zu lesen: »Fühlt mit den Opfern und Märtyrern und vergesst sie niemals. Aber lasst nicht zu, dass ihre Leiden euch bitter oder mutlos machen.«[7]

Man könnte jetzt argumentieren, solch ein Bericht und natürlich erst recht die farbige, lebensgroße Darstellung in Wachs löse doch sicher ein »Sekundärtrauma« aus. Mit diesem Begriff umschreibt man den Gefühlsstress, den jemand erlebt, der aus erster Hand Berichte von Überlebenden solcher Gräuel hört. Das kann durchaus passieren, wenn jemand vortraumatisiert ist und damit nicht die nötige Resilienz besitzt. Aber wenn wir resilient genug sind zuzuhören, kann das Mitteilen des Erlebten aus freien Stücken eine wichtige Rolle für die Heilung traumatisierter Menschen spielen.

Kollektives ebenso wie individuelles Trauma hinterlässt Brüche und Scherben. Es lässt uns die Dinge verleugnen und vergessen. Wenn wir zur Wiederherstellung und Wiedergutmachung beitragen möchten, müssen wir die Dinge bewusst zur Kenntnis nehmen und bezeugen, um das Geschehene gemeinsam *fühlen* zu können, auch die besonders furchtbaren Details, vor denen wir am liebsten die Augen schließen würden. Wenn wir nämlich wegschauen, die Dinge bagatellisieren, leugnen, kleinreden oder auch gezielt vergessen, halten wir genau die Verhältnisse aufrecht, durch die Ungleichheit und Unmenschlichkeit überhaupt erst entstanden sind. Judith Herman schreibt in *Die Narben der Gewalt*:

> *Allzu leicht gerät man unversehens auf die Seite der Täter, die wollen nämlich nichts weiter, als das Stillschweigen der Zuschauer. Dabei machen sie sich die menschliche Neigung zunutze, nichts Böses zu sehen, zu hören und zu sagen. Das Opfer dagegen wünscht sich vom unbeteiligten Zuschauer, er möge die Last der Schmerzen mittragen. Das Opfer fordert Taten, Engagement und ein Erinnern.*[8]

Das ist schwierig.
Aber es könnte noch schwieriger sein, uns wahrheitsgemäß vor Augen zu führen, in welcher Weise wir selbst schon Täter gewesen sind. Dieses Kapitel betrachtet die soziale und kulturelle Architektur des Traumas und fordert uns auf, über die Täter-Opfer-Dynamik hinauszublicken, um wirklich die gesamte Hinterlassenschaft eines Traumas erfassen zu können: wie es sich verbreitet, vererbt, sich wiederholt und uns alle betrifft.
Stellen wir uns zum Einstieg eine vieldimensionale Abbildung der menschlichen Landschaft vor, auf der sich die Grenzen von Familie, Gesellschaft, Kultur und Zeit überlappen: Keiner dieser Bereiche existiert für sich, wie es ja auch heißt, dass kein Mensch eine Insel ist. Martin W. DeVries, Professor für Sozialpsychiatrie an der Universität Maastricht, schreibt in einem Buchbeitrag über Trauma aus kultureller Sicht:

> *Eine PTBS [posttraumatische Belastungsstörung] fordert uns auf, das Leben des betroffenen Menschen in seinem Zusammenhang mit anderen im Rahmen der Gesellschaft und Kultur zu betrachten. Mit PTBS umschreiben wir folglich ein*

Krankheitsbild, das nicht allein im Einzelnen selbst, sondern auch im ganzen Verlauf seiner soziokulturellen Interaktionen begründet ist.[9]

Das intergenerationale Trauma

Wenn wir vom Individuum zum Kollektiv übergehen, zeichnet sich als erste Schicht der Gruppentraumatisierung das Generationstrauma ab. In Kunst, Literatur und Film finden sich von jeher viele in Allegorien, Symbole und bestimmte Sprachfiguren gekleidete Anspielungen auf die Durchsetzungskraft dunkler und verborgener Geheimnisse, die nicht direkt sichtbar und doch überall wirksam sind und sich von Generation zu Generation weitervererben.

Der Begriff »intergenerationales Trauma« (auch als transgenerationales, vielgenerationales oder generationenübergreifendes Trauma bezeichnet) bezieht sich ganz allgemein auf die Auswirkungen schwerer unbehandelter Traumata, von denen Mitglieder einer Familie, Gruppierung oder Gemeinschaft betroffen sind und das auf epigenetischen Wegen, zu denen wir noch kommen werden, von einer Generation an die nächste weitergegeben wird.[10]

Aus mystischer Sicht wirkt sich ein intergenerationales Trauma entlang einer senkrecht durch die Generationen verlaufenden Zeitachse auf die Menschheit aus, weshalb wir es auch als »Erbtrauma« oder »vererbtes Ahnentrauma« bezeichnen können. Innerhalb einer Familie können die Folgen eines Traumas über viele Generationen nachwirken. Zerrüttete Beziehungen und Missbrauchsmuster werden kaum je hinterfragt, bleiben ungelöst und prägen sich der Familienidentität als immer weiter verstärkte implizite Botschaften ein. Kinder, die in einen solchen intergenerationalen Trauma-Zusammenhang hineingeboren werden, haben oft mit einem hohen Armuts- oder Missbrauchsrisiko zu kämpfen, sind anfällig für bestimmte körperliche und seelische Erkrankungen, oder tun sich schwer, sich ein Leben aufzubauen, in dem sie einen Sinn und Zweck erkennen.

Viele Frauen, die als Kinder Opfer von sexuellem Missbrauch im Rahmen eines Generationstraumas geworden sind, müssen irgendwann fassungslos zur Kenntnis nehmen, dass ihre eigenen Kinder Opfer von sexuellem Missbrauch geworden sind. Sie leben in dem Glauben, gerade sie seien doch sicher in der Lage, die Anzeichen eines solchen Missbrauchs so früh zu erkennen, dass sie ihn noch verhindern könnten. Aber generationsübergreifender Missbrauch schärft nicht etwa die Wahrnehmung, sondern begünstigt Dissoziation, Beziehungslosigkeit und Schweigen. Diese Generationen übergreifenden Misshandlungs-Zyklen sind auch an Menschen zu beobachten, die als Kinder vernachlässigt oder geschlagen wurden und später ihre eigenen Kinder ebenso behandeln.

»Viele Traumatisierte suchen sich geradezu zwanghaft immer wieder Umstände, die an das ursprüngliche Trauma erinnern«, konstatiert Bessel van der Kolk. »Bei diesen unbeabsichtigten Neuinszenierungen wird kaum je der Zusammenhang mit früheren Erlebnissen erkannt.«[11]

Das mittlerweile sehr umfangreiche Forschungsmaterial lässt keinen Zweifel daran, dass es dieses Nachspielen einer früheren Opfersituation tatsächlich gibt und Betroffene in der Neuauflage die Rolle des Opfers *oder* die des Täters spielen. Von diesem unbewussten Nachspielen geht nach van der Kolks Auffassung sehr viel Gewalt in unserer Gesellschaft aus.[12]

Historisches Trauma

Ein historisches Trauma wirkt sich in der Horizontalen aus. Es wird beschrieben als »anhaltende und Generationen übergreifende komplexe und kollektive Traumatisierung einer Gruppierung von Menschen, die durch gemeinsame Identität,

Zusammengehörigkeitsgefühl oder ähnliche Lebensumstände miteinander verbunden sind«.[13] Ein historisches Trauma betrifft demnach viele Familien und Angehörige einer größeren gesellschaftlichen oder kulturellen Gruppierung. Hier ist an die anhaltenden schmerzlichen Folgen von Krieg, Imperialismus, Kolonialismus, Vorherrschaft, Unterjochung, Besetzung, Versklavung, Interventionismus sowie Kultur- und Territorialhegemonie zu denken. Solche Kräfte breiten sich durch systemische Intoleranz und Unterdrückung oder sogar Vernichtung ganzer Bevölkerungsgruppen nach politischen, rassischen, ethnischen und religiösen Gesichtspunkten oder auch nach Geschlecht oder sexueller Orientierung aus.

Wenn Angehörige einer bestimmten Kultur oder Tradition aus ihren Häusern oder von ihrem Land vertrieben worden sind, wenn ihre Bibliotheken, Bestattungsplätze, religiösen Zentren und heiligen Stätten entweiht worden sind oder man ihnen den Zugang verweigert, wenn ihre Sprache, ihre Rituale und Bräuche für nicht existent erklärt und verboten und schließlich vergessen wurden, wenn diese Menschen und ihr Volk separiert, gedemütigt, gefoltert oder ermordet wurden, hinterlässt das in der kollektiven Psyche, und zwar bei den Tätern wie bei den Opfern, eine klaffende Wunde, die über viele Generationen bestehen bleibt.

Die Geschichte ist voller unbeschreiblicher historischer Traumata, wie diese Auswahl zeigt:

- In der Zeit der Hexenverfolgungen wurde vor allem unzähligen Frauen der Prozess gemacht. Meist wurden sie dann gefoltert und schließlich hingerichtet. Auch ganze Familien oder sogar Dorfgemeinschaften konnten davon betroffen sein, wenn der Verdacht der Hexerei auf sie fiel.
- Genozid, Zwangsumsiedelung oder kulturelle Vernichtung der Ureinwohner Nordamerikas und vieler anderer indigener Völker der Welt.

- Entführung unzähliger afrikanischer Menschen zum Verkauf in die Sklaverei, überwiegend nach Nord- und Südamerika.
- Der Völkermord an den Armeniern; die offizielle Anerkennung dieser Vorfälle als Genozid wird von der Türkei bis heute verweigert.
- Holodomor (wörtlich: »Tötung durch Hunger«) bezeichnet eine schwere Hungersnot in der Ukraine in den Jahren 1932 und 1933, der Millionen Menschen zum Opfer fielen. Die Einstufung der Ereignisse als Völkermord ist heute noch umstritten.
- Der Holocaust
- Das Massaker von Nanking
- Die sowjetischen Gulags
- Die Atombomben auf Hiroshima und Nagasaki
- Die Annexion, Besetzung und Umerziehung Tibets durch China. Exilierung Seiner Heiligkeit des Vierzehnten Dalai Lama. Seither laufend Menschenrechtsverletzungen.
- Völkermord in Kambodscha durch die Roten Khmer
- Das Tiananmen-Massaker
- Der Völkermord in Ruanda
- Ethnische Säuberung, Massenvergewaltigungen und Versklavung während der Kriege im ehemaligen Jugoslawien
- Terroranschläge am 11. September 2001 auf die Vereinigten Staaten durch al-Qaida
- Ethnische Säuberungen und Völkermord in Darfur
- Die Entführung von 276 Schulmädchen in Nigeria durch Boko Haram 2014
- Zwangsrekrutierung von Kindersoldaten für die Lord's Resistance Army (»Widerstandsarmee des Herrn«) im Grenzgebiet zwischen Norduganda, dem Südsudan, der Demokratischen Republik Kongo und der Zentralafrikanischen Republik. Die Praxis besteht bis heute.
- Die mehrheitlich muslimischen Rohingya im buddhistisch geprägten Myanmar fliehen zu Hunderttausenden vor ge-

waltsamen Übergriffen, Razzien und Apartheid-ähnlichen Verhältnissen.
- Über sechs Millionen syrische Kriegsflüchtlinge verlassen das Land und müssen Heimat, Familie und Broterwerb zurücklassen.
- Drangsalierung von Flüchtlingen, Einwanderungswilligen und Muslimen während der europäischen Flüchtlingskrise, geschürt durch die weit rechts stehende politische Opposition, die grundsätzlich gegen die wirtschaftliche Globalisierung und deren Folgen – Grenzöffnung und vermehrter Austausch zwischen Völkern und Kulturen – eingestellt ist.

KOLLEKTIVES TRAUMA UND SPIRITUALITÄT

GABOR MATÉ

Persönliches und kollektives Trauma sind nicht klar zu trennen, weil unser Nervensystem sich bereits vom Augenblick unserer Zeugung an im Wechselspiel mit dem Nervensystem anderer entwickelt. Schon im Verlauf der Schwangerschaft teilen sich die Gemütszustände der Mutter dem Nervensystem des Kindes mit, und das betrifft alle möglichen Neurochemikalien und Botenstoffe, die Synapsen und Verbindungen. Von diesen Einflüssen hängt es unter anderem ab, wie und wie weit sich die einzelnen Gehirnsysteme entwickeln, und das ist dann von Bedeutung für das ganze Leben.

Eine wissenschaftliche Untersuchung nach dem Sechstagekrieg in Israel 1967 gelangte zu dem Schluss, dass Frauen, die während des Krieges schwanger waren, mit einer höheren Wahrscheinlichkeit Kinder zur Welt brachten, bei denen im

Erwachsenenalter Schizophrenie diagnostiziert wurde. Was auf der kollektiven Ebene im Land geschah, fand seinen Niederschlag in der Neurobiologie des werdenden Lebens im Mutterschoß, und etliche weitere internationale Studien bestätigen das. Der Grund dafür liegt darin, dass unsere Gehirne tatsächlich eng miteinander verknüpft sind.

Das spielt sich auf der neurobiologischen Ebene ab – im Nervensystem und im Gehirn. Und da das Nervensystem mit allen Organen des Körpers verbunden ist, spielt es sich tatsächlich überall im Körper ab, in allen Körpersystemen und bis hinein in die Zellen. Deshalb ist es nicht möglich, allein auf der Ebene des Individuums über ein Trauma zu sprechen.

Auch aus spiritueller Sicht gehört die Verbundenheit aller mit allen zu den Grundtatsachen des Lebens. Das wird zwar schon immer so gesehen, findet aber heute seine wissenschaftliche Bestätigung. Wir sind nach dem Bilde Gottes geschaffen, weil wir ebenfalls Schöpfer sein sollen. Wir brauchen Gott nicht klein zu machen, damit unser Geist ihn erfassen kann; wir können ihn einfach als *Sein* verstehen, als die schöpferische Kraft des Universums und die Ordnung des Universums und die Gesetze, die es regieren. Es gibt viele dieser universellen Gesetze, und sie entspringen Ihrer wahren Natur und Ihrer Verbundenheit. Wenn Sie gegen diese Gesetze verstoßen, zieht das für Sie und andere Leid nach sich.

In der Überlieferung der nordamerikanischen Ureinwohner ist viel vom Medizinrad die Rede. Mit seinen vier Quadranten und den vier Himmelsrichtungen Osten, Norden, Süden und Westen umschreibt es ein sehr differenziertes Weltbild. Die Quadranten stehen für Körper, Geist, unsere sozialen Beziehungen und unsere spirituelle Natur. Wenn wir einen nicht beachten oder aus dem Gleichgewicht geraten lassen, werden wir krank. Spiritualität ist kein zusätzlicher Aspekt, sondern gehört zu unserem Wesen. Für mich hat Spiritualität mit Verbundenheit oder Zusammenhang zu tun – mit etwas, das über das Individuum hinausgeht. Wir sind nicht nur verbunden, sondern gehören zu etwas weitaus Größerem, das nicht vom Individuum her und nicht intellektuell verstanden werden kann.

Jedes individuelle oder kollektive Trauma hat den Glauben an Getrenntheit zum Hintergrund. Wahre Spiritualität lehrt wie Moses oder Jesus oder der Buddha oder Mohammed, dass es nur *einen* Gott, nur *eine* Realität gibt. Wir alle haben Teil daran, wir alle sind Ausdruck dessen.

Und wenn einer sieht, dass sich in mir die gleiche Realität, die gleiche Wahrheit manifestiert wie in anderen Kreaturen und Formen, wie könnte er mir dann ein Leid antun? Trauma ist das Gegenteil von Spiritualität. Der bewusste Glaube eines Menschen, der Trauma verursacht, ist unerheblich; *unbewusst* glaubt er jedenfalls an Trennung, sonst käme es ihm nicht in den Sinn, anderen Schaden zuzufügen.

Als Arzt erlebe ich oft, dass Krankheit, auch eine ernste Erkrankung, eine Art Weckruf sein kann. Es ist nicht in allen Fällen so, und leider fordert uns die Medizin selbst nicht zu dieser Sicht der Dinge auf. Ich jedenfalls habe schwerkranke Menschen aufwachen sehen. Auf einmal stellen sie sich Fragen wie »Wer bin ich eigentlich?« oder »Was ist mein wahres Wesen?« Auch regelrechte Katastrophen können diese Leitfunktion haben. Nicht dass ich irgendwem ernste Schwierigkeiten wünschte, aber wenn sie eintreten, sind sie manchmal zu unserem Vorteil. Es stellt sich daher die Frage: »Was bedeutet das, und was kann ich daraus lernen?«

»Ein unerforschtes Leben ist nicht lebenswert«, soll Sokrates gesagt haben. Keine unserer Fähigkeiten ist so wertvoll wie jene, uns bewusst selbst zu erforschen. Eine von Traumata geprägte Kultur hält uns leider gerade davon ab und lässt kein Bewusstsein dieser Art zu. Aber Gedanken wie diese hier können wir überhaupt nur denken, weil die Antworten bereits in uns sind. Wir selbst sind unsere größte Ressource.

Bei den Ureinwohnern Amerikas gibt es die Begrüßungsformel »Alle meine Verwandten«. Auch wenn einfach »Hallo« oder »Tschüss« gemeint ist, sagt man »Alle meine Verwandten«. Hier ist das *Wir* immer selbstverständlich vorausgesetzt. In der buddhistischen Überlieferung haben wir die sogenannte dreifache Zuflucht von Buddha, Dharma und Sangha. Buddha steht hier für unsere eigene Buddha-Natur, unser wahres Wesen. Dharma, die Lehre des Buddha, bezeichnet die »große Ordnung«, und Sangha ist die *Gemeinschaft*. Wir sind unserer natürlichen Anlage nach soziale Wesen. Als Einzelgänger wäre nichts aus uns geworden, wir hätten schlichtweg nicht überleben können. Das Zusammenleben liegt uns im Blut, wir sind so gebaut, wie ich eingangs schon dargelegt habe. Wir sind ganz und gar auf Kommunikation ausgerichtet, und so muss auch Heilung ein soziales Geschehen sein, das einen Wir-Raum braucht. In der modernen Gesellschaft bilden jedoch unsere natürliche Wir-Orientierung und die Ich-Kultur ein Spannungsfeld.

Als die Evolution uns über das bisherige Dasein als Jäger und Sammler hinaus zu Ackerbauern machte und wir Überschüsse zu erwirtschaften begannen, entstand Reichtum, und das ist eigentlich der Punkt, an dem wir unsere Unschuld verloren. In gewissem Sinne haben wir damit den Garten Eden verlassen. Mit der Zivilisation entstand das Problem von Eigentum und Herrschaft, es bildeten sich Hierarchien. Unsere heutigen Systeme auf nationaler und globaler Ebene sind einfach die Fortführung einer Entwicklung, die vor rund zehntausend Jahren einsetzte.

Diese Entwicklung besaß und besitzt eine Eigendynamik, und jetzt sehen wir, wohin sie uns führt. An den höchsten Entwicklungsstadien der Zivilisation lässt sich ablesen, welche gewaltigen schöpferischen Kräfte hier entfesselt wurden. Wir sehen aber auch, was für ein gewaltiges Zerstörungspotenzial gleichzeitig entstanden ist. Etliche Länder – USA, China, Russland, Israel und wahrscheinlich Indien – wären mit ihren gigantischen Waffenarsenalen in der Lage, die Welt mehrmals in Schutt und Asche zu legen. Von der Klimakrise ganz zu schweigen. Auf dem höchsten Stand des kreativen und destruktiven Potenzials dieses Systems müssen wir uns demnach fragen: Welche der beiden Kräfte wird sich durchsetzen?
Paulus' berühmte Worte im ersten Korintherbrief (13,12), »Jetzt schauen wir in einen Spiegel und sehen nur rätselhafte Umrisse«, besagen, dass wir die Welt nicht klar sehen, sondern nur wie in einem verzerrenden und verschmutzten Spiegel. Paulus fährt fort, dass wir klar sehen werden, wenn wir uns mit Gott verbinden. Seine Gottesvorstellung mag nicht für jedermann gültig sein, aber es ist doch so, dass der Spiegel, in den wir blicken, wieder rein und klar ist, wenn wir wieder Anschluss an die höhere Wirklichkeit finden: Endlich sehen wir uns klar in ihm widergespiegelt.

Das kollektive Trauma und seine Folgen

Dr. Maria Yellow Horse Brave Heart ist vor allem dafür bekannt, dass sie den Begriff des historischen Traumas entwickelte. Sie definiert den Begriff als »von einem schweren Gruppentrauma ausgehende und kumulative seelische Verletzung, die ein Leben lang und über Generationen wirksam bleibt«. Bei ihrer Arbeit hat sich ein Symptom-Muster als Reaktion auf historische Traumata herauskristallisiert. Sie nennt es »Historical Trauma Response« oder HTR.[14]

Diese Reaktion auf ein historisches Trauma kann bei der betroffenen Gemeinschaft oder Gruppierung als eine Art kollektive posttraumatische Belastungsstörung (PTBS) in Erscheinung treten, mit der eine ganze Reihe von Symptomen einhergehen kann, zum Beispiel Depression oder Angst, Mangel an Selbstwertgefühl, Wut oder Aggression, emotionale Erstarrung, selbstzerstörerisches und selbstsabotierendes Verhalten, wie Drogenmissbrauch und Sucht, Selbstmordgedanken sowie eine weitgehende Unfähigkeit, Gefühle zum Ausdruck zu bringen oder bei anderen zu erkennen. Auch alle möglichen körperlichen Symptome gehören dazu.[15] Leider ist das noch nicht alles. Bei den Lakota beispielsweise beobachteten Brave Heart und andere eine hohe Sterblichkeitsrate, vermehrten Alkoholmissbrauch und bedenkliche Muster von Kindesmisshandlung und häuslicher Gewalt.

In den 1970er-Jahren stieß Brave Heart beim Betrachten von Fotos indigener Völker erstmals auf diese Muster und entdeckte Indikatoren, die sie später auch bei Überlebenden des Holocaust und deren Kindern und Enkeln feststellte. Sie beschreibt dieses Wiedererkennen als eine Art Erweckung.[16]

In Brave Hearts Modell gehört zu einer Reaktion auf ein historisches Trauma immer auch ein persönliches und kollektives Gefühl von »nicht überwundenem Kummer«, der vom ursprünglichen Trauma ausgeht. Dieser unbewältigte Kummer ist an einzelnen und an ganzen Gemeinschaften zu beobachten, die dann »fixiert, gestört, retardiert und entrechtet« wirken.[17]

Beim historischen Trauma stößt man auf eine weitere Gruppe von Symptomen, die auch beim Generationstrauma auftreten. Bei Kindern und Enkeln von Überlebenden eines Massentraumas beobachtet man eine höhere PTBS-Anfälligkeit als bei Gleichaltrigen und die psychische Stabilität ist bei diesen Menschen insgesamt reduziert.[18]

Überall auf der Welt fallen bei den Nachkommen von Menschen oder Gemeinschaften, die historische Traumata erlebt haben, bestimmte Ähnlichkeiten auf. Menschen aus solchen Gemeinschaften sind sozioökonomisch oft schlechter gestellt, leiden unter einer höheren Stressbelastung und einer schlechteren gesundheitlichen Verfassung. So ist es zum Beispiel bei den Palästinensern, die 1948 im Rahmen der Nakba aus Palästina vertrieben wurden.[19] Ähnliche Zusammenhänge werden auch in anderen Studien immer wieder deutlich, die beispielsweise die Verhältnisse bei den Ureinwohnern Nordamerikas oder bei Holocaust-Überlebenden der ersten und zweiten Generation in Israel und Kanada untersuchen.

Historische Traumata sind menschengemacht. Sie entstehen meist dadurch, dass eine Gruppe von einer anderen dauerhaft schlecht behandelt oder unterdrückt wird. Deshalb finden sie in der Regel kein sauberes oder schnelles Ende. In vielen Fällen sieht es so aus, als ob die Folgen des Traumas mit der Zeit immer wieder eine andere Gestalt annehmen oder sich auf unvorhersehbare Weise umschichten. Zum Beispiel, Soziologen sind der Meinung, das Trauma der Sklaverei, dem Generationen von Afroamerikanern ausgesetzt waren, habe direkt zu deren anhaltender sozialer und wirtschaftlicher Benachteiligung, zu Hass auf die Polizei, hohen Inhaftierungsraten und anderen Formen von institutionellem Rassismus geführt, mit denen sich schwarze Amerikaner heute konfrontiert sehen. In vielen überwiegend von Schwarzen bewohnten Vierteln sind die von Brave Heart aufgeführten Symptome eines historischen Traumas auch heute klar zu erkennen. Leider finden deren Erscheinungsformen (Depression, Wut, Alkohol-/Drogenmissbrauch und so weiter) noch heute kaum Verständnis oder Mitgefühl, sondern geben Anlass zu Ressentiments und diskriminierenden Maßnahmen.

Die Symptome eines kollektiven Traumas sind aber nicht nur in Gemeinschaften zu beobachten, die historisch gesehen solchen Formen der Unterdrückung ausgesetzt waren. Die Psychologin

und Sozialarbeiterin Joy DeGruy veröffentlichte ein Buch mit dem Titel *Post Traumatic Slave Syndrome: America's Legacy of Enduring Injury and Healing.* Darin beschreibt sie, wie sich ein ungelöstes kollektives Trauma über die ursprünglich betroffenen Menschen hinaus auswirkt. Die Hinterlassenschaft der Sklaverei und der anschließenden Entrechtung schwarzer Bürger, so DeGruy, führte dazu, dass viele weiße Amerikaner die Vergangenheit einfach verleugneten und sich nie eingestehen mochten oder konnten, dass ihre privilegierte Stellung durch die Hautfarbe bedingt ist.[20] Das passt zu einer Aussage Judith Hermans: »Verleugnung, Verdrängung und Dissoziation gibt es auf der gesellschaftlichen Ebene genauso wie auf der individuellen.«[21]
Erheblicher posttraumatischer Stress kann beim Einzelnen Verhaltensweisen entstehen lassen, die erst einmal als Anpassung angesehen werden können – zum Beispiel erhöhte Wachsamkeit als Überlebensstrategie. Wird dieses Verhalten jedoch unflexibel oder zwanghaft, sodass man eher von Fehlanpassung oder einer Störung sprechen muss, dient es nicht mehr dem Überleben, sondern kann es sogar erschweren.

Das Gleiche gilt für die kollektiven Symptome eines historischen Traumas.

Dr. DeGruy führt uns in ihrer Arbeit aufschlussreiche Beispiele vor Augen. Eines der vielen Traumata der Sklaverei bestand darin, dass die Familien auseinandergerissen wurden. Und selbst wenn sie zusammenblieben, lebten sie immer in der schrecklichen Angst, dass sie jederzeit voneinander getrennt werden konnten, Männer von ihren Frauen, Kinder von ihren Müttern. Es hing alles von den Launen ihrer Herren ab, denen es in erster Linie um ihren Profit ging und die solche Trennungen häufig durchführten, um starke Bindungen zwischen den Sklaven zu unterbinden, um sie zu isolieren und so zu demoralisieren und emotional zu schwächen, damit sie gar nicht erst aufbegehrten oder gar Aufstände anzettelten.

Verzweifelt versuchten die Menschen zu verhindern, dass ihre Kinder versteigert oder direkt verkauft wurden, denn das bedeutete meist eine dauerhafte Trennung. Deshalb wurde es bei den Müttern üblich, dass sie ihre Kinder schlechtmachten, wo es nur ging. Sie nannten ihre Kinder grundsätzlich dumm, schwach und arbeitsscheu.[22] Nicht einmal untereinander lobten sie ihre Kinder. Das wäre zu gefährlich gewesen, denn ein stolzes oder selbstbewusstes Kind zog mit großer Wahrscheinlichkeit die Aufmerksamkeit der Ausbeuter auf sich.

Diese Anpassungsstrategie breitete sich im Laufe der Jahrhunderte des Terrors in der gesamten farbigen Bevölkerung aus. Immer wieder wurden Eltern und Kinder einfach getrennt, offenbar in der Ansicht, dass ihr persönliches Leben und ihre Leiden völlig bedeutungslos seien. So kam es zu einer unausgesprochenen, aber sehr nachhaltig wirkenden Schlussfolgerung bei den Opfern der Sklaverei und den Generationen ihrer Nachkommen, bis schließlich, wie DeGruy sagt, eine kulturelle Norm daraus wurde, die bis heute besteht. In schwarzen Gemeinschaften, so DeGruy weiter, scheuen sich viele Eltern heute noch, ihre Kinder offen zu loben, sogar wenn sie stolz auf sie und ihre Leistungen sind. Dass viele schwarze Kinder ohne einen sicheren Glauben an ihren natürlichen Wert aufwachsen, liegt nach DeGruys Auffassung zum Teil auch an der nahtlosen Weitergabe dieses historischen Traumas.

Bei der weiteren Erforschung des transgenerationalen Erbes der Sklaverei und seiner Wirkung auf die heutige Familiendynamik stieß sie auch auf kulturelle Normen der Disziplin. In der Zeit der Sklaverei waren viele Eltern besonders strenge Zuchtmeister, die auch bei kleineren Vergehen schnell zu körperlicher Bestrafung bereit waren und sie sogar vorbeugend bei Kindern anwandten, die zu Widerspruch neigten. Dabei ging es zumindest teilweise darum, dass die Aufseher oder Herren gar nicht erst auf diese Kinder aufmerksam werden sollten, denn deren Strafen pflegten deutlich härter auszufallen und konnten sogar tödlich sein.

Auch diese Strategie ist als Antwort auf ein Trauma zunächst einmal eine sinnvolle Anpassungsleistung. Aber auch hier zeigte

sich wieder: Was als sinnvolle Überlebensstrategie bei schwerer Traumatisierung über Generationen begann, entwickelte sich schließlich zu einer Gewohnheit und Regel. Die einmal gewählte Strategie, Kinder mit ruppiger Sprache und körperlichen Strafen in Schach zu halten und zu disziplinieren, hat sich in den eineinhalb Jahrhunderten nach dem Ende der Sklaverei zu einer ganz eigenen transgenerationalen Erblast entwickelt.
Heute erweisen sich diese sozialen Gewohnheiten in afroamerikanischen Familien, aber auch bei vielen Angehörigen der weißen amerikanischen Arbeiterklasse, als sehr durchsetzungsstark, insbesondere bei Weißen aus dem Süden, deren Vorfahren bereits in der Vorbürgerkriegszeit arm gewesen waren. (Diese waren zwar nicht den Grauen der Sklaverei oder rassistisch motivierten Verfolgungen ausgesetzt, wurden aber aufgrund ihrer schwierigen wirtschaftlichen Verhältnisse und ihres niedrigen Bildungsstandes häufig inhaftiert und in die Lohnsklaverei getrieben, ganz abgesehen davon, dass sie zahlreiche körperliche Misshandlungen durch die Obrigkeit oder andere Kräfte außerhalb von Recht und Gesetz erdulden mussten.[23] Tatsächlich ist es unter Afroamerikanern heute noch üblich, sich gegenseitig humorvoll und mit einem gewissen Stolz von der Tracht Prügel zu erzählen, die man von den wohlmeinenden Eltern eingesteckt hat. Die Menschen erleben dabei ein Gefühl von Verbundenheit und Gemeinschaft.
Als wichtigste und beständigste Spätfolge der Sklaverei nennt DeGruy, das von ihr sogenannte posttraumatische Sklavensyndrom, dessen charakteristische Symptome sie so umschreibt:

- Mangel an primärem Selbstwertgefühl, Hoffnungslosigkeit, Depression und/oder selbstschädigendes Verhalten
- Zweifel, Misstrauen, Argwohn, negative Einstellung
- Zorn, Aggression oder Gewalttätigkeit gegenüber sich selbst, Gegenständen oder anderen; das können Familienmitglieder, Freunde oder Angehörige der kulturellen oder ethnischen Gruppe sein

- Erlernte Hilflosigkeit, Bildungsmangel, verzerrtes Selbstbild
- Starke Abneigung gegenüber der eigenen ethnischen Gruppierung, einschließlich ihrer Angehörigen, Bräuche und sonstiger Eigenheiten[24]

Doch nicht nur die Nachfahren der Opfer eines historischen Traumas zeigen diese Aversion gegenüber der eigenen Familie und Gemeinschaft oder machen sich die Ideologie und Taktik der Täter zu eigen. In ihrem Artikel »Children of Nazis: A Psychodynamic Perspective« legt Gertrud Hardtmann, Fachärztin für Neurologie und Psychiatrie, Psychoanalytikerin und emeritierte Professorin für Sozialpädagogik am Institut für Sozialpädagogik der Technischen Universität Berlin, ihre Beobachtungen aus vierzig Jahren psychoanalytischer Arbeit, Beratungstätigkeit und Selbsthilfegruppenleitung mit Kindern und Enkeln nationalsozialistischer Amtsträger und Funktionäre vor.[25] Die vergleichende Betrachtung der psychoanalytischen Protokolle offenbarte auffällige Übereinstimmungen hinsichtlich der Familiendynamik und der Weitergabe historischer Traumata, die im Körper und in der Psyche als »Täter« weiterleben.

Immer und immer wieder zeigte sich bei Kindern und Enkeln von Nationalsozialisten das schon von den Eltern gewählte Muster, das man psychoanalytisch »Verleugnung, Abspaltung, Projektion und projektive Identifikation zur Abwehr der Vergangenheit« nennen würde, das aber trotzdem eine Übertragung bewirkt. Weil diese Menschen in einer »quasi-psychotischen Welt« aufwachsen, »entwickeln sie bruchstückhafte und deformierte Ich-Grenzen und keinen stabilen Realitätssinn«.[26]

Ob wir von Opfern oder Tätern, Unterdrückten oder Unterdrückern sprechen – es scheint, dass auf Dauer niemand von kollektivem Leid verschont bleibt. Die Folgen historischer Traumata übertragen sich ohne Unterschied auf Kinder und Familien, Institutionen und Gesellschaften, Bräuche und Kultur, Werte und Ansichten. Kollektive Traumata bilden sich in sozialen Narrativen ab, lassen Brüche in der nationalen Identität entstehen und behindern die Entwicklung von Institutionen und die Bildung von Gemeinschaft und Kultur – genauso, wie ein persönliches Trauma die psychische Entwicklung eines heranwachsenden Kindes stören oder unterbinden kann.

Die Übermittlung eines transgenerationalen Traumas

In den Jahrzehnten nach dem Holocaust beobachteten Psychoanalytiker und Forscher anderer Sparten immer wieder ein interessantes Phänomen bei den Kindern und Enkeln jüdischer Überlebender. Selbst hatten sie den Holocaust nicht erlebt und die Eltern zeigten oft keinerlei Neigung, über die erlebten Qualen zu sprechen. (Dieses bei Überlebenden eines Massentraumas häufig zu beobachtende Verhalten wird auch als »Verschwörung des Schweigens« bezeichnet. Dabei kann es sich um ein Tabu handeln, oder es wird als erneute Traumatisierung empfunden, von diesen Dingen zu sprechen.) In der zweiten und dritten Generation traten dann vielfach posttraumatische Symptome ganz eigener Art auf. Bei diesen Menschen kam es überdurchschnittlich häufig zu einer PTBS und anderen psychischen Belastungen, wie Ängsten und schweren depressiven Episoden.

Hypervigilanz, eine erhöhte Neigung zu Angststörungen, starke Unruhe und Stimmungsschwankungen kamen bei Holocaust-Überlebenden verständlicherweise häufig vor. Als solche posttraumatischen Symptome bei deren Kindern überdurchschnittlich häufig beobachtet wurden, ging man anfangs davon aus, dass es sich um erlernte Verhaltensweisen handelte. Chronisch ängstliche oder gestresste Eltern schaffen häufig eine Atmosphäre, in der auch die Kinder Ängste entwickeln.

Doch die Forscher interessieren sich heute für mögliche weitere Übertragungswege transgenerationaler Traumata, die über das bislang Bekannte – erlerntes Verhalten, Generationen übergreifende Zyklen der Retraumatisierung und die von Generation zu Generation vererbten gesellschaftlich kodierten Reaktionen auf kollektive Traumata (wie sie in DeGruys Forschungsergebnissen sichtbar werden) – hinausgehen.

Dr. Rachel Yehuda, Professorin für Psychiatrie und Neurowissenschaft, leitet die Traumatic Stress Studies Division der Mount Sinai School of Medicine und forscht auf dem Gebiet der epigenetischen Einflüsse (damit sind Veränderungen der Genexpression durch nichtgenetische Faktoren gemeint) auf die Übertragung transgenerationaler Traumata. Sie und ihr Team führten eine Studie durch, in deren Rahmen die Gene von zweiunddreißig Holocaust-Überlebenden und deren Kinder analysiert wurden. Diese Analysen leitete Elisabeth Binder, Direktorin des Max-Planck-Instituts für Psychiatrie in München.

Die Ergebnisse erwiesen sich als sehr aufschlussreich. Stresshormon-Profile der Nachkommen von Holocaust-Überlebenden unterschieden sich von denen der Kontrollgruppe (ungefähr gleichaltrige jüdische Erwachsene, deren Verwandte der Verfolgung entgangen waren), was darauf hindeutet, dass es einen biochemischen Mechanismus für die deutliche Neigung zu PTBS, schweren Depressionen, Angststörungen und ähnlichen psychischen Leiden gibt. Bei Überlebenden und ihren Kindern war der Spiegel des Stresshormons Cortisol vergleichsweise niedrig. Dieses Hormon hat unter anderem die Funktion, den Körper nach Stress oder einem Trauma zu normalisieren. Bei den an PTBS Leidenden lag der Cortisolspiegel noch niedriger. Weitere Unterschiede beobachtete man an Überlebenden der zweiten Generation, bei denen es so aussah, als besäße das von den Eltern erlebte Massentrauma epigenetische Wirkungen. Anscheinend wurden hier Veränderungen des Stoffwechsels, wie eine vermehrte Neigung zu Fettleibigkeit oder Bluthochdruck vererbt.[27]

Darüber hinaus hatte das Trauma des Holocausts bei den Überlebenden und ihren Nachkommen eine Veränderung des FKBP5-

Gens ausgelöst. Dazu Elisabeth Binder: »Das FKBP5-Gen bestimmt, wie gut der Organismus auf Stresshormone reagiert, das heißt, es reguliert das gesamte Stresshormon-System. Dieses Gen wird durch Krankheitszustände wie PTBS und schwere Depressionen verändert und inzwischen auch mit intergenerationalen Effekten in Verbindung gebracht.«[28]

Die Neurobiologin und Epigenetikerin Isabelle Mansuy, stellvertretende Leiterin des Instituts für Neurowissenschaften an der Eidgenössischen Technischen Hochschule in Zürich, hat mit ihrem Team die epigenetische Wirkung von Stress auf Verhalten und kognitive Leistung von Mäusen untersucht. Insbesondere betrachteten sie das Verhalten, den Hormonhaushalt und die epigenetischen Marker männlicher Mäuse, die von Geburt an und bis zum Alter von vierzehn Tagen wiederholt von ihren Müttern getrennt wurden und zwar zu willkürlichen Zeitpunkten und für eine unbestimmte Zeit. Nach diesen ersten vierzehn Tagen wurden sie nicht mehr von ihren Müttern getrennt, und konnten ohne weiteren externen Stress ganz natürlich aufwachsen.

Trotz dieser relativ kurz erscheinenden Stressphase traten bei den ausgewachsenen Männchen später PTBS-artige Symptome auf. Sie waren immer wieder mal schreckhaft oder wirkten in sich gekehrt und isoliert. Weitere Untersuchungen ergaben noch mehr Besonderheiten. Es wurden fünf mit dem Verhalten assoziierte genetische Marker betrachtet, von denen einer mit der Regulierung des Serotoninhaushalts zu tun hat und ein anderer mit der Regulierung eines wichtigen Stresshormons. Mansuys Team fand heraus, dass diese fünf Gene bei den Versuchsmäusen entweder überreagierten oder zu schwach reagierten. Es wurden noch weitere epigenetische Veränderungen im Zusammenhang mit dem Stoffwechsel beobachtet.

Bezeichnenderweise zeigten sich bei den Nachkommen dieser Männchen die gleichen posttraumatischen Verhaltenseigentümlichkeiten und die gleichen genetischen Abwandlungen, obgleich sie von ihren Müttern ganz normal (also ohne Trennung) aufgezogen wurden und auch kaum ein Einfluss von den Männchen ausging, was bei Mäusen völlig normal ist. Diese zweite Generation gab dann diese genetisch- und verhaltensbedingten Besonderheiten an die dritte weiter.

Um auszuschließen, dass soziale Faktoren hier eine Rolle spielten, wurde genetisches Material aus dem Sperma der ersten Generation von Versuchsmäusen extrahiert und befruchteten Eizellen nicht traumatisierter Weibchen injiziert. Die Jungen zeigten dann posttraumatische Symptome und bestimmte Probleme mit dem Stoffwechsel, obwohl sie keinen besonderen Stressfaktoren ausgesetzt waren – und auch sie gaben diese Eigentümlichkeiten wieder an die nächste Generation weiter.

Aus der Studie ergab sich eine sehr weitreichende Schlussfolgerung: Traumawirkungen werden vererbt und wirken sich im Leben der Nachkommen noch Generationen später aus. Daraus ergibt sich eine weitere Frage: Geht von menschlichen Vätern, selbst wenn sie an der Erziehung ihrer Kinder nicht beteiligt sind, womöglich ein Einfluss auf deren Leben aus, den wir noch gar nicht kennen?[29]

In den frühen Morgenstunden des 3. März 1991 wurde in Los Angeles ein afroamerikanischer Taxifahrer namens Rodney King festgenommen. Er war mit zwei Freunden unterwegs gewesen, Bryant Allen und Freddy Helms. Sie hatten Basketball geschaut und getrunken. Er war durch zu schnelles Fahren aufgefallen, wurde verfolgt und lieferte sich mit den Verkehrspolizisten eine wilde Verfolgungsjagd, zuerst auf dem Freeway, dann durch die stark frequentierten Straßen eines Wohnviertels. Etliche Streifenwagen und ein Polizeihubschrauber beteiligten sich an der Jagd, und nach acht Meilen wurde King schließlich gestellt und festgenommen. Hier im grellen Licht des Helikopter-Suchscheinwerfers und umgeben vom Höllenlärm des Rotors wird Rodney King von mindestens vier uniformierten Polizisten brutal zusammengeschlagen. Der in Sichtweite wohnende George

Holliday nimmt seine Videokamera zur Hand und drückt auf »Aufnahme«. Am Beginn der Aufnahme sieht man King inmitten von acht Polizeibeamten am Boden liegen. Von seinem Körper ausgehende Taser-Drähte sind deutlich zu erkennen. Er hat zwei dieser Elektroschocks abbekommen.

King rafft sich auf und versucht wegzulaufen; vor Gericht wird später argumentiert, er habe Widerstand leisten wollen. Ein heftiger Schlag mit dem Gummiknüppel streckte ihn wieder zu Boden. Polizisten dringen von allen Seiten auf ihn ein, und King gelingt es zwar, sich wieder auf die Knie zu erheben, aber er wird mehrmals erneut zu Boden geschlagen. Man sieht, wie die Beamten ihre Schlagstöcke hoch in die Luft erheben, bevor sie damit auf dem am Boden liegenden unbewaffneten Mann einschlagen. Rodney King wird mehrmals getreten und Dutzende Male mit Gummiknüppeln geschlagen. Danach werden ihm Handschellen angelegt und die Polizisten schleppen den auf dem Bauch liegenden Mann von der Straße, bis er nicht mehr zu sehen ist.

Zwei Tage nach Kings Festnahme meldete sich George Holliday beim Polizeipräsidium von Los Angeles und berichtete von der Videoaufnahme, die er gemacht hatte. Da sich niemand dafür interessierte, wandte er sich an einen lokalen Fernsehsender. Sein Video wurde gesendet und machte unübersehbar auf ein Problem aufmerksam, das betroffene Bürgergruppen und Aktivisten schon seit Jahrzehnten immer wieder vorgebracht hatten: der brutale Umgang der Polizei mit schwarzen Männern in den Vereinigten Staaten.

Die Story gelangte bis in die landesweiten Nachrichten. Die Schwere und Dringlichkeit des Falls veranlasste die zuständige Staatsanwaltschaft, formelle Ermittlungen gegen vier der an Kings Festnahme beteiligten Polizeibeamten einzuleiten.[30] Alle vier wurden angeklagt und wegen tätlicher Übergriffe und unverhältnismäßiger Gewaltanwendung vor Gericht gestellt. Am 29. April 1992 endete der Prozess. Alle vier Angeklagten wurden freigesprochen.

Als das Urteil bekannt wurde, kam es in Los Angeles zu Krawallen, Massenprotesten und Demonstrationen, und die Unruhen hielten sechs Tage an. In ihrem Verlauf kam es zu Plünderungen, Brandstiftung und vielen Verletzten. Es waren sogar Tote zu beklagen. In der Folge gab es Massenverhaftungen, und die Polizei von Los Angeles war nicht mehr Herr der Lage. Daraufhin setzte man die kalifornische Nationalgarde und eine Abteilung der US-Marines ein, um dem ganzen Aufruhr schließlich nach einer Woche ein Ende zu bereiten.

Rodney Kings Verhaftung und die auf die Polizeigewalt folgenden Demonstrationen wirken mehr als ein Vierteljahrhundert später noch nach. Heute eifern viele Graswurzel-Journalisten George Hollidays Beispiel nach und filmen exzessive Gewaltanwendung von Ordnungskräften gegen farbige Menschen, um ihre Aufnahmen anschließend der Öffentlichkeit zur Verfügung zu stellen. Aktivisten erheben ihre Stimme, Protestierende demonstrieren, und wo keine Lösungen für das ganze Unrecht und Leid gefunden werden, kommt es zu Krawallen.

Wenn wir uns einmal ansehen, welche Gruppierungen in die Unruhen von Los Angeles hineingezogen wurden, waren es vor allem Farbige, insbesondere Schwarze und Hispanoamerikaner. An diesen Menschen waren mehr oder weniger deutlich die Symptome erkennbar, auf die Dr. Brave Heart bei ihren Forschungen zum historischen Trauma gestoßen war. Im Vergleich zu überwiegend weißen Gesellschaftsschichten waren sie sozial und wirtschaftlich schlechter gestellt; Drogen- und Alkoholmissbrauch, aber auch andere posttraumatische Symptome wie nicht bewältigte Trauer kamen bei ihnen häufiger vor. Und sie neigten wie individuelle Traumaopfer dazu, erneut Opfer von Übergriffen zu werden.

Das ganze Land hatte gesehen, was Rodney King widerfahren war. Ein Mob physisch weit überlegener weißer Männer hatte einen schwarzen Mann eingekesselt, brutal zusammengeschlagen und dann weggeschleppt. Und sie wurden für dieses Verbrechen nicht bestraft.

Eigentlich handelte es sich um Lynchjustiz. Im kollektiven Gedächtnis einer traumatisierten Volksgruppe stehen die Ereignisse für den Terror und das Unrecht, die sie im Laufe vieler Generationen immer wieder erlebt und erlitten haben. Der so entstandene Kummer und Schmerz reicht so tief, dass er kaum noch zu verorten oder zu beschreiben ist.

Als das Video von Rodney Kings schwerer Misshandlung über die Bildschirme flimmerte, löste sie wie der Stolperdraht einer Mine den ganzen unbewussten kollektiven Schmerz aus. Anfangs sah es so aus, als würde endlich ein öffentlicher Dialog über diese Thematik in Gang kommen, aber als die Vollzugsbeamten vom Vorwurf der unverhältnismäßigen Gewaltanwendung freigesprochen wurden (obwohl die Spuren der Gewaltanwendung an Kings Körper nur allzu deutlich erkennbar waren), brach sich der ganze Schmerz in gewaltsamen Ausschreitungen Bahn. Manchmal kennt man die Auslöser einfach nicht und es kommt zu plötzlichen explosiven Reaktionen. Die Massenunruhen waren für Los Angeles das, was ein Albtraum für einen traumatisierten Veteranen ist.

Ungelöste Vergangenheit wird zum Schicksal: Sie wiederholt sich.

5

Die Weisheit des kollektiven Traumas

Verzweiflung, von bergender Achtsamkeit umgeben,
lässt uns unmittelbar dem Dunklen in uns selbst
und der Welt begegnen.

Miriam Greenspan
Healing Through the Dark Emotions

Ich sehe, wie die Welt allmählich in eine Wildnis verwandelt wird. Ich höre den nahenden Donner, der auch uns vernichten wird. Ich kann das Leiden von Millionen spüren. Und dennoch glaube ich, wenn ich zum Himmel blicke, dass alles in Ordnung gehen und auch diese Grausamkeit ein Ende finden wird. Dass wieder Ruhe und Frieden einkehren werden.

Anne Frank
Tagebuch (Eintrag vom 15. Juli 1944)

Stellen wir uns unsere Vorfahren als einen großen sehr alten Wald vor, in dessen Wurzelwerk auch wir eingebunden sind. Die Wurzeln verbinden uns miteinander und mit der Erde, wie sie es schon lange vor dem Auftreten unserer Spezies getan haben. Sie verbinden uns mit dem Leben selbst. Sie gehören zu unserem kollektiven Nervensystem, und unsere Leben und Tode mögen sich noch so fern voneinander abspielen, es gibt dennoch keine zwei Menschen, die gänzlich unverbunden oder überhaupt nicht verwandt wären. Der gemeinsame Ursprung verbindet uns.

Ganz so, wie die Verfassung unseres individuellen Nervensystems in gewissem Maße darüber bestimmt, wie gut es uns geht und wie es um unsere Funktionsfähigkeit bestellt ist, lässt der Gesundheitszustand unserer kollektiven Wurzeln darauf schließen, wie weit menschliche Gemeinschaften und Gesellschaften in der Lage sind, sich auf kulturelle Umbrüche oder den Klimawandel einzustellen. Ein kollektives Trauma, etwa in Form von durch einen Krieg hinterlassenen gemeinschaftlichen Narben, ist wie ein scharfer Spaten, der diese Wurzeln kappt, sodass wir voneinander und jeder von sich selbst abgeschnitten werden. Das Trauma zerschneidet das, was uns an Heim und Heimat bindet, liefert uns dem Schmerz der Vereinsamung aus, dem endlos wiederholten Schmerz der verleugneten Vergangenheit. Karmische Leiden wiederholen sich, das Trauma wird von einer Generation an die nächste vererbt – bis es endlich den notwendigen Raum und die Aufmerksamkeit bekommt, um klar betrachtet werden zu können; bis wir es uns so zu eigen machen, damit es heilen kann.

Es wird integriert, und durch diesen Integrationsprozess finden wir zu einer innigeren Form der Beziehung zu uns selbst und anderen. Wir werden dazu veranlasst, am bewussten Wir-Raum teilzuhaben. Das stärkt unsere Wurzeln und unser Gefühl zu Hause zu sein, egal an welchem Ort wir uns gerade befinden.

Technologie, Trauma und der kollektive Schatten

Durch den rasanten technischen Fortschritt ist der Zugang zum Internet heute für sehr viele Menschen zur Selbstverständlichkeit geworden. Das hat radikale gesellschaftliche Veränderungen mit sich gebracht und hat viele Vorteile, zum Beispiel, dass wir unmittelbar kommunizieren können, auch über größte Entfernungen hinweg. Wir können dank unserer Technologie das unglaubliche Innovationsgeschehen mitverfolgen und daran teilhaben. Diese größere Verbundenheit erlaubt es uns, dass wir uns vernetzen, organisieren und engagieren. Das sind die offensichtlichen Aspekte dieses globalen Gehirns namens Internet. Doch das globale Gehirn synchronisiert nicht nur das, was wir bewusst miteinander tun, sondern auch alles, was wir unbewusst miteinander tun.

Unsere Smartphones und Tablets konfrontieren uns mit einem ständigen Informationsfluss über die Traumata in unserer näheren Umgebung und in der ganzen Welt. Diese Nachrichten und Impulse gelangen durch das Fernsehen, durch Reportagen, Online-Videos und die sozialen Medien direkt zu uns. Wenn wir in uns bewusst Raum dafür schaffen, kann dieser Energiestrom dafür sorgen, dass wir globale Leiden deutlicher wahrnehmen und aktiv darauf eingehen. Solange wir jedoch noch nicht fähig sind, diesen Raum in uns zu schaffen, wird das Dauerfeuer der von den Leiden und Verletzungen in dieser Welt ausgehenden Impulse eher dafür sorgen, dass wir noch mehr abstumpfen und uns absondern.

Wie sollen wir diese Ströme von Trauma-Energie verarbeiten? Geschichten von Gruppenvergewaltigungen an Frauen und Mädchen in Indien. Bilder von sterbenden Männern, Frauen und Kindern nach Giftgasangriffen in Syrien. In Libyen angeschwemmte Leichen von auf der Flucht ertrunkenen Kleinkindern. Wir machen innerlich zu und können diese Energien nur noch mental aufnehmen. Um sie wirklich verdauen zu können, müssten wir ganzheitlich, also intellektuell, emotional, körperlich und spirituell beteiligt sein.

Das Medium, das wir nutzen, um Fotos von unseren Haustieren zu teilen und uns mit Angehörigen und Freunden auszutauschen, ist zugleich eine Plattform für den stetigen Austausch unbewusster Inhalte. Breite und Schnelligkeit des Informations-(Energie-) Flusses nehmen rasend schnell zu, und das setzt unser Nervensystem unter immensen Druck. Auch die Nachrichten über traumatische Ereignisse weltweit nehmen sehr schnell zu. Die Technologie verlangt also nicht nur, dass wir uns neue Fertigkeiten aneignen, sondern macht es auch dringend notwendig, dass wir uns der kollektiven Schattenarbeit widmen.

Wie wir im dritten Kapitel erörtert haben, offenbart die mystische Betrachtungsweise, dass das Licht (oder die Energie oder der Impuls) des menschlichen Willens die Wirbelsäule entlang fließt und dabei der Individuations-Schleife folgt: Neugier lässt das Licht nach außen schweifen, Angst führt es zurück in Richtung Sicherheit. In einer gesunden Beziehung zwischen Eltern und Kind fühlt sich das Kind sicher und gut aufgehoben, kurzum geliebt. Die Geborgenheit in dieser Liebeshülle ist wie fruchtbarer Boden. Das innere Feld des Kindes, eine Matrix aus Raum, Zeit, Rhythmus (R-Z-R) und Wahrnehmung, kann sich darin entwickeln, synchronisieren und ein Ganzes bilden.

Ohne diese Erfahrung von Geborgenheit und einer gesunden Beziehung kann sich die Matrix des Kindes nicht stabilisieren. Es wird Mühe haben, andere Menschen, die Welt und sich selbst richtig wahrzunehmen. Das innere Feld ist dann irgendwie nicht richtig synchronisiert und das Kind wird sich getrennt und abgekoppelt fühlen. Stattdessen entsteht ein Traumafeld.

Unsere Gesellschaft ist von Trauma-Energie beherrscht, und wohin das führt, sehen wir überall. Unsere Weltanschauungen sind komplett unterschiedlich, unsere Auffassungen von Realität driften auseinander, und vieles nehmen wir verzerrt war. Viele fühlen sich von ihrem Körper und unseren kollektiven Wurzeln abgetrennt. Wir spüren unsere Vorfahren nicht mehr, und es fällt uns schwer, miteinander präsent und verbunden zu sein. Wir führen ein nicht zukunftsfähiges Leben in einer nicht zukunftsfähigen Gesellschaft. Wir sind abgeschnitten von der Gegenwart der Zukunft.

Das alles sind Traumafolgen, aber sie lassen sich abmildern oder heilen und letztlich in Resilienz überführen. Entwicklung und Integration vermitteln dem Menschen zunehmend das Gefühl, zur rechten Zeit am rechten Ort zu sein. Quer durch diese vieldimensionale Raumzeit sind wir alle miteinander verbunden und durch transpersonale Entwicklung werden wir uns dieser essenziellen Verbundenheit bewusst. Die Raumzeit ist intelligent; sie ist die »Cloud« des menschlichen Datenstroms, die Grundlage für Beziehungen und das Einfließen des Lichts der Zukunft.

Wenn genügend Struktur vorhanden ist, um den Zustrom von durch Lebenserfahrung generierter Energie zu bündeln, bleibt das System kohärent. Kohärenz schafft Resilienz und Resilienz befähigt uns, auch in schwierigen Situationen präsent und verbunden zu bleiben. Kohärenz erzeugt ein stabiles vierdimensionales Feld beziehungsweise eine Matrix (R-Z-R), und Resilienz erlaubt die Wiederherstellung der Kohärenz, wenn sie unterbrochen wurde. Eine stabile innere Matrix (siehe Kapitel 1) schafft eine vertikale Verbindung zu unseren Vorfahren und zum Ursprung und in der horizontalen Beziehung zu unseren Mitmenschen. Damit gewinnen wir den inneren und äußeren Raum, den wir benötigen, um uns mit dem Rhythmus des Ganzen abzustimmen. Außerdem erlaubt uns ein stabiles, gut entwickeltes R-Z-R die Synchronisation mit dem kollektiven R-Z-R. Wir gleichen uns dem kollektiven Strom von Energie, Information, Arbeit, Empathie, Mitgefühl, Liebe und Präsenz an, und das ist die Grundlage unserer kollektiven Intelligenz und gemeinsamen Evolution.

Viele Menschen haben das Gefühl, nicht auf derselben Wellenlänge zu sein, wenn sie versuchen, mit anderen eine Verbindung herzustellen. Wenn Stress und traumatische Trigger uns zurückwerfen, stoßen wir dabei auf die Trauma-Energie unseres jüngeren, weniger weit entwickelten Ichs, das nicht so recht mit unserem erwachsenen Ich im Einklang ist. Wir harmonieren in unseren Aktionen und Reaktionen dann nicht mehr mit den anderen ringsum und mit dem am weitesten entwickelten Teil unseres Selbst.

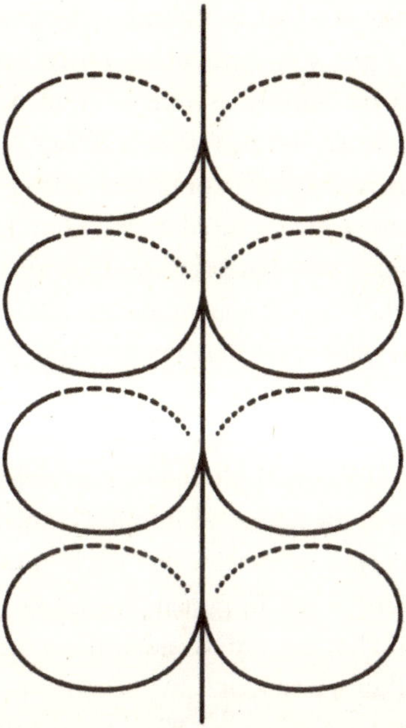

Individuations-Schleifen der sich entwickelnden Wirbelsäule.
Jede Schleife leitet Energie die Wirbelsäule hinauf und verankert sie zugleich in den früheren Stufen der Entwicklung.

Ein Entwicklungstrauma, das oft über Generationen wirksam bleibt, hemmt die Transformation von Licht (Seele, Wille, Energie) in Struktur, und das unterbindet oder verzögert die Entstehung von Kohärenz und Resilienz. Die Intensität dieser Erfahrungen überfordert uns so, dass unsere Beziehungen Schaden nehmen können. Ohne gesunde Beziehungen ist unser Überleben gefährdet oder kann uns zumindest gefährdet erscheinen. Die mit den Wechselfällen des Lebens verbundenen Energien können dann nicht ungehindert in uns fließen, sondern stauen sich an Trauma-Punkten und lösen Traumasymptome aus.
Ohne eine stabile 4D-Matrix können wir unsere Innen- und Außenwelt nicht genau wahrnehmen. Diese Matrix ist wie die glatte Leinwand im Kino der inneren Wahrnehmung. Durch diese Klarheit können wir in uns den Raum schaffen, den wir für Einstimmung und Präsenz brauchen, damit wir ein höheres Gefühl der Orientierung erfahren können und für unsere wahre Zukunft zugänglich werden. Trauma lässt diese Leinwand in Bruchstücke zerfallen und hebt seine Stetigkeit auf, sodass die Wahrnehmung verfälscht wird und uns von der Welt und anderen Menschen trennt. In der Folge entsteht eine Art Entkörperung, und wenn die das kollektive Feld erfasst, führt dies zu einer Kultur, die sich durch Spaltung definiert. Die vielen Entstellungen und Verzerrungen, zu denen es durch Traumata kommt, sind noch nicht weit genug erforscht. Wir müssen uns noch genauer ansehen, inwiefern diese Fragmentierung die Propriozeption oder Eigenwahrnehmung unterbindet, die klare Verortung des eigenen Ichs in Raum und Zeit.
Kairos ist im altgriechischen ein Wort für die Zeit. Ein anderes Wort, *Chronos*, bezieht sich auf die chronologische Zeit und ihre quantitative Natur. Kairos bezeichnet dagegen eher qualitative Aspekte, wie etwa den günstigsten Augenblick für ein bestimmtes Handeln. Kairos erfüllt sich vor dem Hintergrund eines synchronisierten Feldes, das ständig im Fluss ist und in dem dieser Fluss immer zugänglich ist. Raum, Zeit und Rhythmus sind syn-

chronisiert, und was wir als Synchronizität bezeichnen, ist hier der Grundzustand. Der ideale Augenblick steht uns immer klar vor Augen, weil wir selbst klar sind.

Wenn wir uns in der Kohärenz zusammenfinden und ein synchronisiertes kollektives Feld entsteht, bildet sich ein stärkeres Bewusstsein der Gruppenpräsenz. Ein erhöhtes Gruppenbewusstsein vervielfacht den Datenstrom bei den Einzelnen, und das wiederum hebt die kollektive Intelligenz auf eine neue Stufe. Das ist das, was wir hier »Presencing« nennen. Dr. Otto Scharmer definiert diesen Begriff so:

> *Presencing basiert auf einem inneren Ortswechsel. Presencing heißt: die Wahrnehmung aus dem Gefängnis der Vergangenheit zu befreien und sie aus der Zukunft agieren zu lassen. Das heißt, Sie verlagern buchstäblich den Ort, von dem aus Ihre Wahrnehmung agiert, an einen anderen Ort. Presencing heißt praktisch, dass Sie sich auf eine sehr reale Weise mit Ihrer »höchsten zukünftigen Möglichkeit« verbinden und sie anwesend werden lassen.*[1]

Viele von uns haben diesen Dimensionswechsel bereits als Wir-Raum oder Gruppenresonanz erlebt, und selbst wenn das noch nicht der Fall war, können wir die Möglichkeit zumindest erahnen. Durch eine gemeinsame Absicht, bewusste Einstimmung und Presencing bekommen wir Zugang zu diesem besonderen Gruppenbewusstsein. Möglicherweise trägt das polyvagale Nervensystem dazu bei, dass dieses Gruppen-Presencing möglich wird, und öffnet damit das Portal zu einer noch höheren Beziehungsebene, die von der Evolution bereits angelegt wurde.

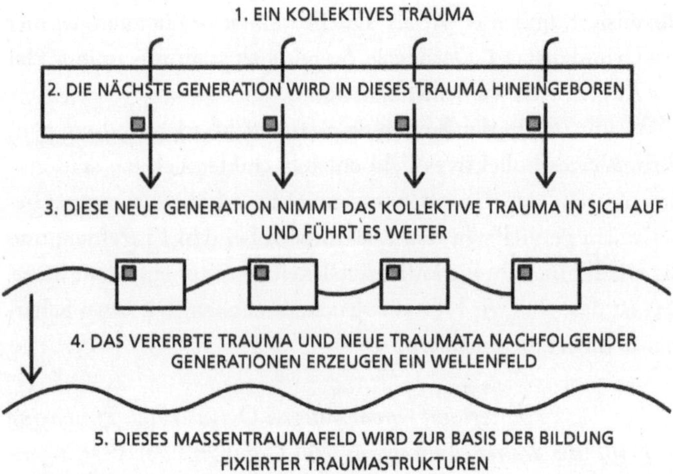

Ein kollektives Traumafeld mit Schichten aus mehreren Generationen

Die kollektive Trauma-Matrix

Individuelle Traumata müssen vor dem Hintergrund eines sozialen Traumas gesehen werden: Sie sind miteinander verquickt und speisen sich aus der gleichen Quelle. Die vierdimensionale Innenwelt jedes Einzelnen ist irgendwo in den Frequenzen des sozialen Umfelds angeordnet. Ein holographisches Wellenfeld ist eine geschachtelte Matrix, das heißt, ein komplexes System ist in einem größeren noch komplexeren System enthalten, und dieses wiederum in einem noch größeren und noch komplexeren und so weiter. Wie sich eine persönliche Biographie in der Kohärenz des individuellen Feldes abbildet, so gestaltet sich ein kollektives Feld nach seiner Geschichte und seinen Rahmenbedingungen. Herrschen nun in diesem Feld die energetischen Schichten historischer und transgenerationaler Traumata vor, sind die in diesem Feld lebenden Menschen anfälliger, sodass es leichter zu weiteren Traumata kommt.

Wenn sich eine neue Seele verkörpert, dann auf dem Weg durch die energetischen Frequenzen des elterlichen Feldes, die Generationen-Schichten des Vorfahren-Feldes und die archäologischen Schichten des kollektiven Feldes. In diesen Feldern abgelagerte Trauma-Energien sind so etwas wie in der »Nachzeit« verwahrte karmische Päckchen. Vorausgehende Generationen haben dieses Material in die kollektive Cloud hochgeladen und von dort aus laden nachfolgende Generationen es herunter. Die frisch ankommende Seele erbt diese karmischen Päckchen mitsamt den R-Z-R-Dissonanzen, die sie erzeugen. Wenn also die Gesamtmatrix voller übrig gebliebener Holocaust-, Sklaverei- oder Apartheid-Päckchen ist, werden alle in dieses Feld hineingeborenen Seelen von dieser Energie geprägt.
Historische Traumata sind von großem Einfluss auf die Evolution einer Kultur – im gleichen Sinne wie ein Entwicklungstrauma Wachstum und Entwicklung eines Kindes prägt. Die dichteren Energien der nicht integrierten Vergangenheit erstarren und kristallisieren, was sich über epigenetische Effekte der Biomasse mitteilt und sich »stromabwärts« als verminderte Beziehungsfähigkeit manifestiert. In einer von historischem Trauma betroffenen Kultur zeigen sich diese Effekte über etliche Generationen mitsamt einer mehr oder weniger deutlich ausgeprägten Beziehungsunfähigkeit.
Im Traumafeld sind große Anteile der Energie stark voneinander getrennt und in den Schatten abgedrängt. Sie sind wie in dunklen Wassern versunken und für die Angehörigen der Gesellschaft praktisch unsichtbar, während die von ihnen hervorgebrachten Symptome ins Auge springen. Für die in dieses Feld hineingeborene und in ihm aufwachsende nächste Generation und ihr Nervensystem ist dieses Feld nicht sichtbar. Seine Wirkungen und Strukturen jedoch sind von Anfang an so selbstverständlich gegeben, dass alle sie für normal halten. Es ist eine unbemerkte Konditionierung, die es den Angehörigen dieser Gemeinschaft oder Gesellschaft praktisch unmöglich macht, das dunkle

Gewässer wahrzunehmen oder auch nur zu spüren, selbst wenn sie intellektuell erkannt haben, dass es vorhanden sein muss.

Energie wird Struktur, auch die von einem Kulturtrauma erzeugte Energie. Die unbewussten Strukturen, die das Trauma in diesem Feld entstehen lässt, sind dann wie eine Art Wasser, in dem wir leben, und wir sind wie Fische, die darin schwimmen und sich gelegentlich fragen, was es wohl mit diesem Wasser auf sich haben mag, von dem man gerüchteweise hört. Aber anders als das Wasser in diesem bildhaften Vergleich haben Traumastrukturen etwas Erstarrtes und Fixiertes. Sie sind nicht empfänglich für Neues, für die schöpferische Bewegung des Lebens. Die im Schatten gehaltenen Symptome begründen eine kollektive Disposition zu weiterer Traumatisierung, und diese Tendenzen verdichten sich zu traumabedingten gesellschaftlichen Übereinkommen. Außerdem sind Traumastrukturen instabil und sorgen irgendwann für den Ausbruch von Gesellschaftskrisen.

Traumatisierte Gesellschaften bewegen sich nicht in einem Feld der Kohärenz, sondern in einem Feld der Interferenz, der Störungen oder Überlagerungen. Wenn das letzte Trauma in einer Region mehr als eine oder zwei Generationen zurückliegt, können die Interferenzen oder Überlagerungen einen falschen Eindruck erzeugen. Über die Schichten der seit Generationen bestehenden Verleugnung und Spaltung kann sich ein Anschein von Zivilisiertheit und Wohlanständigkeit gelegt haben, unter dem das generalisierte Misstrauen, die Abscheu oder der Hass – allesamt kollektive posttraumatische Symptome, die ungelöst bleiben – kaum noch auszumachen sind. Nach einem historischen Trauma errichtet man vielleicht Mahnmale zu Ehren der Opfer oder man überdenkt oder reformiert die Politik, und manche alte und überholte gesellschaftliche Gepflogenheit wird überprüft und geändert. Womöglich gehen dann Jahre ins Land, in denen kaum ernst zu nehmende Zwischenfälle zu verzeichnen sind. Aber was in den Schatten gedrängt wurde, liegt im Halbdunkel und wird nicht überprüft oder sogar bestritten, und es ist nur eine Frage der Zeit, bis das alles wieder hochkommt und es zu neuen gesellschaftlichen Krisen und destruktiven Umbrüchen kommt.

Ungelöste Vergangenheit wird Schicksal. Der Schatten muss ans Licht. Durch bewusste Aufarbeitung des Traumas können wir uns jedoch neue Möglichkeiten schaffen, die den Ausblick auf eine neue Zukunft eröffnen.

Kollektive Symptome

Ein erfahrener und einfühlsamer Traumatherapeut erkennt bei einem Patienten die Symptome eines Traumas und kann sie bis zu ihrem Ursprung zurückverfolgen. Kann man die Symptome eines kollektiven Traumas ebenso sicher erkennen? In dieser Welt zunehmenden Leids bedarf es offenbar einer ganz neuen Art von Sachverstand.

Traumasymptome können sich in Form einer Regression in frühere Entwicklungsstadien äußern. Wenn wir unser Leben bedroht sehen, greifen wir auf die von der Evolution geschaffenen primären Sicherheitstaktiken zurück. In der Zeit, in der wir noch weitgehend auf dieser frühen Stufe der Entwicklung existierten, stellten Fremde solch eine Bedrohung dar. Alle nicht zu unserem Clan oder Stamm gehörenden Menschen wurden als Bedrohung empfunden, und diese Furcht diente unserem Überleben. Sie schweißte uns zusammen und förderte die übergeordnete Fähigkeit zur Zusammenarbeit, Planung, Organisation und Verteidigung der Gruppe gegen Überfälle von außen.

Jahrtausende sind seit dieser Zeit vergangen, in der die allermeisten Menschen tagtäglich um ihre Sicherheit besorgt sein mussten, aber wenn heutzutage alte Schichten kultureller Traumata reaktiviert werden, greifen selbst die von Fortschritt bestimmten Gesellschaften auf die primitiven Antriebe dieser früheren Evolutionsstufen zurück. Von dort aus sehen wir den Fremden als tödliche Bedrohung und als jemanden, dem nichts zusteht. Wir sehen ihn als wirklich wesensfremd. Bevor wir uns auf Einzelne oder Gruppen Unbekannter einlassen können, müssen wir uns erst einmal mit unserer Übervorsicht und dem Wunsch nach Distanz auseinandersetzen.

Wir tragen diese von der Evolution geschaffene Vorsicht in uns und sie gewährt uns ein gewisses Sicherheitsgefühl. Aber nach einem schweren Trauma werden wir hypervigilant, also überwachsam und übervorsichtig. Wir haben das Gefühl, dass unser Leben bedroht ist. Wir projizieren unsere Ängste und unser Misstrauen auf den Fremden, den Ausländer, den Migranten oder den Flüchtling, als wäre unsere Existenz von der bloßen Anwesenheit dieser Leute bedroht.

Wie das individuelle Trauma, löst auch ein gesellschaftliches Trauma eine Epidemie von Übererregung und Abstumpfung aus und lässt die Neigung zu kollektivem Nichtwahrhabenwollen, zur Abspaltung und Verdrängung wieder aufleben. Jede dieser Tendenzen entspricht einem ganz bestimmten Wellenmuster, das durch die ganze Gesellschaft wogt, wie Wellen, die sich in einem Gewässer ausbreiten. Je einheitlicher diese Muster werden, desto stärker ist das von ihnen erzeugte Feld. So wird das Traumafeld zu einem morphischen Feld, einem dunklen Raum, der immer mehr kollektiven Schatten generiert, in dem wir alles abladen, was wir an uns nicht ertragen können. Traumafelder sind kollektive Verzerrungen von Raumzeit und Wahrnehmung – Poltergeister und Teufel, kollektive Projektionen und rasend schnell um sich greifender Wahn treiben hier ihr Unwesen.

Ihre Interferenzmuster sorgen dafür, dass wir in verschiedenen Welten leben.

Neben der allgemeinen Übererregung in Ländern, die Konflikte miteinander auszutragen haben, existiert eine ebenso allgemeine Gleichgültigkeit und Verweigerung jeglichen Engagements. Die auf ein Trauma folgende Betäubung beschädigt unsere Selbstwahrnehmung und lässt unsere Bereitschaft zum Mitgefühl schwinden. Durch Desinteresse und Beziehungslosigkeit kommt es dann leicht zu weiteren Gräueln, und das Ganze wird schließlich zum Teufelskreis, in dessen Verlauf weitere Traumata entstehen.

Kollektive Tendenzen

Viele Symptome einer kollektiven Traumatisierung breiten sich in alle Bereiche einer Gesellschaft hinein aus. Zwei oder drei Generationen können dann möglicherweise von ihrer eigenen Biographie her keinerlei Verbindung zu einem historischen oder Generationen übergreifenden Trauma mehr herstellen, aber sie sind in dieses Feld hineingeboren worden, und im kollektiven Unbewussten ist es stets präsent. Die Folgen eines Traumas zeigen sich im Leben dieser Menschen als Gedanken und Verhaltensweisen, als das, was sie tun oder unterlassen.

Solche Symptome entwickeln sich zu sozialen Tendenzen wie zum Beispiel einer kollektiven emotionalen Taubheit aufgrund der Verleugnung des historischen Traumas einschließlich seiner ursprünglichen Ursachen und Folgen. Kollektive Taubheit kann sich in Form von Drogenmissbrauch, Ess-, Sex- und Vergnügungssucht, übermäßigem Medienkonsum und auf viele andere Arten äußern. Insgesamt handelt es sich um ein kollektives Taubstellen gegenüber der Krise, aber dadurch eben auch gegenüber möglichen Heilungsansätzen.

Erst vor Kurzem sind wir bedrohlich nah an eine nukleare Auseinandersetzung geraten, weil man den Sticheleien zwischen den Vereinigten Staaten und Nordkorea einfach ihren Lauf ließ und Donald Trump und Kim Jong-un das Spiel mit dem Feuer offenbar reizvoll fanden. Aber die Welt schien auf diese Vorgänge keineswegs übermäßig besorgt zu reagieren. Auch als das nationalsozialistische Deutschland an der »Endlösung«, das heißt an der Vorbereitung der Vernichtung aller jüdischen Bewohner Europas arbeitete, schien das für lange Zeit niemanden sonderlich zu beunruhigen, weder weltweit noch in Deutschland selbst, dessen Bewohner größtenteils wegsahen. Die aktuelle humanitäre Katastrophe in Syrien, die Millionen Menschen heimatlos gemacht oder in die Flucht getrieben hat, kommt gelegentlich noch in unseren Nachrichten vor, aber echte Antworten und Reaktionen stehen weiterhin aus. Wir sehen weg und schotten uns ab, wir tun so, als hätten wir nichts mit den Dingen zu tun. Das ändert sich jedoch sehr schnell, wenn diese Flüchtlinge drohen, über unsere Grenzen zu kommen. Dann werden all die über Generationen unterdrückten und verdrängten Ängste und Schmerzen aktiviert und äußern sich in rassistisch motiviertem Hass, öffentlicher Empörung und sozialen Unruhen.

Das ist das Gesicht der kollektiven Übererregung (Hyperarousal) und angespannten Wachsamkeit (Hypervigilanz). Im Nahen Osten sind gewaltsame Auseinandersetzungen seit Generationen, seit Jahrhunderten, gang und gäbe und treiben Keile zwischen die Menschen der ganzen Region, sodass nationale, ethnische und religiöse Gegensätze entstehen, die die Menschen immer wieder gegeneinander aufbringen. Diese Kräfte der Polarisierung laden den ursprünglichen Konflikt immer wieder neu auf. Solange es hier zu keiner wirklichen Lösung kommt, muss das, worum es im Grunde ging, nach jedem Gewaltausbruch immer wieder verdrängt werden.

Auch bei der Klimakrise ist das so. Alle Staaten haben Zugang zu gesicherten Forschungsdaten, was diese gewaltige globale Herausforderung angeht, aber die meisten tun samt ihren Regierungsspitzen weiterhin so, als wäre nichts. (Denken wir etwa daran, wie der brasilianische Präsident 2019 auf die massive Brandrodung in den Amazonas-Regenwäldern reagierte, oder daran, dass der amerikanische Präsident den Klimawandel als »Hoax« bezeichnete, als Täuschungsmanöver oder blinden Alarm.) Solange wir in dieser Beziehungslosigkeit und Verdrängung leben, können wir kaum zusammenkommen, um gemeinsam systemische Probleme und existenzielle Krisen anzupacken. Der Klimawandel ist ein Symptom eines kollektiven Traumas, ebenso

unsere bisherige Unfähigkeit, auf intelligente und angemessene Weise darauf zu reagieren.
Kollektive Abstumpfung und kollektive Übererregung sorgen gleichermaßen für eine Verengung des Raums. Die Welt schrumpft rings um uns, und unser Weltbild entspricht dieser eng gewordenen Welt. Wenn emotionale Traumata heilen sollen, muss mehr innerer Raum geschaffen werden. Und bei einem kollektiven Trauma muss mehr kollektiver innerer Raum entstehen. Wo mehr Raum ist, können sich Lösungen einer höheren Art entwickeln. (In Kapitel 6 stelle ich einen Gruppenprozess zur Integration kollektiver Traumata vor.)

Kollektive Übereinkunft

Eine Gesellschaft kann mit den Mitteln der Sprache ein Geflecht unbewusster Vereinbarungen über unsere gemeinsame Realität kreieren und fixieren – es handelt sich also um eine Konsens-Realität. Der Spracherwerb kleiner Kinder besteht anfangs einfach darin, dass sie die Namen von Personen, Dingen und Orten lernen. Ziemlich bald verstehen wir dann auch, dass »Tisch« nicht nur den Tisch in der Küche des Elternhauses bezeichnet, sondern gleichartige Gegenstände überall. Fällt dann in irgendeinem Zusammenhang das Wort »Tisch«, vergewissern wir uns sofort, ob ein bestimmter Tisch gemeint ist oder das Wort in seiner generellen Bedeutung verwendet wird. Das geschieht blitzschnell und basiert auf so etwas wie einer intersubjektiven Übereinkunft zwischen Sprecher und Hörer, die ein gemeinsames Verständnis und dadurch Kommunikation erlaubt. Alles, was Eingang in die Sprache findet, wird Bestandteil der gemeinsamen Realität.
Jedes Mal, wenn wir miteinander kommunizieren, setzen wir unsere Lebensenergie Chi ein und tauschen indirekt unbewusste Vereinbarungen aus. So hätte das Wort »googeln« noch vor wenigen Jahrzehnten für niemanden irgendeine Bedeutung gehabt, doch heute weiß fast jeder, was damit gemeint ist. Obwohl es sich

hier um keinen durchgehend bewussten Prozess gehandelt hat, wurde »googeln« zu einem Teil unserer globalen Wirklichkeit. Das gilt auch für unbewusste Verhaltensweisen und Gedanken und für alles, was ich zum Zweck der Kompensation unternehme. Alles, was ich seit der Kindheit unterdrückt habe, erzeugt jetzt eine kompensatorische Haltung. Habe ich beispielsweise mein emotionales Erleben und meine Gefühlsreaktionen zu unterdrücken gelernt, werde ich jetzt vielleicht besonders rational sein wollen, um mich noch wirksamer von meinen Gefühlen zu distanzieren und meine verleugnete emotionale Intelligenz irgendwie auszugleichen. Möglicherweise umgebe ich mich vorzugsweise mit Menschen, die für sich ebenfalls diese Lösung gewählt haben. Ich ziehe das intellektuelle Gespräch dem emotionalen Ausdruck vor, weil ich mich dadurch eher gespiegelt und bestätigt sehe. Durch den Umgang mit Menschen, die mir in dieser Hinsicht ähnlich sind, habe ich Teil an einer unbewussten und unausgesprochenen Übereinkunft, einem gemeinsamen Kompensationsverfahren.

Wenn sich in meinem emotionalen Körper starke Ängste bemerkbar machen, werde ich mich irgendwo im physischen Körper kontrahieren und anspannen. Es kann sein, dass sich durch meine Anstrengungen, die Angst klein zu halten, die Nackenmuskeln verspannen. Das ist zunächst ein durchaus nachvollziehbarer Versuch, meine Gefühle zu kontrollieren, aber wenn ich nicht irgendwann mit meiner Angst in Kontakt komme, um sie schließlich zu lösen, wird es dabei bleiben, dass ich meinen inneren Zustand unbewusst über den Körper zu regulieren versuche.

Wird die Verspannung dann chronisch, kann das meine seelische und körperliche Gesundheit beeinträchtigen. Je länger das so geht, desto weniger werde ich meine Angst und meinen Körper wahrnehmen, und irgendwann können chronische Schmerzen (etwa als Neigung zu Migräne) oder richtige Krankheitszustände entstehen (denken wir an Arthritis oder an degenerative Prozesse an den Bandscheiben). Dann habe ich nicht nur meine Angst, sondern auch mein Gespür für meine körperliche Verfassung ins Unbewusste abgedrängt und mich zudem von einem wichtigen Informationskanal und meiner Empfindsamkeit abgeschnitten. Wahrscheinlich sehe ich mich dann als Opfer meiner Schmerzen und angegriffenen Gesundheit, so als wäre da von außen etwas über mich hereingebrochen, wogegen ich mich nicht wehren kann. Auch das ist eine dieser unbewussten Übereinkünfte, die gern durch traumatische Verhältnisse entstehen und von ihnen verstärkt werden.

Sicher haben Sie schon mal jemanden, der vor einer Herausforderung steht, einmal sagen gehört: »Ich weiß nicht, wie ich das schaffen soll« oder »Ich komme damit nicht zurecht«. Eine Freundin, die gerade eine Scheidung durchsteht, sagt vielleicht: »Mein Leben ist ein Trümmerhaufen.« Jemand verliert einen geliebten Menschen und sagt: »Wie soll ich ohne ihn weiterleben?« Jemand äußert: »Dieses Gespräch hat mir das Herz abgeschnürt«, oder einfach: »Meine Schultern sind ganz verspannt.« Wir fühlen mit und möchten etwas Tröstendes sagen oder empfehlen einen guten Therapeuten. Unsere Hilfsbereitschaft ändert jedoch nichts daran, dass wir den anderen in seinen unbewussten Schlussfolgerungen und Festlegungen bestätigen.

Ist es nicht ganz normal, seinem Kummer, seinen Befürchtungen und seinem Schmerz mit solchen Worten Ausdruck zu verleihen? Bei näherer Betrachtung handelt es sich um die Sprache unseres kollektiven Schattens – und Schattensprache verstärkt letztlich das Trauma. Wenn man mangelnde Belastbarkeit oder Widerstandskraft oft genug beschwört, wird sie unversehens zur allgemein anerkannten Gewissheit. Auch die heutige Neigung, seelische Symptome zu pathologisieren, ist solch eine stillschweigende gesellschaftliche Übereinkunft. Wenn wir ein Gefühl für solche Abmachungen bekommen, erkennen wir sie als Anzeichen einer geschwundenen Elastizität und Belastbarkeit. Und noch etwas ganz Wichtiges offenbart uns die Schattensprache, nämlich dass es den Schatten oder das Unbewusste nicht als etwas Individuelles und Eigenständiges gibt: Es gibt nur den kollektiven Schatten. Wir sind auf viele Weisen mit unserem sozialen Umfeld verflochten. Es teilt sich uns über viele Kanäle mit und formt uns. Der Schatten braucht »Investoren«, die ein Interesse an seinem Fortbestand haben. Sind sich die Leute in unserer Umgebung dagegen ihrer selbst gewahr und äußern sich unumwunden, entsteht ein evolutionärer Schwung, den man geradezu spüren kann. Es hat etwas von der Kraft der Sonne, die alles Träge so zu beleben vermag, dass sich Wachstum, Klarheit und Bewusstheit kaum noch vermeiden lassen.

Ein reifes, gefestigtes Ich kann auch unter dem Einfluss intensivster Gefühle, die das Leben mit sich bringt, präsent bleiben; es erlebt auch großen Zorn und heftigen Schmerz nicht als lebensbedrohend. Wird von irgendeinem Ereignis Todesangst ausgelöst, kann das reife Ich zurücktreten, um das Erschreckende zu betrachten und als Auswirkung eines noch nicht ganz verarbeiteten und integrierten Traumas zu erkennen. Aus dieser Perspektive ist die als normal geltende Existenzangst aufgrund einer Gesundheitskrise, eines Arbeitsplatzverlusts oder einer schmerzlichen Trennung eher mit einem Hinweisschild zu vergleichen, das auf Wunden aufmerksam macht, denen wir uns erst noch zuwenden müssen.

Trauma-Loyalität

Jetzt noch zu einer anderen Form der stillschweigenden Übereinkunft. Wenn ein traumatisierter Mensch unter vergleichsweise wenig traumatisierten anderen lebt, profitiert er von der Stabilität seines sozialen Umfelds. Es gibt in der Welt jedoch etliche Hotspots von schwerem Kulturtrauma, zum Beispiel Puerto Rico, wo man immer noch mit den Folgen eines verheerenden Tropensturms ringt, oder die Demokratische Republik Kongo, mit ihren nahtlos aufeinanderfolgenden Bürgerkriegen.

Wo die Energie einer aktuellen oder einer nicht weit zurückliegenden Traumatisierung im kollektiven Feld präsent ist, kommt es manchmal zu einer starken Loyalität gegenüber dem Trauma, einer Art kollektiven Bindung an das Trauma. Persönliche Traumata werden dann im Zusammenhang mit der allgemeinen Trauma-Atmosphäre gesehen, die individuelle Traumareaktion und die kollektiven Bewältigungs- und Überlebensmuster fließen so ineinander, dass sie nicht mehr zu unterscheiden sind. Wie ein von seinem Alkoholismus oder einem anderem Suchtverhalten genesender Mensch nur in einem stabilen familiären und gesellschaftlichen Umfeld gesund bleiben kann, so muss auch bei einem individuellen Trauma das Umfeld der Person berücksichtigt werden. Dabei müssen wir uns fragen, ob es zwischen dem Traumatisierten und seiner Familie oder Ahnenreihe oder der ethnischen oder religiösen Gruppierung, denen er angehört, unbewusste Loyalitäten gibt. Bei Menschen, die häusliche Gewalt erlebt haben, kann die Trauma-Loyalität darin bestehen, dass toxische Beziehungen für sie auch später etwas Vertrautes, wenn nicht sogar Erstrebenswertes haben. Dahinter stehen oft unbewusst übernommene Glaubensätze wie »Liebe muss wehtun« oder »Ich bin es nicht wert, gut von dir behandelt zu werden«. Auch bei traumatisierten Gemeinschaften finden wir solche Loyalitäten und unausgesprochenen gemeinsamen Glaubenssätze.

Bei meinen in Deutschland organisierten Großgruppen-Veranstaltungen zum Collective Trauma Integration Process (CTIP) hatten viele der Teilnehmer vor der Wende in der ehemaligen DDR gelebt. Im Verlauf des Zusammenseins drängte die Trauma-Energie jener Zeit mit aller Kraft in den Vordergrund, also haben wir uns entschlossen, sie durch Gruppen-Presencing bewusst hereinzuholen. An einer Stelle nahmen alle Ostdeutschen auf der einen Seite des Raums Platz und alle Westdeutschen auf der anderen. Es ging darum, sich an das Mauergefühl zu erinnern, das in Deutschland über so viele Jahre in der Luft gelegen hatte. (Mein Team und ich legten sogar Ziegelsteine in die Raummitte,

um das Presencing der Mauer auch physisch zu unterstützen.)
Anschließend schilderten wir unsere Eindrücke und Empfindungen, und von den aus dem Osten stammenden Menschen war vielfach zu hören, sie fühlten Erleichterung. Das überraschte sie selbst. Die Mauer, auch wenn sie als Trauma erlebt wurde, hatte sie zusammengeschweißt, und daraus hatte sich unbewusst eine Gruppenloyalität gebildet.

Wenn Heilung geschehen soll, müssen wir uns von solchen Schattenloyalitäten lösen. Außerdem brauchen wir Rückhalt und Verbundenheit, um die Kraft des sozialen Feldes zu brechen und uns von solchen posttraumatischen gruppendynamischen Reaktionen zu lösen, die noch eine ganze Weile immer wieder auftauchen können, zum Beispiel als Überlebensschuld-Syndrom oder andere schwierige Emotionen.

Solche Loyalitäten sind im Kleinen wie im Großen zu beobachten. Viele, die häusliche Gewalt erlebt haben, lösen sich nur mit Mühe von den Menschen, die ihnen diese Gewalt angetan haben. Missbrauch, Vernachlässigung, Sucht – Kinder, die unter solchen Verhältnissen aufwachsen, tun sich in ihren späteren Beziehungen als Erwachsene schwer, wenn sie Grenzen setzen oder die Beziehung überhaupt beenden möchten. Ängste und Schuldgefühle kommen ihnen in die Quere, sie fühlen sich dem anderen gegenüber verpflichtet. Trauma-Bindungen halten viele Menschen in nicht mehr funktionierenden Beziehungen gefangen, auch wenn sie längst gemerkt haben, dass sie ihnen nicht guttun. Das gilt auch für ganze Gesellschaften.

Typisch ist für Traumafelder, dass die Vergangenheit in immer neuen Formen immer wieder auftaucht: Als Aufruhr, internationale Konflikte und Bürgerkriege, als Wirtschaftsblasen und Crashes oder auch sehr umfassend als Aufstieg und Fall ganzer Gesellschaften. Zivilisationen kommen und gehen vor dem Hintergrund immer wieder neuer Anläufe zur Heilung der Vergangenheit. Solange da keine Fortschritte erzielt werden, kann sich keine anders geartete Zukunft abzeichnen. Aber wenn wir diese unbewussten Strukturen gemeinsam an die Oberfläche bringen und in den größeren Zusammenhang einbinden, können wir ihre Elemente so zusammenführen, dass sie zu Wachstum und Entwicklung führen.

Bewusstes und unbewusstes Chi

Lebensenergie oder Chi tritt da auf, wo etwas im Fluss ist. Wenn ich mich lebendig fühle, bin ich wie in Bewegung. Fühle ich mich blockiert oder festgefahren, erlebe ich das als Erschöpfung meiner Lebensenergie. Diese Auszehrung deutet darauf hin, dass es in meinem Leben beziehungsweise in mir etwas gibt, was ich derzeit nicht fühle oder sehe, und diese dissoziierten Inhalte erzeugen die Blockade oder Stauung. Indem wir uns diese Aspekte, die wir nicht wahrhaben wollten, bewusst machen, schaffen wir neuen Raum, in den hinein die gestaute Energie fließen kann – sie wird buchstäblich freigesetzt. Zu dieser Befreiung des Chi kommt es, wenn ich mich auf die Energie des Lichts einlasse, die reine Essenz des Lebens. Licht schafft Klarheit und Bewusstheit, und darin finde ich wieder Anschluss an mein wahres Wesen, an Sinn und Zweck meines Daseins, an meinen Willen. Licht lässt mich mein höheres Selbst wahrnehmen und macht mir mein ganzes Potenzial als Mensch bewusst. Es führt mir vor Augen, was alles in mir steckt. Es ermöglicht mir, zu erwachen und zu heilen. Bei nicht ausreichendem Licht (Bewusstsein) ist meine Beziehungs-Intelligenz durch das unbewusste Chi begrenzt, das ich in mir trage und in alle Beziehungen einbringe. Die gesamte Lebenskraft teilt sich auf bewusstes und unbewusstes Chi auf, und die unbewusste Welt des Schattens lässt sich nur anhand ihrer Auswirkungen erschließen, anhand der Symptome, die sie in meinem Leben hervorruft. Mein unbewusstes oder dunkles Chi hängt mit dem Schatten aller Menschen in meiner Umgebung zusammen und wird durch Schattensprache und unbewusste Übereinkünfte festgeschrieben. Unbewusstes Chi ist Lebenskraft, die ich an die dunklen unterirdischen Gewässer abgebe, wenn ich meinen Ärger unterdrücke oder mich von meiner Angst abspalte. Es ist Ausdruck der Unterdrückung meines Potenzials.

Kollektive Einschlüsse von unbewusstem Chi können sehr durchsetzungsstark sein und werden aus dunklen Energien gespeist. Wenn sich jemand an diese Quelle anschließt, kann er oder sie sehr lebendig wirken und geradezu glühen vor Energie. Aber was solche Menschen antreibt und was sie dann erreichen, tut weder ihnen noch ihrer Umwelt gut.

In nicht ausgelebtem Zorn ist eine Menge Chi gebunden. Die als fremd zurückgewiesene Energie ist von großer potenzieller Kraft, aber mit einem ebenso großen Verlust an Lebenskraft verbunden. Wird die stark unterdrückte Wut durch irgendetwas plötzlich ausgelöst, kommt es zu einem Ausbruch, der den Betroffenen selbst und die Menschen in seiner Nähe zutiefst erschreckt. Die gewaltigen Mengen an unterdrückter Energie, die im kollektiven Unbewussten verwahrt werden, sind wie eine Art Bombe mit scharfem Zünder. Im Deutschland der 1930er-Jahre wurde die ganze Sprengkraft solcher Bomben erkennbar, und viele weitere Bomben dieser Art gehen in unserer Zeit überall auf der Welt hoch.

Wir müssen also irgendwie mit diesen dunklen Energien umzugehen lernen, um solche Bomben zu entschärfen und das festgehaltene Chi als lebendige und nutzbare Energie in eine bewusste Gesellschaft zurückzuleiten. (Eine Gruppenpraxis, mit der das zu erreichen ist, wird in Kapitel 6 vorgestellt.) Das zu machen, bedeutet die Blaupause des Menschen umzuschreiben.

Tendenzen erkennen, bevor sie sich verfestigen

Wenn in meinem inneren Feld Klarheit und Kohärenz herrschen, kann dadurch eine genauere Wahrnehmung der Außenwelt in mir entstehen. Das ist so, als würde ein großes Orchester eine

Symphonie spielen und ich sowohl den Zusammenklang als auch jede einzelne Stimme mitbekommen.
Innere Kohärenz ermöglicht es mir, zu fühlen und zu beobachten, was sich in meinem Inneren abspielt, auch traumabedingte Gefühle oder traumabedingte Regression. Kohärenz erlaubt mir Selbstregulation, sodass ich stets in die Kohärenz zurückfinden kann. Ich gewinne an Reife und kann dann in solchen Fällen sagen: »Ah, irgendetwas triggert mich gerade«, um mir anschließend anzusehen, ob der Grad meiner Erregung oder auch meine Reaktion wirklich der augenblicklichen Situation angemessen ist oder eher mit früheren Erlebnissen zu tun hat.
Für kollektive Trauma-Arbeit müssen wir erst einmal ganz präsent sein. Nur die Präsenz erlaubt uns das nötige Urteilsvermögen, um Persönliches klar von Gemeinschaftlichem unterscheiden zu können und anschließend zu bestimmen, ob das gerade Erlebte Teil der Stimme des Kollektivs ist.
Durch die Praxis der bewussten Wahrnehmung lernen wir, die Beziehung zwischen dem physischen und den feinstofflichen Körpern sowie dem physischen und dem subtilen Universum zu spüren. Wir spüren bei uns und anderen die körperlichen Traumafolgen. Wenn sich ein Trauma dem Körper mitgeteilt hat, kommen feinstoffliche Prozesse in Gang, die subtile Informationen mit der Substanz des Körpers verweben. Durch kontemplative Praxis und achtsame Heilarbeit verfolgen wir diesen Weg zurück, von der körperlichen Manifestation (zum Beispiel Krankheit) bis schließlich zu der Stelle, an der die subtile Information das Ganze zu durchdringen begann. Die Heilung des Körpers besteht darin, dass das Krankhafte immer subtiler wird und schließlich mitsamt der Disposition zu solchen Erkrankungen verschwindet. Heilung zielt darauf ab, sich fast unmerklicher Tendenzen (zum Beispiel unangenehme Gefühle auszublenden) bewusst zu werden, bevor sie sich auf der körperlichen Ebene als Funktionsstörung niederschlagen, und dabei zu helfen, diese Tendenzen wieder umzukehren.

Das Vorhandensein solcher Tendenzen zeigt, dass vom kollektiven Feld Impulse ausgehen, solche Tendenzen zu aktivieren und zu bestätigen oder sie zu deaktivieren und umzuschreiben. Wenn es um den genannten Fall der Verdrängung unangenehmer Gefühle geht, läuft die Bestätigung und Verstärkung über den Konsum von Dingen, mit denen sich die Leute betäuben und in der Dissoziation halten können. Dieser zwanghafte Konsum kann sich auf materielle Dinge oder die Medien beziehen, er kann in Vergnügungssucht, Alkoholismus oder Drogenabhängigkeit bestehen.

Die gleiche Tendenz, sich unangenehmen Gefühlen zu verweigern, kann aber auch deaktiviert und in etwas ganz anderes überführt werden, zum Beispiel in einem Umfeld, wo Menschen einer spirituellen Praxis nachgehen, sich persönlich für das Gemeinwohl einsetzen oder sich in den Dienst einer guten Sache stellen. Tendenzen dieser Art sind anfangs wie ein leises Flüstern. Wo wir für Achtsamkeit, Stille und Präsenz sorgen, nehmen wir diese leisen Töne wahr, und dann hat unsere höhere Führung eine Chance, sich einzuschalten. An diesem friedlich daliegenden See in der Stille des Herzens ist es möglich, den Namen des Göttlichen zu hören.

Soziale Selbstregulation

So wie unser körperliches Immunsystem mit Entzündungsreaktionen und Fieber gegen eindringende Krankheitskeime vorgeht, so stellen unsere vom Nervensystem vermittelten und im ganzen Körper wirksamen Reaktionen auf ein psychisches Trauma eine Art systemischen Schutz für unseren emotionalen, psychischen und spirituellen Körper dar. Die von der Evolution entwickelten Traumareaktionen sorgen für einen Gleichgewichtszustand innerhalb des ganzen Systems und dienen damit dem Überleben des Kollektivs.

Bei Traumatisierung oder Stressüberlastung regredieren wir oft vorübergehend in ein früheres und deshalb stabileres Entwicklungsstadium, in dem Überlebens- und Sicherheitsinstinkte vorherrschten. Für das Kollektiv ist das die Stufe der frühen Stammesinstinkte, die uns zu gemeinsamem Handeln zusammenführten, wenn es um die Sicherheit und das Überleben der Gemeinschaft ging. Der Kernsatz dieses Stammesdenkens, das in uns steckt, lautet: »Gemeinsam werden wir das überleben.«

Bei einem kollektiven Trauma setzt sich dieses Denken mit Macht wieder durch, auch in einer Gesellschaft oder Kultur, die längst höhere Bewusstseinsformen entwickelt hat. Ein einzelner Mensch muss nicht bewusst für seine Traumareaktion sorgen, das übernehmen sein Unbewusstes und sein autonomes Nervensystem. In diesem Sinne ist auch das Stammesdenken autonom und im kollektiven Unbewussten verankert. Dadurch können Einzelne und Gemeinschaften während einer Traumatisierung ihre Selbstregulation aufrechterhalten.

Im vorigen Kapitel haben wir uns die Forschungen zur transgenerationalen Trauma-Übertragung angesehen. Wiederholt traumatisierte Labormäuse geben epigenetische »Botschaften« an ihre Nachkommen weiter, die sich auf die Genexpression auswirken und den nachfolgenden Generationen wichtige Mitteilungen über Traumata vermitteln. Die evolutionäre Bedeutung dieser epigenetischen Signale könnte in der Weitergabe impliziter Kenntnisse liegen, mit denen kommende Generationen schwierige Lebensumstände besser überstehen können. Diese »Umsicht« der Evolution zeigt sich genauso an dem, was im Gesamtfeld an Wissen über soziale, historische und transgenerationale Traumata – einschließlich der Schatteninhalte – hinterlegt ist. Statt also den Einflussbereich eines Traumas einfach nur als einen Ort des Unheils und der Hoffnungslosigkeit zu betrachten, können wir es auch so betrachten, dass hier wichtige Kenntnisse und Wahrheiten über unser genetisches Erbe und die derzeitige Verfassung der Gesellschaft bereitgestellt werden.

Die Felder zeigen die wunden Punkte der Menschheit auf; sie lassen erkennen, wie nötig kollektive Heilung ist, und dass wir uns zu diesem Zweck zusammenfinden müssen.

Die Wogen glätten

Die karmische Energie, in die eine Seele hineingeboren wird, erzeugt in vielen eine spürbare evolutionäre Spannung. Es ist die Spannung zwischen den bewussten und unbewussten Anteilen einer Kultur. Wenn wir bewusst in diese Spannung hineinspüren, zeigt sich uns der Schmerz des nicht manifestierten menschlichen Potenzials, und man fühlt das als karmische Last.

Der karmische Rückstand des Holocaust lastet auf Deutschland und dämpft das Licht und Potenzial der seitdem geborenen Generationen. In den USA haben wir die Last der Jahrhunderte der Sklaverei. Sie äußert sich in den aktiven Unterströmungen des Rassismus und der massenhaften Inhaftierung von Menschen mit dunkler Hautfarbe. Viele ethnische Gemeinschaften setzen alles daran, diese Last abzuwerfen, um ihr Menschsein endlich ganz zu verwirklichen.

Es gibt auf der Welt viele solcher Zonen historischer Traumata, in denen sich das Karma immer wieder aufs Neue wiederholt. Hier verlangsamt sich die körperliche, seelische, intellektuelle und spirituelle Evolution der Menschheit oder kommt ganz zum Stillstand. Heilung setzt voraus, dass wir uns den Raum schaffen, in die Vergangenheit hineinzuspüren und sie als Individuum, Generation und Gesellschaft auszuloten. Wer einen spirituellen Weg geht oder die Zukunft der Menschheit im Blick hat, wird sich fragen, ob es sinnvoll ist, so viel Zeit für die Vergangenheit aufzuwenden. Die Antwort lautet, dass die Vergangenheit für die meisten von uns die Zukunft ist. Um eine authentische Zukunft aufzubauen, müssen wir erst einmal aufhören, die Vergangenheit immer wieder zu rekapitulieren – und das Leben neigt ja dazu, die nicht integrierte Vergangenheit in Form anscheinend neuer

Erfahrungen wieder und wieder durchzuspielen, um sie endlich zu verdauen.

Wenn Sie sich jemals näher mit Ihrer Ahnentafel befasst haben, um sich die persönlichen und historischen Zusammenhänge vor Augen zu führen, hatten Sie vielleicht das Gefühl, einen Blick zurück in die Zeit zu werfen. Aber in dem Maße, in dem die Erfahrungen dieser Menschen noch nicht gelöst und bewältigt sind, war es eigentlich auch ein Blick in die Zukunft. Nehmen wir eine Kanadierin, die sich für ihre jüdischen Wurzeln in Polen interessiert und dabei feststellt, dass sie das ganze Grauen, die Trauer und die Verluste ihrer Vorfahren fühlt, als wäre das Trauma noch lebendig und fände jetzt statt. Die Vergangenheit ist nicht vergangen. Das karmische Kielwasser türmt sich immer wieder vor uns auf und prasselt auf uns herunter. Und wenn es sich um ein gigantisches, kollektives Kielwasser wie den Holocaust handelt, darf man mit einem Tsunami rechnen.

Man kann nicht lernen, in solch einer alles mitreißenden Riesenwelle zu schwimmen. Die karmischen Wasser müssen wirklich beruhigt werden.

Wenn ein transgenerationales Trauma im Körper und Geist Einzelner oder in einer ganzen Gesellschaft abgespeichert ist, sind neue Bewusstseinskräfte nötig, um es zu erkennen, es greifbar zu machen und schließlich zu integrieren. Höhere Bewusstseinskräfte geben uns die Möglichkeit, uns vergangene und sich wiederholende Umstände zu vergegenwärtigen. In vollkommener Präsenz können wir das klare Licht der Zukunft in die von der Vergangenheit geschaffene Materie hineinleiten, um sie – und damit uns – zu öffnen und zu heilen. Sind Drittes Auge, Herz und das Basis-Energiezentrum im Einklang, kann die Seele mit der Transformation des Karmas beginnen, einem Prozess der bewussten Evolution. Jetzt fließt wieder ursprüngliche Energie von der Basis zum Scheitel, und wir schließen Bekanntschaft mit immer höheren Stufen der Zukunft. So lädt die Seele den evolutionären Impuls oder das Licht der Zukunft in das kollektive historische Feld herunter, damit die Evolution der Menschheit weiter ihren Lauf nimmt. Seelen dieser Art engagieren sich aktiv für die kollektive Trauma-Arbeit.

Nach den Atombombenabwürfen auf Hiroshima und Nagasaki gab eine internationale Vereinigung von Wissenschaftlern, die »Atomic Scientists of Chicago«, einen Rundbrief und später ein Mitteilungsblatt mit dem Titel *Bulletin of the Atomic Scientists* heraus. Den Umschlag zierte als wuchtiges Symbol der vierte Quadrant eines Zifferblatts, die Weltuntergangs- oder Atomkriegsuhr. Die Zeiger der Uhr deuten an, wie lang es noch bis Mitternacht ist, bis zur menschengemachten absoluten Katastrophe. Bei der ersten Ausgabe gleich nach dem Ende des Zweiten Weltkriegs stand die Uhr auf sieben Minuten vor zwölf, nach dem Ende des Kalten Krieges drehten die Wissenschaftler die Zeit noch ein wenig zurück, aber 2018 sorgten die Gefahr einer atomaren Auseinandersetzung und der Klimawandel dafür, dass man die Uhr wieder vorstellen musste.
Heute steht sie auf hundert Sekunden vor Mitternacht.[2]

KOLLEKTIVE TRAUMATA VERLANGEN KOLLEKTIVE ANTWORTEN

JULIES INTERVIEW MIT PATRICK DOUGHERTY

Mit achtzehn trat Patrick Dougherty den US-Marines bei und meldete sich freiwillig für den Kriegseinsatz in Vietnam. Was er dort an Gräueln und Grausamkeit erlebte, hinterließ bei ihm tiefe Spuren der Traumatisierung. Aber richtig niederschmetternd, so erzählt er, war erst das, was er bei der Rückkehr nach Hause erlebte. Überall gab es wütende Proteste

und nicht nur gegen den Krieg an sich, sondern auch gegen die Soldaten des Landes. Zum ersten Mal in der Geschichte Amerikas konnten heimkehrende Kriegsveteranen nicht mit einem großen Empfang und Applaus rechnen, vielmehr schlug ihnen Verachtung entgegen.
Er kehrte in ein Land zurück, das alles in allem nichts von dem Trauma wissen wollte, das er miterlebt und auf seine Weise mitverursacht hatte. »Ich wurde als Täter wahrgenommen«, erzählt er, »und kein Mensch wollte irgendetwas von der ganzen Sache wissen. Die Leute hatten das Gefühl, sich von den Soldaten und ihren Kriegserlebnissen distanzieren zu müssen, um sich ein Gefühl von Unschuld zu bewahren und weiterhin glauben zu können, dass Amerikaner immer die ›Guten‹ sind.«
Wie Dougherty weiter ausführt, bedeuteten der kollektive Aufschrei und das kollektive Nichtwissenwollen der Amerikaner, dass die Kriegsveteranen die Last des Traumas allein zu tragen hatten. Die Auswirkungen sind bis heute zu spüren.

Ich brauchte fünf Jahre, um wieder einigermaßen ins Lot zu kommen, aber dann fielen mir zwei Dinge auf, über die niemand sprach. Das erste war das, was sie »Kollateralschaden« nennen. In Vietnam war ungeheurer Kollateralschaden entstanden, und da ich durch die Dörfer und Städtchen des Landes gekommen war, wusste ich aus eigener Anschauung, dass die Vietnamesen am Boden zerstört und schwer traumatisiert waren. Das Land selbst war traumatisiert.

Als Zweites fiel ihm auf, was das mit den Kriegsheimkehrern machte.

Bei der Heimkehr waren wir nicht mehr die Menschen, die in den Krieg gezogen waren. Manche waren davon mehr be-

troffen, aber verändert waren wir alle, zutiefst traumatisiert wie die Vietnamesen. Unsere Familien und alle, die uns nahestanden, und die amerikanische Öffentlichkeit insgesamt, wussten nichts von dem, was wir in der Zeit unserer Abwesenheit getan hatten. Man sprach einfach nicht darüber.

Bestürzt fragte sich der junge Veteran, wie es sein konnte, dass zu Hause alle so auf Distanz gingen. »Nicht nur die Kriegsheimkehrer, sondern alle, das ganze Land!«, sagt Dougherty. »Keiner wollte das fühlen. Man konnte es nicht einmal ansprechen. Ich sehe das als Folge unseres kollektiven Traumas.« Am Ende des Vietnamkriegs waren Zehntausende amerikanische Soldaten und Millionen vietnamesische Soldaten und Zivilisten umgekommen. »Aber in Amerika schien das niemand wirklich mitzukriegen«, erzählt Dougherty, »und das hat die Traumatisierung der Soldaten noch vertieft.«
Dougherty hat sich in den über vierzig Jahren seit dem Ende des Vietnamkriegs für soziale Belange engagiert und ist heute Diplompsychologe, Traumatherapeut, Lehrer und Autor. Bei Kriegsende nahm er sich vor, alles über Traumafolgen in Erfahrung zu bringen, was bekannt war, und sich über die Heilungsmöglichkeiten zu informieren. Seine Meinung dazu:

Als Psychologe sah ich immer deutlicher, dass der schulpsychologische Ansatz der Traumatherapie nicht genügend leistet. Uns war beigebracht worden, die Leute in ihre traumatischen Erinnerungen zurückzuführen. Ich ließ meine Klienten weinen und schreien und auf Kissen einschlagen, doch all das heilte sie nicht wirklich ganz.

Gelang es jedoch, Vertrauen und Verbindung aufzubauen, so Dougherty weiter, konnten richtige Beziehungen entstehen, und die Leute lernten sich selbst zu regulieren. Viele berichteten dann aber, dass ihnen das nur in der vertrauten Praxisatmosphäre gelang, außerhalb nicht. Im gewohnten Alltags- und Berufsleben kamen immer wieder Traumasymptome an die Oberfläche.

»Das hat früher niemand wirklich verstanden«, sagt Dougherty. Aber vor ungefähr zehn Jahren nahm er an einem Fortgeschrittenenkurs zum Thema Bindungstrauma teil. Die Forschung in diesem Bereich förderte eine Menge über die Auswirkung eines Entwicklungstraumas auf die Neurobiologie zutage, und das war für Dougherty eine persönliche und berufliche Offenbarung.

In diesem Kurs lernte er, dass Traumaheilung wenig damit zu tun hat, ob man die Leute weinen oder schreien oder frühere Leiden wiedererleben lässt. Das wirklich Heilende ist für Dougherty etwas viel Einfacheres: »Dafür muss man es mit den Leuten erst einmal ganz entspannt angehen, um eine echte Verbindung zu schaffen. Heilung setzt ein, wenn Beziehung wirklich gefühlt wird.« Das sei, fährt er fort, eine Erfahrung des Gehaltenseins, »und die ist so gewaltig, dass sie sich auf unsere Neurobiologie auswirkt.«

Über traumatisierte Kinder sagt er:

Für die Heilung eines Traumas braucht das Kind das Gesicht seiner primären Bezugspersonen. Bei Säuglingen und Kleinkindern verfolgt die rechte Gehirnhälfte ununterbrochen jede noch so kleine Einzelheit. »Hört Mama zu? Hört Papa zu? Zeigt sein Gesicht, dass er meine Traurigkeit fühlt? Zeigt Mamas Gesicht, dass sie sich freut, mit mir zusammen zu sein?«

Dieses erlebte Verbundensein erlaubt uns, Kummer und Schmerz nicht nur wiederzuerleben, sondern aufzulösen.

Mit der Zeit fand er heraus, wie er eine wirklich tiefe Beziehung zu seinen Klienten aufbauen konnte: Er gab seinem Mitgefühl offenen Ausdruck und begleitete die Berichte seiner Klienten mit entsprechender Mimik und Körpersprache. In der Folge dehnte sich die Heilung auf immer tiefere Schichten aus. In der Ausbildung zu solchen Berufen bekommt man beigebracht, unpersönlich zu bleiben und eine gewisse Distanz zu wahren. »Aber jeder braucht Liebe«, sagt Dougherty. »Liebe ist das, was heilt.«
Bei der Arbeit mit Gruppen (darunter Gruppen von Veteranen, aber auch von Berufskollegen) wurde Dougherty immer deutlicher, dass im Untergrund wirkende Traumata bei Gruppen ebenso ausgelöst und aktiviert werden können wie bei Einzelnen. »Ich fand heraus, wie ich einer getriggerten Gruppe helfen konnte, sich wieder einzukriegen und so verbunden zu bleiben, dass echte Heilung stattfinden konnte«, berichtet er. Und er fand heraus, dass es auf der kollektiven Ebene ebenso zu tiefgehend heilsamen Momenten kommen kann, wie auf der individuellen:

Wie Thomas sagt, hat man es bei der Gruppenarbeit eigentlich mit einem einzigen Nervensystem zu tun. Wenn man die Teilnehmer darin unterstützen kann, im Hinblick auf eine gemeinsame Absicht und etwas von allen für gut Befundenes präsent und aufeinander eingestimmt zu bleiben, lässt sich erreichen, dass die Gruppe reguliert bleibt. Man spürt dann wie ein Dirigent, wann das kollektive Nervensystem aktiviert oder heruntergefahren wird, und dann kann man sanft eingreifen, um die Harmonie wiederherzustellen.

Das Interesse für kollektive Traumatisierung führte Dougherty nach Israel, wo er an einem CTIP-Training teilnahm.

»Eigentlich ging es mir um das Thema der weißen Privilegien und des Rassentraumas, denn dazu bekam ich zu Hause die meisten Zuschriften«, erzählt er. Aber im Verlauf der Gruppenarbeit drängten sich der Vietnamkrieg und seine Folgen für Dougherty schnell wieder in den Vordergrund.

An diesem CTIP-Event in Israel nahmen einhundertfünfzig Leute teil, von denen viele kollektive Traumatisierungen durch Krieg und Gewalt erlebt hatten. Nur vierzig davon kamen wie Dougherty aus den Vereinigten Staaten. Hier sein Bericht:

Thomas spricht über die »Schatten-Geheimsprache«, die jede Gesellschaft hat: Wie überall charakteristische Abwehrmechanismen und Strategien der Verleugnung installiert sind. Ich fand es faszinierend, in einem Raum voller Leute zu sein, die überwiegend aus anderen Ländern kamen, in denen die Wahrnehmungs- und Ausdrucksfilter ganz andere waren und auch die Schattensprache anders klang, als die, die ich als Amerikaner kannte. In den USA halten wir uns die Realität des Krieges mit Euphemismen vom Leib und mit dem, was ich Halbsätze nenne. Ein Halbsatz kann zum Beispiel so lauten: »In Vietnam hat es gewaltige Kollateralschäden gegeben.« Punkt. Fertig. Aber der ganze Satz müsste etwa so lauten: »In Vietnam gab es ein ungeheures Ausmaß an Tod, Zerstörung und Trauma, und wir waren die Verursacher.« Diese zweite Fassung drückt die Wahrheit direkter, vollständiger und ohne Dissoziation aus.

Weil die meisten Teilnehmer nicht durch die in Doughertys Heimat installierten Filter behindert waren, konnten sie sich so direkt zu seinem Trauma äußern, wie er es noch nie erlebt hatte.

Was sie mir zu sagen hatten, war im Wesentlichen dies: »Patrick, dein Riesenland hat dich als Angehörigen der Streitkräfte zum Einmarsch in ein ganz kleines Land entsandt. Dein Riesenland hat dieses kleine Land zehn Jahre lang besetzt gehalten. Ihr habt Millionen seiner Menschen getötet, das Land verwüstet, die Wirtschaft dem Erdboden gleichgemacht. Und als es da unbehaglich wurde, ist dein Land nach Hause gegangen. Das Ganze war eine Schandtat sondergleichen, und du, Patrick, warst dabei.«

Das kam ganz nüchtern rüber, einfach als eine Tatsache. Doughertys Kommentar: »Vom Körpergefühl her hatte ich bereits gewusst, dass sie recht hatten, aber niemand war der Wahrheit zu Hause je so nahegekommen, niemand hatte es gewagt, sie so unverblümt auszusprechen.«
Von traumatisierten Familien wissen wir, dass sich die Zerrüttung der Beziehungen, die Vernachlässigung und die Misshandlungen oft von Generation zu Generation wiederholen und vielfach einem der Kinder unbewusst die Rolle zugedacht wird, die psychische Last stellvertretend für die ganze Familie zu tragen. Die Übrigen nehmen diese Rollenverteilung und ihre Auswirkungen kaum wahr. Einer bei diesem CTIP-Event anwesenden palästinensischen Freundin fiel auf, dass Dougherty als einzigem der insgesamt vierzig anwesenden US-Bürger die ganze Last des Vietnamkrieges aufgebürdet wurde. Der langjährige Traumatherapeut fühlte sich in eine ähnliche Rolle wie die des Sündenbocks einer traumatisierten Familie hineingedrängt. Dougherty sagt:

Die anwesenden Amerikaner sahen wortlos zu, wie ich unter der ganzen Last der Trauer über diesen schrecklichen Krieg keuchte und mich für alle Zeiten schuldig fühlte, weil ich direkt an den Kriegsgräueln beteiligt war. Am letzten Tag des Treffens wurde mir bewusst, wie wütend ich auf sie war, und zum Glück konnte ich auch das noch mitteilen.

Dann, sagt er, passierte etwas ganz Außergewöhnliches:

Drei amerikanische Frauen nahmen mich zur Seite, und nachdem ich mich zu ihnen gesetzt hatte, sagte eine nach der anderen: »Patrick, es tut mir so leid. Mir wird jetzt erst klar, dass ich als Amerikanerin und Steuerzahlerin deine Uniform gekauft habe. Ich habe dein Gewehr bezahlt und dafür gesorgt, dass es Patronen im Magazin hatte. Ich habe dich in dieses Land geschickt, damit ich zu Hause ungestört mein gutes Leben genießen konnte. Ich wollte nie wirklich wissen, was du da drüben gemacht hast oder was du nach der Rückkehr erlebt hast.«
Sie weinten. Ich auch. Diese drei Frauen sahen und fühlten den furchtbaren kollektiven Schatten, mit dem sie bis dahin nie etwas zu tun haben wollten. Jetzt hatten sie ihn in ihre Gegenwart geholt und verstanden, wie schwer er auf mir gelastet hatte. Vierzig Jahre hatte ich diesen ganzen Schmerz und Kummer getragen und jetzt weinte ich vor Erleichterung, weil diese Frauen sich zu ihrem Teil der Verantwortung bekannten. Sie versprachen mir, ihren Teil weiter zu tragen und sich nicht wieder abzuwenden.

Diese Erlebnisse in Israel erwiesen sich für Dougherty als zutiefst heilsam. »Ich war aufgefordert, meinen Teil der Verantwortung für all diese Kriegsgräuel auf mich zu nehmen, und mir wurde bewusst, dass ich sie nicht länger allein tragen musste.«
Zu dieser tiefgreifenden Heilung konnte es seiner Ansicht nach nur kommen, weil es ein gemeinsames Erlebnis war und

weil es zu einem wirkungsvollen Gruppenprozess kam, durch den ein sicherer und ausreichend großer Raum für all das Leid entstand und in dem das Trauma klar gesehen und gefühlt werden konnte. In seinen eigenen Worten:

Ich konnte mit der Tatsache, dass ich an diesen Kriegsgräueln direkt beteiligt gewesen war, nur deshalb ins Reine kommen, weil so viel Liebe im Raum war und ich so viele Menschen hinter mir wusste. Dadurch wurde es für mich tragbar. Und diese drei Amerikanerinnen konnten die Last nur deshalb mittragen, weil wir uns der Gemeinschaft aller Anwesenden eng verbunden fühlten.

Vor einiger Zeit hat Dougherty in den Vereinigten Staaten mit einer Gruppe von Rechtsbeiständen gearbeitet, die sich um festgesetzte und vor ihrer Deportation stehende Einwanderer kümmern. Das ist eine schwierige Arbeit, für die man nie genügend Zeit hat und die sehr wenig abwirft. Die Klienten leiden vielfach nicht nur an den Folgen eines Kulturtraumas, sondern stehen darüber hinaus immer wieder vor der Bedrohung, von ihren Angehörigen getrennt und in ihr Herkunftsland abgeschoben zu werden, wo sie dann prompt genau die Verhältnisse vorfinden, vor denen sie geflohen waren. Diese Arbeit setzt auch die Rechtsbeistände jenem kollektiven Trauma aus, dem sie täglich bei ihren Klienten begegnen. Anwälte für Rechtshilfe fühlen sich nach Doughertys Worten oft wie in einem Meer von Trauma, umgeben von hilflos strampelnden, verzweifelten Menschen. Er erzählt:

Ich habe [den Rechtsbeiständen] beigebracht, wie sie sich gemeinsam ein Rettungsboot bauen können. Einmal die Woche setzen sie sich zusammen hin und lassen sich die Zeit, in

ihrem Körper anzukommen. Es folgt eine kleine Meditation und dann fragen sie sich gegenseitig: »Was beschäftigt dich gerade besonders bei deiner Arbeit?« Meist hat jeder einen oder zwei Fälle, die einem schier das Herz zerreißen.
Das ist keine Therapie. Sie sitzen einfach zusammen und teilen sich mit. Jemand erzählt beispielsweise von einer Klientin, die noch am gleichen Tag deportiert werden soll und nicht einmal weiß, wo ihre Kinder sind. »Ich möchte einfach nur noch weinen und schreien«, sagt dieser Anwalt für Rechtshilfe dann vielleicht. »Ich habe es so dick.« Die Gruppe bietet ihm einfach Raum dafür, damit er das Ganze nicht allein tragen muss und es einmal wirklich an sich heranlassen kann.
Zusammen verfügen sie über eine kollektive Stärke und Intelligenz, die dem Zusammenhalt der Gruppe entspringt. Dougherty sagt:

Wenn sie damit durch sind, können sie sich sagen: »Wir sind Rechtsbeistände, wir tun etwas für die Leute, was sie auf keinem anderen Weg bekommen könnten. Das ist manchmal schwierig, und wir können ihnen nicht so viel geben wie wir gerne geben würden, aber wir geben ihnen Rückhalt und ein bisschen Hoffnung.« Wenn sie anschließend wieder an ihre Arbeit gehen, fühlen sie sich »für die kommenden Herausforderungen gestärkt«.

Der gemeinsam Raum, so Dougherty, bietet viel Platz, »sodass man auch große Dinge schnell aufgearbeitet hat«. Und er schließt mit einer großen Wahrheit: »Ein kollektives Trauma verlangt eine kollektive Reaktion.«
Zu seinem eigenen Fall bemerkt er: »Ich habe eigentlich nie gewusst, weshalb ich mich freiwillig zum Kriegseinsatz in Vietnam gemeldet habe. Niemand, den ich kannte, hätte je

gedacht, dass ich zu den Marines gehen oder freiwillig in den Krieg ziehen würde. Aber etwas trieb mich da.« Und dieses Etwas, so viel weiß er heute, war der unbewusste Drang, der Gewalttätigkeit und Trunksucht zu entkommen, die er während der Kindheit in seiner Familie erlebt hatte. Er wollte Freiheit und irgendwie auch Frieden.

Ich bin also von zu Hause weg, und dann direkt im Herz der Finsternis gelandet. Ich weiß jetzt, dass ich einfach nach Vietnam gehen und mich an all diesen Grausamkeiten beteiligen musste, weil es in meiner Familie über Generationen so furchtbar gewalttätig zugegangen war. Sie sind ganz schrecklich miteinander umgegangen und jeder mit sich selbst. Ich habe wie so viele das intergenerationale Trauma meiner Familie ausgelebt und bin diesen Weg mit aller Konsequenz gegangen, bis ich nicht mehr konnte. Ich bin dabei auch selbst gewalttätig gewesen und habe meine eigenen Grenzen überschritten. Nur gelang es mir nicht, die Leiden und Schmerzen zu verdrängen, denen ich die Menschen aussetzte. Ich fühlte sie immer. Also hörte ich auf damit und kehrte um. Ich bin mir ziemlich sicher, dass ich in meiner Familie der Erste bin, der sagt: »Genug.«

Dougherty fasste den Entschluss, sich intensiv mit der Natur persönlicher und kollektiver Traumata auseinanderzusetzen. Damit schlug er den Weg der Heilung ein. »Was ich hier tue, heilt auch meine Vorfahren«, sagt er. Er meditiert jeden Morgen mit seinen Vorfahren und erlebt das als einen bewussten und wechselseitigen Akt der Liebe und Wiedergutmachung. Mit einem Augenzwinkern fügt er hinzu: »Ich habe sie sagen hören: ›Du bist der, auf den wir gewartet haben.‹«
Wir sind alle dazu aufgerufen, für unsere Vorfahren – und füreinander –, die zu sein, auf die sie und wir gewartet haben.

Den Schatten zurückgewinnen

Wie inzwischen ganz deutlich geworden ist, trifft es einfach nicht zu, dass man die Fehler von gestern möglichst schnell vergessen sollte, um über sie »hinwegzukommen«. Die Vergangenheit ist nämlich *jetzt* lebendig. Man kann sie von sich weisen oder total verdrängen, aber solange sie nicht wieder integriert wird, kommen wir nicht über sie hinweg. Dazu müssen wir den karmischen Bodensatz unserer kollektiven Vergangenheit bewusst zur Kenntnis nehmen, damit sie integriert und geheilt werden kann. Dunkles Chi oder Schattenenergie bleibt lebendig und pflanzt sich fort. Im kollektiven Traumafeld wird alles Abgespaltene und Verleugnete verstärkt und aufgeladen. Sammelt sich um diese Einschlüsse herum genügend Energie an, können solche Schattenanteile schließlich so aussehen, als wären sie etwas für sich Bestehendes und besäßen ein Eigenleben. Hier wird es dann wichtig, diese scheinbare Eigenständigkeit zu durchschauen, denn es handelt sich in Wirklichkeit um einen Teil unserer selbst, den wir nicht wahrhaben wollen.

Einst glaubten die Zukunftsforscher, das Internet werde das Beste in uns ans Licht bringen. Wir würden in all unserer Verschiedenartigkeit doch als Weltbürger zusammenfinden und in friedlicher Gemeinschaft leben. Niemand rechnete damit, dass sich das World Wide Web in kürzester Zeit zur Heimstatt unserer kollektiven Dämonen entwickeln würde, dass Suchmaschinen, soziale Medien und das Darknet die dunkle Seite unseres Gruppendenkens zum Vorschein bringen würden, etwa in Form von Rassismus, Fremdenfeindlichkeit und Gewaltbereitschaft. Gesellschaftsfeindliche Medien kamen auf, und das globale Gehirn wurde zu einem gigantischen Marktplatz für die dunkelsten Instinkte der Menschheit.

Inzwischen rücken die Entwicklungen auf dem Gebiet der künstlichen Intelligenz (KI) immer mehr ins Zentrum der Aufmerksamkeit, und in Filmen, Erzählungen und anderen Kunstformen taucht immer häufiger das Motiv einer verselbstständigten und bösartig gewordenen künstlichen Intelligenz auf – ein brandschatzender Reiter der kommenden Apokalypse. Wissenschaftler und Technik-Gurus sagen die Auslöschung der Menschheit durch eine sich verselbstständigende KI voraus. Aus mystischer Sicht handelt es sich jedoch bei diesen Bildern und Prophezeiungen um die noch kaum vernehmliche Aufforderung zur Integration. Der große Unheilbringer entspringt nicht nur unserer eigenen Fantasie, sondern ist Repräsentant unseres kollektiven Schattens. Wir klammern uns an gesellschaftliche Übereinkünfte von großer Durchsetzungskraft. Die erste und wichtigste besagt, dass wir grundverschieden und deshalb voneinander und von der Natur getrennt sind. Daraus entstand der Glaube, wir müssten uns die Natur unterwerfen, die Erde und alle Lebewesen seien dem Menschen untergeordnet und für die Rassen, Ethnien und Geschlechter gebe es eine göttliche Hierarchie.

In diesem Trennungsbewusstsein meinen wir immer, irgendetwas Fremdes oder Andersartiges bedrohe unser Überleben, etwas Wesensfremdes oder sogar Außerirdisches, das immer an den Grenzen lauert oder sogar schon vor der Tür steht. Und das Fremdartigste überhaupt, die Technik, ist unsere eigene Schöpfung. Es ist noch nicht lange her, dass wir unser Ende unter himmelhohen Atompilzen auf uns zukommen sahen. Inzwischen wurde diese Rolle des Schreckgespensts von den unheilsamen Auswüchsen unserer Technologie übernommen.

Und der Roboter wird an die Macht kommen, er »hat zehn Hörner und sieben Häupter und auf seinen Hörnern zehn Kronen und auf seinen Häuptern lästerliche Namen«.[3] In dieser Endzeit, so unsere Befürchtung, wird uns aufgehen, dass wir in einer technischen Simulation gefangen sind oder von Anfang an nichts weiter als Fantasiegebilde eines unbegreiflichen »Alien« waren. Die Wellen der Vergangenheit werden Zukunft. Unsere Mythen wiederholen sich ebenso wie unsere Vergangenheit.

So sehr unsere Projektionen uns erschrecken, sie sind seit jeher ein Teil von uns. Das zeigt, wie wichtig es ist, unseren kollektiven Schatten besser zu verstehen, um schließlich im Gesicht des Anderen und Fremden uns selbst zu erkennen und zu wissen, dass da kein Unterschied ist.

Von einem kohärenten inneren Feld aus können wir uns auf das kollektive Traumafeld einstimmen. Von da aus erkennen wir, wo sich das transgenerationale Trauma in uns eingenistet hat und wie aus seinen Symptomen Tendenzen und aus den Tendenzen kollektive Übereinkünfte werden. Wenn im kollektiven Feld Kohärenz hergestellt ist, werden wir zu konstruktiver Konfliktlösung übergehen, und neue Gesundheits-, Erziehungs- und Rechtssysteme werden entstehen. Dadurch können verschiedene Gemeinschaften zusammenarbeiten, um systemische Probleme zu lösen beziehungsweise zu verhindern.

Drohende finstere Zeiten zu prophezeien führt uns nicht weiter. Machen wir uns lieber bereit, diesem leisen Flüstern zu folgen, das uns in Richtung Integration führt, in Richtung einer heilen, leuchtenden Zukunft.

6

Ein Gruppen-Integrationsprozess

Der Mensch ging von einem unbewussten Zustand aus und hat sich seither stets um mehr Bewusstsein bemüht. Bewusstseinsentwicklung ist Bürde, Leid und Segen der Menschheit.

Carl Gustav Jung
»Men, Women, and God«, in *C. G. Jung Speaking*

Lasst eure Leiden nicht umsonst gewesen sein.

Eduardo Duran
»Native, Indigenous Cultures and Healing Trauma« (Podcast)

Wenn wir uns das Nervensystem vorzustellen versuchen, denken wir vielleicht an die farbigen Grafiken in Anatomielehrbüchern oder die animierten Landschaften von Wissenschafts-Dokus. Vielleicht schwebt uns auch so etwas wie das Blut- oder Lymphgefäßsystem mit seinen unendlich verzweigten blauen, roten und weißlichen Leitbahnen vor.

Ich jedenfalls hätte gern, dass Sie beim Stichwort Nervensystem an James Camerons Science-Fiction-Blockbuster *Avatar* von 2009 denken. In der von Cameron geschaffenen Welt besetzen Menschen im Jahr 2154 wegen Rohstoffknappheit auf der Erde den bewohnten Mond Pandora im Sternensystem Alpha Centauri. Sie haben vor, die Einheimischen gewaltsam zu verjagen, um dann den Mond auszubeuten. Der Mond besitzt eine erdähnliche Biosphäre und hier leben neben vielen anderen Lebewesen die Na'vi, eine menschenähnliche intelligente und friedfertige Spezies. Alle Lebewesen auf Pandora, die Na'vi, die Seelen ihrer Vorfahren und die üppige Flora und Fauna sind über ein allumfassendes biolumineszentes Nervennetzwerk miteinander verbunden. Im Film tritt dieses lebendige kollektive Nervensystem als ein Gewebe leuchtender Lichtfasern in Erscheinung. Man sieht es in jedem Moos und jeder Flechte, in allen Blättern, Stängeln und Samen. Die Ranken und Fasern aus Licht reichen bis in die Wurzeln der Bäume, treten an den Scheitelpunkten der Köpfe aus und sind bis in die Spitzen der langen Zöpfe der Mondbewohner zu verfolgen. Wenn die Na'vi miteinander oder mit ihren Tieren in Kontakt treten, ist es so, dass sie ihr Gegenüber von innen fühlen können. Sprache und Gesten sind also für die Kommunikation eigentlich nicht mehr nötig. Wenn die Verbindung hergestellt ist, bestätigen die Na'vi das mit den Worten: »Ich sehe dich.«

Über das gleiche Netzwerk können sie sich auch mit ihren Ahnen verbinden. Die Zeit stellt kein Hindernis dar.

Unser eigenes Nervensystem ist von dem der fiktiven Na'vi nicht grundsätzlich verschieden. In der dreidimensionalen Betrachtung sehen wir es als eine materielle Struktur, aber wir gehören eben nicht nur dieser Dimension an. Alles ist Energie, und selbst auf der materiellen Ebene ist der Körper nicht einfach etwas Mechanisches, sondern wird elektrisch gesteuert. Das verwickelte Geflecht des Nervensystems ist körperlicher Ausdruck der subtilen Körpermatrix; seine fraktale Netzstruktur – selbstähnlich und rekursiv – gibt eine komplexe natürliche Struktur für den Strom des Lichts vor.

Je klarer, präsenter und besser aufeinander eingestimmt wir sind, desto stärker ist unsere Fähigkeit, bewusste Verbindungen zu knüpfen – so wie die Na`vis.

Schon sehr lange betrachten wir uns selbst als Inseln, als isolierte, an ihre persönliche Geschichte gebundene Individuen. Wir lesen von den angedachten Möglichkeiten des Transhumanismus und hoffen, dass es bald möglich sein wird, im Krankheitsfalle eine Kapsel mit Nanobots zu schlucken, synthetische Nervennetzwerke zu implantieren, die uns sagenhaft schlau machen oder unser Denken, unsere Erinnerungen und unsere Persönlichkeit – all das, was wir zu sein glauben – auf eine externe Festplatte oder bewegliche Smartcard hochzuladen und so ewig zu leben, jedenfalls weit über die Haltbarkeit des Körpers hinaus.

Aber wir haben alle schon einen unglaublichen Biocomputer in uns, den die Natur über Hunderttausende von Jahren entwickelt und immer feiner abgestimmt hat. Das menschliche Nervensystem ist durch und durch lebendig und vernetzt. Wenn es einmal richtig in Gang ist, kann sich sogar unsere DNA auf eine höhere Stufe bringen – denken wir etwa an die Auswirkungen der Trauma-Bereinigung auf epigenetische Vorgänge. Sobald wir erkennen, wie großartig wir angelegt sind, wird uns auch klar, dass wir nie wirklich voneinander getrennt sind. Dann lernen wir, unsere Verbundenheit untereinander und mit der Welt auszubauen und zu stärken. Ist das einmal erreicht, wird uns bewusst werden, dass wir immer schon diese Anlage zum Heilen, zu höherer Intelligenz und zu vielen weiteren Möglichkeiten hatten, um über unseren Körper hinauszugehen oder ihn auf eine völlig neue Weise einzusetzen.

Die mystischen Lehren der Welt haben uns schon immer darauf hingewiesen, dass wir nicht einfach dasitzen und auf die Zukunft warten brauchen. Diese wunderbaren Fähigkeiten stehen uns jetzt schon in unserem Inneren zur Verfügung. Unsere Aufgabe besteht darin, sie zu erkennen und zu entwickeln. In dem Raum, der durch vollkommene bewusste Präsenz und Verbundenheit entsteht, sind Zeitreisen möglich.

Ein erwachtes subtiles Nervensystem erlaubt uns nicht nur, früher erlebte Schmerzen in anderen zu spüren, sondern den Augenblick der Verletzung wirklich aufzusuchen und als mitfühlende Zeugen anwesend zu sein. Wir können uns auch bewusst auf die Präsenz unserer Vorfahren einstimmen und ihnen in ihrem Leid zur Seite stehen. Wir können Zeugen früherer Verletzungen sein, die im Gedächtnis unseres Landes oder Volks niedergelegt sind, und wir können unser Nervensystem in das einer Freundin, eines geliebten Menschen oder eines Klienten einklinken, um mit ihnen als Zeuge am Ort einer frühen Traumatisierung zu sein, das Geschehen präsent zu halten und in den Wunsch nach Heilung einzubetten. Wir finden uns im Wir-Raum mit gleichgesinnten Heilern, Therapeuten und anderen bewussten und auf Wandel bedachten Menschen zusammen und schlagen den Faltenwurf der Raumzeit zurück, um ein Bodhisattva-Gebet in sie hineinzusprechen.

Präsenz als Heilmittel

Es ist hilfreich, sich immer wieder zu vergegenwärtigen, dass wir zu keiner Zeit und an keinem Ort je allein sind. Jeder von uns ist eine lebendige, vieldimensionale und vernetzte Matrix; wir sind miteinander, mit unseren Vorfahren und mit allem Lebendigen verknüpft. Wir sind stets in das Ganze und in die höheren

Dimensionen von allem und jedem eingebunden, stehen aber zugleich auch mit der dichteren und dissoziierten Seite der Dinge in Kontakt. Wir tragen nicht nur unseren eigenen Schatten in uns, sondern gemeinsam mit allen auch den unserer Vorfahren, unserer Kultur, der Erde und des Kosmos. Das Erwachen geht über den Einzelnen hinaus, denn Integration betrifft uns alle.

In jeder Situation, ob im Büro oder in der Praxis Ihres Therapeuten, haben Sie ein holographisches Abbild Ihres gesamten Stammbaums bei sich, seine Wurzeln und Äste sind in Ihnen ausgebreitet. Ihre Eltern, Großeltern und Urgroßeltern, auch wenn Sie nicht alle gekannt haben, sind in Ihnen so präsent und lebendig, wie die DNA, die Sie von ihnen geerbt haben und die eben jetzt dabei ist, Ihren stofflichen Körper zu bauen und zu erneuern. Es ist sogar so, dass Sie in die Erlebniswelt dieser Menschen eintreten können, dass ihre karmischen Muster gelöscht werden können. Die Mittel dazu sind Intention, Einstimmung, Präsenz und Licht.

In seinem 2010 erschienenen Buch *The Mindful Therapist* (*Der achtsame Therapeut*, 2012) definiert Daniel J. Siegel, geschäftsführender Direktor des Mindsight Institute und Professor für Psychiatrie an der UCLA School of Medicine, den Begriff »Präsenz« als die »Fähigkeit, einen integrierten Seinszustand zu schaffen, der zu einem festen Wesenszug wird«. Erreicht ein System diesen Zustand der Integration, ist es nach Siegel »maximal flexibel, anpassungsfähig, kohärent, energiegeladen (das heißt voller Vitalität) und stabil«.[1]

Kurzum, Präsenz erwächst aus Integration, und sie kann weitergegeben und geteilt werden. Wenn wir einen inneren Raum der Integration, der Präsenz, schaffen, können wir diesen Raum auch anderen zugänglich machen. So können wir Integration fördern, so kann sie ein Angebot werden, das wir anderen machen.

Wenn wir uns zur Integration eines kollektiven Traumas zusammenfinden, ist Präsenz das Wichtigste und Kostbarste, das wir mitbringen können. Präsenz öffnet uns und lässt die Grundsubstanz der Integration fließen – das höhere Licht des Bewusstseins, das Zersplittertes wieder zusammenfügt. Dieses höhere Licht lässt uns die Energie spüren, die durch unser Nervensystem fließt. So wie wir unseren physischen Körper fühlen können, ist es uns durch Presencing möglich, auf subtile Weise unsere inneren Dimensionen wahrzunehmen. Höheres Licht erschließt uns höhere Möglichkeiten. Dieses Licht existiert jenseits unseres Alltagsbewusstseins und tritt als Inspiration in Erscheinung, wenn wir kreativ sind, wenn uns etwas Neues einfällt. Durch entsprechendes Training, beispielsweise regelmäßige Meditation, wird es uns leichter zugänglich, und deshalb sind neue Ideen kein Zufall, sondern Produkt einer Fähigkeit, die man sich aneignen kann. Mithilfe von Meditation können wir Licht in unseren Körper herunterladen und unsere Schwingung und damit unsere seelischen und geistigen Kräfte anheben, sodass mehr Raum und Resilienz entstehen, die wiederum mehr Liebe und Freude zulassen. Es hat etwas von *Kintsugi*, der traditionellen japanischen Kunst, Töpferwaren zu reparieren: Wir arbeiten im Licht, umgeben das ungelöste Karma der Vergangenheit mit sensiblem Mitgefühl und verbinden die Bruchstellen mit goldenem Harz.

Ein Gefäß für das Licht schaffen

Wenn ich mich zu sehr mit meinem Ich beschäftige und identifiziere, verengt sich mein Bewusstsein, und dadurch verringert sich der Raum für Empathie und Erkenntnis. In gewissem Sinne handelt es sich hier um etwas Dunkles, dem es an Licht und Wachheit mangelt. In der Ich-Kontraktion ist einfach nicht so viel Raum, dass höheres Licht hereinfluten könnte. Trauma macht eng und klein, es legt Teile des physischen, emotionalen und mentalen Körpers lahm. Deshalb leiden traumatisierte Menschen oft unter Energiemangel, Antriebslosigkeit, einer vermehrten Neigung zu Depressionen und an dem Gefühl, von anderen getrennt oder abgekoppelt zu sein. Viele haben den Eindruck, nicht so auf ihre Umwelt eingehen zu können, wie es ihrer Anlage oder ureigenen Intelligenz entspricht, und sie fühlen sich dadurch machtlos und isoliert.

Bei einer Lichtmeditation (Näheres finden Sie im Anhang im Abschnitt über geführte Praxis) konzentrieren wir uns auf den inneren Raum und machen uns bereit, Licht zu empfangen – der Raum wird zum Gefäß für Licht, Inspiration und Einsicht. Bei einer Gruppenmeditation ist das ein intersubjektiver Raum, der Raum zwischen uns, der Licht empfängt und weiterleiten kann. Durch gemeinsame Präsenz, die uns alle gleichermaßen zu Zeugen macht, wird dieser innere Raum tiefer und weiter. Gespräche oder auch Heilungsarbeit, die uns zutiefst begeistern, haben etwas von dieser vollkommenen Präsenz, in der subtiles Licht in und zwischen uns strömen kann.

Immer wenn mich Angst oder Ärger besetzt halten oder ich mich zu sehr an meine Gewohnheiten klammere (indem ich zu sehr auf dem beharre, was ich bereits weiß), geht es in meinem Nervensystem so beengt zu, dass es keine höheren Energien aufnehmen kann. In dieser Verfassung bleiben mir das Licht der Zukunft und das in ihm liegende Potenzial verwehrt. Ein mit seinem Ich identifizierter Mensch, dem nicht viel innerer Freiraum bleibt, ist wie ein Haus oder eine Wohnung mit geschlossenen Läden und Vorhängen: Es fällt keine Sonne herein. Das ist ein Zustand, der vielen Menschen die Erfahrung des inneren Lichts so weitgehend verwehrt, dass sie glauben, es gäbe dieses Licht gar nicht.

Aber es ist immer da und hier und jetzt zugänglich, immer präsent, immer real. Mit jeder Generation kommt eine neue Welle dieses evolutionären Impulses. Mit jedem Genie, jedem Heiligen. Wo Raum für gemeinsame Intention, für Beziehung, Einstimmung und Presencing in einer Gruppe geschaffen wird, entsteht ein Gefäß, in das hinein sich das höhere Licht oder Zukunftslicht ergießen kann.

Der Raum, den wir schaffen können, hängt direkt mit der Art unserer Präsenz zusammen.

Das Licht, dass wir aufnehmen können, hängt direkt von dem Raum der Präsenz ab, den wir schaffen.

Licht ist ein lebendiger, harmonischer Oszillator; es stellt das Gleichgewicht wieder her. Einströmendes Licht erhöht die Schwingung und stellt Resonanz zwischen allen anderen Schwingungen in diesem Feld her. Es setzen dann subtile Wellenbewegungen ein, die sich im Raum ausbreiten, und wir spüren, wie wir mehr und mehr in Kohärenz kommen. Wir fühlen uns inniger mit uns selbst und mit der Welt ringsum verbunden. Kohärenz hebt das Trennungsgefühl auf und hat auch etwas von Transzendenz, weil sie uns das Leben von einer höheren Warte aus betrachten lässt: Auf einmal sehen, fühlen, spüren und verstehen wir mehr.

Das sind die Gipfelerfahrungen im Wir-Raum, die als ein kollektives Hochgefühl erlebt werden können, wenn alle wirklich ganz präsent und miteinander verbunden sind. Es sind ganz wunderbare energetische Erfahrungen. Wir fallen dann nicht gleich wieder zurück in unsere persönlichen Schwingungsmuster und Prozesse, sondern können wie in einer außerzeitlichen Sphäre in und mit dem Strom des Gruppenbewusstseins arbeiten.

Damit wir überhaupt diesen Zustand erreichen und stabilisieren können, müssen wir uns auf eine gemeinsame Praxis einlassen. Um dafür in der Lage zu sein, ist es wiederum notwendig, dass alle für sich ihrer ganz eigenen meditativen und spirituellen Praxis nachgehen. Und damit wir als Instrumente der Kohärenz dienen können, müssen wir auch unsere Schattenarbeit weiterführen. Wichtig ist außerdem, dass wir eine Beziehung zu den Schatten unserer Vorfahren knüpfen. David Furlong zitiert in seinem Buch *Healing Your Ancestral Patterns* aus Hiroshi Motoyamas Buch *Karma and Reincarnation* und schreibt:

Die Eltern-Kind-Beziehung ist ein weiteres Glied in einer langen und weit zurückreichenden karmischen Verkettung. In unserem wissenschaftlichen Zeitalter können die Menschen nur schwer akzeptieren, dass sie für ihre Vorfahren verantwortlich sein sollen, dass sie für deren Tun einzustehen haben, wenn das daraus entstandene Karma noch nicht aufgelöst ist. Für viele ist es geradezu absurd, dass die Taten eines unbekannten Vorfahren etwas mit dem zu tun haben sollen, was ihnen jetzt widerfährt. Aber wenn ich mir das Karma eines Menschen näher ansehe, stoße ich immer wieder auf Probleme, die schon über Generationen bestehen. Es waltet nicht allein ein individueller Geist darin, sondern es ist auch ein Familiengeist zu erkennen, der das Karma hervorgebracht hat und weiterhin nährt.[2]

Wir sind so vielschichtig miteinander verbunden und verflochten, dass es einen individuellen oder persönlichen Schatten gar nicht geben kann.

Bevor wir uns nun dem Trauma-Integrationsprozess selbst zuwenden, möchte ich hervorheben, dass man für jede Art von Gruppentrauma-Arbeit unbedingt reife und belastbare Prozessbegleiter mit einem klaren Geist braucht. Auf die Rolle und Aufgaben der Prozessbegleiter beim Collective Trauma Integration Process (CTIP) werde ich im nächsten Kapitel näher eingehen. Hier möchte ich erst einmal nur ein paar Kernkompetenzen ansprechen, die man braucht, um zu dieser Arbeit wirklich etwas beitragen zu können. Zunächst einmal müssen sich mit dieser Arbeit befasste Begleiter, Therapeuten und Assistenten intensiv der eigenen Integrationsarbeit und kontemplativen Praxis gewidmet haben. Das ist ein wichtiges Instrument der Bewusstseinsentwicklung und schafft in ihnen den Raum und die Klarheit für entscheidend wichtige subtile Fähigkeiten, die man für die Verarbeitung von Gruppentraumata unbedingt braucht. Hier einige der wichtigsten dieser Fähigkeiten:

Man muss in der Lage sein,

- im Zeugen-Bewusstsein zu bleiben beziehungsweise dorthin zurückzukehren.
- auch inmitten intensiver und dynamischer Gruppenenergien präsent zu bleiben und sich nicht triggern oder mitziehen zu lassen, weil man selbst noch Ungeheiltes in sich trägt.
- energetische Verbindungen zu knüpfen sowie Instinktregungen und Intuitionen mit kognitiven Prozessen zu verbinden.
- sich das subtile Gruppenfeld, gleich welchen Ausmaßes, präsent zu halten und richtig zu erfassen.
- die Wellenformen des Gruppenfelds wahrzunehmen und diese Wellen klug und behutsam und zum Nutzen aller Beteiligten zu lenken.
- die Verbindung zum Licht der Zukunft herzustellen und ihre ordnende Intelligenz in die *Vergangenheit* zu downloaden, sodass sie dort heilend wirken kann und unser individuelles und kollektives Potenzial freisetzt.

Trauma-Arbeit verlangt größte Sorgfalt und Aufmerksamkeit. Ich habe festgestellt, dass es bei der Integrationsarbeit mit größeren Gruppen sinnvoll ist, ein Team von geschulten Therapeuten zu haben, die sich für den Fall bereithalten, dass bei Einzelnen aufgrund ihrer eigenen Trauma-Geschichte heftige Gefühlsregungen ausgelöst werden. Sie widmen sich dann der Einzelarbeit mit den Betroffenen, bis diese wieder in die Gruppe zurückkehren können.

Sehen wir uns jetzt an, was passiert, wenn wir einen Raum betreten, in dem ein großer Gruppen-Integrationsprozess stattfinden soll. Wenn sich viele ganz unterschiedliche Menschen versammeln, kennen sich die meisten noch gar nicht oder nur flüchtig. Man ist aufgeregt und voller Erwartung unter all den Gleichgesinnten, aber es herrscht sicher auch noch eine gewisse Steifheit und Scheu. Die Leute rutschen auf ihren Sitzen hin und her und suchen eher noch den Abstand. Jetzt gilt es, die Gruppenkohärenz anzubahnen, und dazu werden die Versammelten durch kontemplative Übungen und Beziehungsübungen geführt. Dieser Teil des Programms kann aus Bewegung, persönlichem Mitteilen und Presencing bestehen und soll dazu führen, dass die Versammelten als ein Körper atmen und in ihrer Verkörperung wirklich präsent sind.

Hierbei kommt es sehr auf die innere Verfassung und den Entwicklungsstand des Prozessbegleiters an. Seine oder ihre Fähigkeit, alles im Raum Stehende zu fühlen, zu umfangen und zu halten, wirkt sowohl aktivierend als auch erdend und als Katalysator für den Prozess, der hier in Gang kommen soll. Eine bewusste und authentische Leitung gibt allen Beteiligten Sicherheit, sodass sich tiefe Kohärenz einstellen kann. Ist das einmal erreicht, dauert es nicht mehr lange, bis sich Vertrauen und Neugier im ganzen Raum ausbreiten. Die Kohärenz wird noch tiefer, wenn die Gruppe drei oder mehr Tage für diese Prozessarbeit zusammenbleibt. Emotionale Schutzmechanismen treten zurück, sodass gemeinsam innere Zustände möglich werden, die sehr tief gehen können.

In den vielen Jahren, in denen ich als Prozessbegleiter bei solchen Intensivprogrammen tätig war, ist mir aufgefallen, dass der energetische Prozess der Trauma-Integration in einer Gruppe einen charakteristischen Wellenverlauf aufweist. Dieses Muster tritt jedes Mal auf, und zwar unabhängig von der Gruppengröße, vom Ort und von der Art der traumatischen Inhalte, um die es bei den Teilnehmern geht.

Im nächsten Abschnitt werde ich den Gruppen-Integrationsprozess vorstellen, der sich für mich als besonders wertvoll und wirksam erwiesen hat. In diesem Zusammenhang werde ich auch das Wellenmuster mit seinen vier Stufen herausarbeiten, wie es sich mir ursprünglich dargestellt hat und auch heute immer wieder beim CTIP auftritt. Bei diesem Prozess zeigt sich, wie ich glaube, dass kollektive Traumainhalte, auch wenn sie im Unbewussten verborgen waren, behutsam an die Oberfläche geholt und im Zuge der Gruppenarbeit wieder integriert werden können. Ich habe in Deutschland und Israel viele CTIPs zum Holocaust, zum Zweiten Weltkrieg und zum Trauma der Teilung Deutschlands begleitet. Bei meinem in den USA geleiteten CTIPs ging es um Kolonialismus und Rassentrauma. Die Inhalte waren immer regionaler Art, aber das Prozessdesign ließ sich überall erfolgreich anwenden. Unser Nervensystem kann unter verschiedenen Umständen unbewusste Inhalte freisetzen: Wenn etwas dilettantisch gewaltsam aufgebrochen wird oder wenn mit großer Sorgfalt Umstände geschaffen werden, die so etwas wie ein Gefäß für solche Inhalte entstehen lassen. Letzteres ist ein natürlicher Vorgang, der an das Abfallen von reifen Früchten erinnert.

Der Collective Trauma Integration Process (CTIP)

Erste Phase: Gruppenkohärenz herstellen

Neben Gruppenmeditation und Kontemplationsübungen haben wir bei unseren CTIPs auch noch mit einigen anderen Ansätzen gute Erfahrungen gemacht:

- *Beziehungsübungen*: Beim Austausch von Persönlichem stimmen sich die Teilnehmer aufeinander ein und bringen sich gegenseitig in die Präsenz.
- *Subtile Einstimmung*: Wahrnehmung plus Präsenz ergibt subtile Kompetenz. Wenn wir wahrhaft in und für den Augenblick anwesend sind, vertieft sich unsere Wahrnehmung, und wir nehmen viel mehr auf als sonst. Subtile Inhalte sind weicher, weniger sichtbar, den normalen Sinnen nicht so direkt zugänglich. Um die subtile Wahrnehmung zu aktivieren, werden die Teilnehmer angeleitet, mit dem ganzen Körper tief zu lauschen und sich gegenseitig ihre volle Aufmerksamkeit zu schenken, während sie zugleich auf ihre eigenen inneren

Reaktionen und auf alles andere achten, was sich im Raum zwischen den Übungspartnern zeigen mag.

- *Bewegungsübungen*: Als Beispiel nenne ich das synchronisierte Tanzen, bei dem einer der Übungspartner den anderen zuerst aufmerksam beobachtet, um dann in seinen oder ihren Bewegungen zu folgen.
- *Zeugesein in der Gruppe*: Hier werden die Teilnehmer dazu angeleitet, als Zeugen und mit voller Aufmerksamkeit alles zu verfolgen, was andere Teilnehmer der gesamten Gruppe mitteilen.

Bei einer Form der Beziehungsübung suchen sich alle Teilnehmer zunächst einen Partner oder eine Partnerin und stellen ihre Stühle dann so, dass sie einander gegenübersitzen. Dann teilen sie sich abwechselnd mit, was sie dazu bewogen hat, an diesem CTIP teilzunehmen oder was für ein Gefühl sie bei der Sache haben. Wir fordern sie auf, nicht nur genau auf ihre Partner zu achten, während diese sprechen, sondern auf sich selbst und auf alles, was zwischen ihnen hin und her geht.

Was tut sich beim Zuhören im Körper? Was für Gefühle kommen hoch und was für Gefühle spürt jeder beim anderen? Was wird ihnen beim Zuhören an flüchtigen Gedanken, an Urteilen oder vorhandenen Überzeugungen bewusst, und wie wirken sich diese Regungen auf die Abstimmung zwischen den Partnern aus, trennend oder verbindend?

Bei solchen Übungen des Mitteilens und während des gesamten CTIP halten wir die Teilnehmer dazu an, einfach nur zuzuhören und keinerlei Feedback in der Form von Ratschlägen zu geben. Am besten ist es, wenn sie einfach nur auf ihr eigenes inneres Erleben achten, während sie verfolgen, was der Partner mitteilt. Präsenz entsteht durch dieses tiefe Zuhören. Man hört auch das, was zwischen den Worten und unterhalb der Worte mitschwingt. Durch solche und ähnliche Presencing-Übungen kann in relativ kurzer Zeit eine erstaunlich tiefe Gruppenresonanz entstehen.

Wenn sich diese Paarungen oder auch Dreiergruppen gebildet haben und die Teilnehmer einander gegenübersitzen und Blickkontakt aufnehmen, werden sie dazu angeleitet, abwechselnd dem jeweils anderen mit dem ganzen Körper zuzuhören und mit ihrem eigenen emotionalen Körper in das emotionale Feld des jeweils anderen hineinzuspüren, um still zu verfolgen, was sich dort zeigt. Mit dem Zeugen-Bewusstsein, diesem stillen, nicht urteilenden Betrachten, verfolgen sie außerdem, was sich im mentalen Feld des anderen tut. Wenn ich diese Art der Gruppenarbeit anleite, mache ich alle Teilnehmer gern erst einmal darauf aufmerksam, dass Augen, Atem, Puls, Körperbewegungen, Tonfall und Wortwahl des Gegenübers wie Fenster in sein oder ihr gesamtes Leben, aber auch in das Leben der Vorfahren sind. Die Rolle des Zuhörers liegt darin, den Raum und die Präsenz bereitzustellen, durch die wir nicht nur einen Blick in das Innere des anderen werfen können, sondern für diesen Augenblick im anderen sein können und er oder sie in uns.

So machen wir uns das gemeinsame Feld bewusst, um anschließend die unsichtbaren Schichten unserer Vergangenheit, die geheilt werden möchten, in diesen Raum zu holen.

Wenn auf diese Art genügend Präsenz und Kohärenz etabliert sind, können wir uns dem Thema oder Zweck unserer Zusammenkunft zuwenden und die Sache, um die es gehen soll, gleichsam hereinbitten. Den meisten Teilnehmern fällt dann bereits auf, dass Nachklänge eines historischen oder gesellschaftlichen Traumas in ihnen sind, die in Resonanz mit dem bei der jeweiligen Veranstaltung thematisierten kollektiven Trauma treten, das wir gerade betrachten. Alle sind gehalten, einfach zu verfolgen, was geschieht, und für sich selbst und alle anderen die Präsenz und das Zeugen-Bewusstsein zu wahren.

Wenn sich alle im Raum auf das gemeinsame Vorhaben eingestimmt und eingelassen haben und die Verbindung zu den Inhalten unseres eigenen Lebens hergestellt ist, beginnt der eigentliche kollektive Wellenprozess.

Zweite Phase: Die kollektive Welle ins Rollen bringen

Wenn die Gruppe tiefer in die Trauma-Thematik eintaucht und die Teilnehmer auf mehr und mehr relevante Inhalte stoßen und sie mitteilen, rollt eine erste Welle heran – langsam zuerst wie die auflaufende Flut, dann aber mit Wucht. Damit sind unbehagliche Gefühle verbunden, man fühlt sich beziehungslos, peinlich berührt, man findet keinen Zugang. Diese Welle ist Ausdruck unseres kollektiven Nichtwissenwollens.

Erste Welle: Die Verweigerung verarbeiten

Die Welle trägt die Symptome unseres unbewussten Widerstands und der Verdrängung mit sich. Wir arbeiten ja gerade daran, das Trauma als präsente Zeugen körperlich zu empfinden, und so manifestiert sich jetzt auch die Energie der gewohnten unbewussten Verleugnung über den Körper. Leute, die bis jetzt aufmerksam waren, wirken auf einmal so müde, als wollten ihnen die Augen zufallen. Andere können schier nicht mehr aufhören zu gähnen. Einige fühlen sich schwer und unbehaglich und so, als wären sie nur noch von weit weg beteiligt, und ein paar würden sich am liebsten ganz entfernen.

Hier ist es jetzt entscheidend, diese Erscheinungen weiterhin mit Präsenz und dem Zeugen-Bewusstsein zu begleiten. Sie zeigen uns auf, wie weitgehend die Trauma-Thematik im Körper verankert ist, auch wenn wir sie verleugnen, von uns weisen und nichts mit ihr zu tun haben wollen.

Bei dieser ersten Welle hat man das Gefühl, dass die Verleugnungsschichten des kollektiven Unbewussten, dieser erste Verteidigungswall gegen ein Trauma und seine Auswirkungen, klar und scharf hervortreten. Der Gruppenprozess scheint auf einmal stecken zu bleiben. Alles war so schön im Fluss, und jetzt schlägt die Atmosphäre plötzlich um, und etwas Schweres breitet sich im Raum aus. Man atmet ein wenig schwerer und bekommt das Gefühl, dass etwas an die Oberfläche kommen möchte.

Ich fordere die Teilnehmer dann auf, einfach bei diesem mulmigen Gefühl oder ihrem Widerstand zu bleiben. Wenn wir bereit sind, einfach bei dem zu sein, was sich jetzt zeigen mag, und nicht zu reagieren, sondern die Vergangenheit die Gestalt annehmen zu lassen, in der sie sich jetzt zeigen möchte, ohne Abwehr oder Unterdrückung, haben wir bereits eine Menge zur Entladung und Entschärfung dieser Energie geleistet. Die offene Haltung eines Zeugen ist dafür entscheidend.

Zweite Welle: Die Entladung

Kurz vor der zweiten Welle nehmen Anspannung, Unbehagen und Widerstand noch zu. Weiterhin halten wir diese anschwellende Energie im Bewusstsein, und jetzt werden sich unweigerlich ein paar Teilnehmer zu Wort melden, um der Gruppe mitzuteilen, was sie gerade erleben. Es ist dann so, als würde durch ihre Worte der Deckel von einem Druckkochtopf fliegen, sodass der ganze Druck und Dampf urplötzlich freigesetzt werden, nur dass es sich bei dieser Prozessarbeit um einen Ausbruch von Gefühlen handelt, die in den Raum schießen und all die harten Schichten der Verleugnung durchbrechen und beiseiteschieben.

Prompt ergießen sich anschließend ganze Sturzfluten starker Empfindungen, Gefühle, Erinnerungen und Bilder in den Raum. Oft handelt es sich dabei um Inhalte, die ganze Generationen betreffen, oder um historische Bilder, die mit dem Holocaust, der Sklaverei in Amerika oder irgendeinem anderen Kulturtrauma zusammenhängen können, mit dem wir uns gerade beschäftigen. Nicht selten kommt es an diesem Punkt dazu, dass bei vielen tief eingelagerte Generations-Erinnerungen aufsteigen und etliche in Tränen ausbrechen.

Auch hier sind wir wieder aufgefordert, alles, was sich zeigt, mitfühlend zu bezeugen, es zu betrachten, zu fühlen, zu erleben und für die Vergangenheit präsent zu sein, so paradox das auch klingen mag.

WENN DER FAMILIENSCHRECK AUFTAUCHT

JULIES INTERVIEW MIT MARKUS HIRZIG

Markus Hirzig ist seit 2002 in Thomas' Arbeit zur Integration kollektiver Traumata eingebunden. Seit etlichen Jahren stellt er sich Gruppenteilnehmern als Assistent zur Verfügung. Wenn man ihn fragt, wie es bei einem CTIP zugeht, was sich da tut, gibt er eine so plastische Antwort, dass man die Szenerie gleich vor Augen hat: »Irgendwann ist die Atmosphäre richtig aufgeladen, und zugleich ist es still, wie wenn der bei allen unbeliebte Onkel plötzlich dastünde und sich bei einer Familienfeier an den Tisch setzte. Keiner mag ihn um sich haben. Manche tun so, als wäre er gar nicht da, während andere sich verdrücken oder böse werden.« Bei der ersten Welle der Prozessarbeit in großen Gruppen kommen genau diese Energien auf.
Markus, der in Berlin lebt und arbeitet, bezeichnet ein CTIP mit 180 Teilnehmern als »kleine Gruppe«. Oft sind es viel mehr Leute, und dann sei es ein wirklich großes Familienessen, und auch der plötzlich dastehende unbeliebte Onkel sei ein paar Nummern größer. In Deutschland handelt es sich da um den Holocaust. Dazu Markus: »Der Holocaust hat so viele bis dahin zwischen den Menschen bestehende Selbstverständlichkeiten über den Haufen geworfen und Menschen auf der ganzen Welt in Mitleidenschaft gezogen. Davon sind gewaltige Mengen noch nicht verarbeiteter Energie zurückgeblieben.« Kein Problem verschwindet, indem man die Augen vor ihm verschließt.
Wenn beim CTIP die erste Welle heranrollt, und unseren kollektiven Unwillen auslöst, das Trauma zu fühlen, zu verar-

beiten oder auch nur zur Kenntnis zu nehmen, »schlafen die Leute schier ein, als hättest du Äther in den Raum geleitet«. Die Grundenergie dieses Widerstands umschreibt Markus mit den Worten: »Nicht fühlen, nicht hinsehen, nicht einlassen.« Da geht es ums Überleben, merkt er an.
Und wie ändert sich das dann?
»Es muss ein gewisses Maß an Kohärenz in der Gruppe gegeben sein, damit etwas aufgehen kann«, sagt Markus. Das ist aber nicht ganz einfach. »Es ist ein bisschen so, als hielte ein Panzer auf dich zu und du versuchtest dir noch einzureden, dass alles in Ordnung ist.« Anfangs ist die Energiewelle einfach »zu wuchtig«, sagt Markus. »Viele zeigen sich dann erschüttert oder sogar verärgert. Andere sehen Bilder.« Das können Bilder sein, die eine frühere Generation betreffen, merkt er an.
Außerdem, fährt er fort, hat dieser Panzer seinen ganz eigenen Willen, er kommt einfach. »Da braucht man einen Dirigenten, der seine Sache wirklich versteht« –, jemanden, der die Präsenz aufrechterhält und den Prozess weiter zu lenken vermag.

Thomas hat gelernt, wie er ganz nah an dieser Gruppenenergie bleiben kann. Er rät den Leuten nicht, ihre mitunter intensiven Gefühle auszuleben. Er leitet sie einfach an, bei diesem schrecklichen Film sitzen zu bleiben und ihn sich anzusehen, zu fühlen, wann sie abstumpfen oder schläfrig werden – diesen Film einfach zu verfolgen, ohne ihm den eigenen Stempel aufzudrücken.

Das ist entscheidend.
»Jede Familie hat ihr eigenes Skript, an das sie sich hält«, sagt Markus. Und das gilt auch für ganze Gesellschaften.

»In Deutschland lautet die Spielanleitung (nach dem Zweiten Weltkrieg): ›Sieh lieber nicht hin. Dieses ganze Grauen erträgt man einfach nicht. Niemand hält das aus.‹« Aber die durch Völkermord und Krieg entstandenen unvorstellbaren Schmerzen und Leiden verschwinden nicht von selbst. Markus zieht einen Vergleich:

Das Ganze verwandelt sich in eine Art unsichtbaren giftigen See mitten im Ort. Alle trinken nach wie vor daraus und merken nicht, worum es sich handelt. Die Kinder werden krank, die Tiere werden krank, und niemand weiß, warum. Die Vögel, die Pflanzen, einfach alles wird krank. Und sieben Generationen später hat immer noch niemand etwas dagegen unternommen.

»Wenn schlichte Kenntnis der Geschichte, eine rein mentale Übung, genügen würde, hätten wir die Sache schon gelöst«, fährt Markus fort. Doch all das gespeicherte Gift, der energetische Rückstand von Kulturschock, historischem Trauma und den Leiden etlicher Generationen, muss zur Kenntnis genommen und gefühlt werden. »Es muss gelebt werden«, wie Markus sagt.

»Die Natur bringt sich selbst wieder ins Lot, aber große Wunden brauchen Zeit und Gemeinschaft.« Auch dann noch ist die Arbeit des bewussten Presencing und der Integration dieser kollektiven Energien aus Markus' Sicht »äußerst anspruchsvoll. Je mehr Licht hereindringt, desto verworrener werden die Dinge. Licht bringt Bewegung«.

Fragt man ihn, wie es in Berlin nach den vielen CTIP-Events im Laufe der letzten Jahre heute aussieht, setzt er ein breites Lächeln auf und sagt: »Da ist jetzt eine kleine Lücke in den Wolken.«

Dritte Welle: Hören, was die kollektive Stimme sagt

Mit Wucht hat sich die Welle gegen unser kollektives Nichtwissenwollen durchgesetzt und lässt starke Empfindungen, Gefühle, Bilder und Erinnerungen bewusst werden, und damit breitet sich jetzt eine neue Energie in der Gruppe aus, und sie wird als klarer Aufruf zu etwas Neuem wahrgenommen. Es ist, als müsste jetzt eine kollektive Stimme zu hören sein, die Essenz dessen, was wir hier miteinander erleben.

Ein Prozessbegleiter gibt bekannt, dass man jetzt alles, was man erlebt hat, mitteilen kann, da es ja sein kann, dass es sich nicht mehr nur um persönliche Dinge handelt, sondern um eine Depesche des Kollektivs. Das löst eine dritte Welle aus, und meist haben jetzt viele etwas zu sagen, und zwar sehr konzentriert. Dem Plenum fällt die Aufgabe zu, sehr präsent zu bleiben. Bei den Mitteilungen der Einzelnen ist es oft hilfreich, ihnen behutsam vor Augen zu führen, wohin ihre Aufmerksamkeit gerade geht.

Als Prozessbegleiter muss man ständig wie ein Dirigent das Ganze wahrnehmen und ganz nah an seinen Rhythmen und seiner Temperatur bleiben, um jederzeit spüren zu können, wo das Ganze sich zu zerfasern droht, um dann alle wieder in die Kohärenz zurückzuführen. Alles, was jetzt mitgeteilt wird, kann bei anderen Vergrabenes oder Verdrängtes mobilisieren. Ein einziges Wort kann wie ein Tropfen, der in einen still daliegenden Teich fällt, ringförmige kleine Wellen schlagen und bei anderen ähnliche Dinge anklingen lassen, die dann zu tieferer bewusster Wahrnehmung auffordern.

Als Zeuge einer solchen Szene erkennt man mühelos, wie der Raum jetzt von der vielschichtigen Verflochtenheit des kollektiven Traumas erfüllt ist.

Dem Leitungsteam obliegt es unter anderem, zwischen den Grundaussagen der kollektiven Stimme und den vielen Einzeläußerungen zu unterscheiden. Diese Grundaussagen ergeben zusammen die Kernbotschaft des jeweiligen CTIP.

Das Herausarbeiten der kollektiven Stimme ist ein bisschen so, als würde man beim Lesen eines Textes mühelos spüren, was anzustreichen ist und was nicht. Bei allem, was im Laufe des Gruppenprozesses von den Teilnehmern gesagt wird, gibt es manche Äußerungen, auf die ein besonderes Augenmerk gelegt werden muss. Dem Sprecher oder der Sprecherin selbst ist das vielleicht gar nicht bewusst, aber manchmal umschreiben die Worte mehr als die Ereignisse im Leben Einzelner und rühren an etwas viel Tieferem und Allgemeinerem. Die kollektive Stimme hat etwas Archetypisches und Universales, und oft sind es Einzelne, die die Aussagen dieser Stimme ins Gruppenfeld tragen.
Das Leitungsteam hat die Aufgabe, genau auf diese Stimme zu achten und sie klar von den Einzeläußerungen zu unterscheiden. Das verlangt Konzentration und besondere Fertigkeiten, die oft erst einmal erlernt werden müssen. Nicht alle Stimmen führen die Gruppe wirklich in Richtung Integration, und wenn man den falschen Stimmen nachgeht, kann das den ganzen Prozess zäh und mühsam werden lassen. Wenn wir die kollektive Stimme für alle Teilnehmer hervorheben, kann die Wirkung so sein, als würde man in zentrale Energiepunkte des Gruppenkörpers Akupunkturnadeln setzen. Das richtet das Gruppenfeld aus und hebt seine Schwingung, sodass mehr Licht fließen kann und der kollektive Heilungsprozess richtig Fahrt aufnimmt.

DAS HEILENDE IN DER KOLLEKTIVEN STIMME FINDEN

JULIES INTERVIEW MIT DR. LAURA CALDERÓN DE LA BARCA

Angesichts ihrer Ausbildung in integraler Psychotherapie und narrativer Therapie hat Laura Calderón de la Barca eine klare

Vorstellung von ihrer Rolle beim Pocket-Projekt. »Menschen verfügen über so viel gelebte Erfahrung«, sagt sie, »und die erzählen wir in Form von Geschichten. Wenn unsere Geschichte zu eng gefasst ist, erleben wir Stress.« Außerdem haben jede Person und jede Kultur ihre »Leitgeschichte«, wie Laura das nennt.

2016 nahm Laura mit vielen anderen an einem von Thomas geleiteten Retreat teil. Am Freitag waren alle Teilnehmer – sie kamen aus vielen Ländern und waren überhaupt sehr unterschiedlicher Herkunft – zur abendlichen Sabbatfeier eingeladen. Am Ende dieser Feier, erzählt Laura, sprach eine jüdische Frau und gestand der Gruppe, es sei für sie ein Gefühl gewesen, als würde sie ihr Volk verraten. (Traditionell nehmen nur Juden an dieser Feier teil.)

Für diese Frau gehörten Schmerz und Verrat einfach zur Leitgeschichte ihrer Glaubensgemeinschaft. Als sie der Gruppe ihre Gefühle mitteilte, sagt Laura, »schwappte plötzlich eine starke Traumawelle herein«. Aber das durfte sein, wie sie weiter berichtet, weil bereits genügend Raum und Sicherheit geschaffen waren. Unter Thomas' behutsamer Anleitung waren die Anwesenden in der Lage, sich mitzuteilen und die Energie des Massentraumas gemeinsam in die Gegenwart zu holen. Als Mexikanerin mit indigenen Wurzeln hatte Laura schon auf der Schule Diskriminierung erlebt. »Ich besuchte eine Schule für Weiße«, erzählt sie. »Meine Haut war dunkler, und man sah auch sonst den indigenen Einschlag. Es galt als ausgemachte Tatsache, dass die ursprüngliche Bevölkerung von nichts eine Ahnung hat und das Land deshalb so rückständig ist.« Deshalb litt sie, wie so viele in ihrem Land, unter starken Schamgefühlen. »Und diese Scham«, fügt sie hinzu, »lebte in meinem Körper.«

Als Laura nach der Sabbatfeier zusammen mit anderen in der

Raummitte stand, stellte sich ein Gefühl von Ehrfurcht ein, »weil das Ganze eine solche Kraft hatte«. Als dann Energiewellen durch den Raum fluteten und jedermann erfassten, »fing ich an zu zittern und musste weinen. Ich hätte gern ausgesprochen, was ich da erlebte, aber wie würden die anderen das aufnehmen? Würden sie mich für arrogant halten?« Diese Befürchtung teilte sie der Gruppe mit.

Später kam eine Frau auf sie zu und sagte: »Erst war ich noch richtig verschlafen, aber bei deinen Worten plötzlich hellwach.« Sie kam aus einer ganz anderen Gegend der Welt, hatte aber ähnliche Erfahrungen gemacht wie Laura.

Lauras Worte waren heilsam für sie selbst, das ist bei solchen Events immer wieder zu beobachten. Thomas sagt, in solchen Augenblicken spreche die »kollektive Stimme«.

»Diese Arbeit setzt voraus, dass deine persönliche Heilung schon ein Stück weit gediehen ist und du dich ein bisschen auskennst«, sagt Laura. »Wenn wir uns dabei zusammentun, reicht sie bis ans Ende der Welt.«

Vierte Welle: Klären und Integrieren in der Gruppe

Nachdem man sich genügend Zeit für die Aussprache innerhalb der Gruppe genommen hat und der Prozessbegleiter das Gefühl hat, dass diese Wellenform gut umgesetzt worden ist, wird es Zeit für den nächsten Verdauungsschritt: die Arbeit in Kleingruppen (Breakout). Wer sich individuelle Betreuung wünscht, kann sich zur Einzelarbeit mit einem Therapeuten/einer Therapeutin zusammensetzen (was auch während des Gruppenprozesses jederzeit möglich ist), während sich die übrigen in Dreiergruppen aufteilen. Bei der Arbeit mit Dreiergruppen während des CTIP beschäftigen wir uns weiter mit den zuvor erlebten Wellen und vertiefen dabei unsere Präsenz in Beziehungen. Hier können sich die Teilnehmer in einem intimeren Rahmen aufeinander einstimmen und austauschen, es gibt genügend Zeit, auch den persönlichen Werdegang anzusprechen und sich einmal anzusehen, welchen Stellenwert Familienmitglieder früherer Generationen für das im Plenum thematisierte kollektive Trauma hatten.

Der Wir-Raum, der in diesen kleinen Gruppen geschaffen wird, ist für diese Eltern und Großeltern oder die Angehörigen noch früherer Generationen gedacht. Wenn du mir von deinem Großvater erzählst, höre ich vorbehaltlos zu und nehme zugleich die höhere Perspektive des Zeugen ein. So habe ich deinen Großvater zuletzt von mehreren Warten aus im Blick und fühle vielleicht sogar, wie ich mit ihm verbunden bin.

Das ist das Wunder der Einstimmung, sie kann zerstörte Beziehungen wiederherstellen und neue Verbundenheit schaffen. Energetische Gewohnheiten und Tendenzen, die in Schichten in unserer kollektiven Vergangenheit lagern, können aufgelöst und neu formiert werden.

Wir haben unsere Mütter und Großmütter, unsere Väter und Großväter in unserem Körper, und zwar mitsamt ihren Verletzungen und Leiden. Das Trauma ist in den Wurzeln des Stammbaums gespeichert, und dadurch haben auch wir es in uns, im Bau unserer DNA und unseres Nervensystems. Durch tiefe Einstimmung können wir aus der linearen Zeit ausbrechen und uns mit früheren Generationen verbinden. Deshalb ist die Zeit der Lynchmorde nicht wirklich vorbei. Sie lebt in uns weiter wie unsere Vorfahren. Wir stehen in einer Wechselbeziehung. Was die Menschen vergangener Jahrzehnte an Traumatisierungen erlebt haben, ist nicht nur ein Teil von ihnen, sondern auch von uns. Deswegen ist es unser aller Aufgabe, für den Ausgleich der seinerzeit angerichteten Schäden zu sorgen.

Für diese Arbeit in der Kleingruppe sollte genügend Zeit eingeplant werden, weil es hier wirklich um »Verstoffwechselung« der mobilisierten Energien geht. Es ist eine intime Zusammenarbeit, bei der die Teilnehmer die im Plenum erlebten Wellen und ihre Energien erneut in sich aufnehmen und ausgleichen können.

Wenn alle so weit sind, kommen sie wieder zusammen, und die Kohärenz wird erneuert. Das ist für den Prozessbegleiter der Punkt, an dem er oder sie sich fragen muss, ob es Restenergien gibt, die noch nicht zutage getreten sind. Falls das der Fall ist, fühlt man diese Energie als eine weitere Welle, die hereindrängt und eingelassen werden möchte. Sollte noch ungelöste Energie zu verarbeiten sein, wird das Assistenzteam die Gruppe bei der Bereinigung dieser neu auftretenden Inhalte unterstützen.

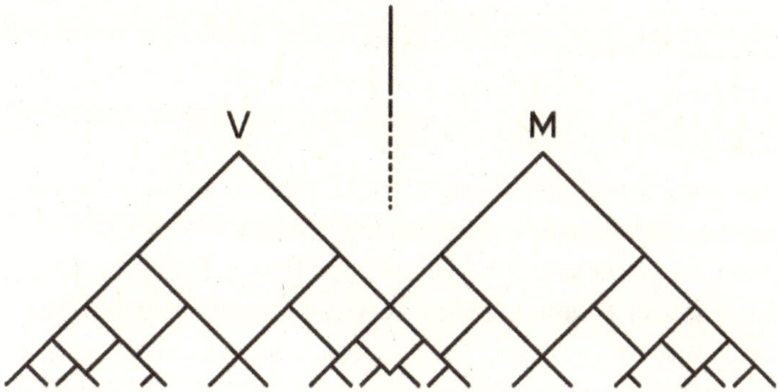

Umgekehrter Stammbaum. Unverarbeitete Energien sind in den Wurzeln abgespeichert und gelangen so zu uns, den derzeit Lebenden. Sie werden Teil unserer Lebenserfahrung, und unsere Bemühungen um Heilung dienen ihrer Aufarbeitung.

Sobald man als Prozessbegleiter das Gefühl hat, dass die Gruppenenergien weitgehend verarbeitet sind, schließt sich eine geführte Meditation an (Beispiele sind im Anhang zu finden) und wenn möglich ein Toning (Klangmeditation), um den Raum zu klären und die Gruppe in höheres Licht und höhere Klangfrequenzen zu tauchen. (Zu diesem Zweck werden gern tibetische Klangschalen verwendet, die einen besonders reinen und stabilisierenden Klang haben.) Diese Meditation führt die Teilnehmer sanft aus der tiefen Energie des Integrationsprozesses heraus und zurück in den Körper und das alltägliche Erleben. Toning-

Meditationen sind wunderbar geeignet, um die Gruppe zu synchronisieren, aber jede andere in Richtung Kohärenz wirkende Meditation ist ebenfalls geeignet.
Hier sei noch angemerkt, dass für einen CTIP zwei oder mehr Tage eingeplant werden sollten, damit alles in Muße integriert werden kann und die Teilnehmer erfüllt wieder abreisen. Die gemeinsame Arbeit kann sehr intensiv werden, und man fühlt sich danach, wie manche sagen, gereinigt oder »wie durchgepustet« – als wäre man gemeinsam durchs Feuer gegangen und jetzt wie neu.

Dritte Phase: Meta-Reflexion

Diese dritte und letzte Phase dient der Rückschau auf den ganzen Prozess. Wir klären, was wir bei unserer gemeinsamen Arbeit erlebt und gelernt haben. Nachdem so viel Energie freigesetzt wurde, ist es gut, die Aufmerksamkeit der Gruppe auf den Veränderungsprozess selbst zu lenken. Diese Rückbesinnung kann die Integration von allem, was sich gelöst hat, noch einmal vertiefen, weil sie die im Prozess geschaffenen neuen Nervenbahnen verstärkt.
Hier besteht jetzt auch Gelegenheit, die Beziehungsübungen, den Austausch im Plenum und die Arbeit in Dreiergruppen zu reflektieren. Die Teilnehmer werden aufgefordert, sich klarzumachen, inwieweit es ihnen gelungen ist, beim Zuhören und beim Sprechen präsent und verbunden zu bleiben, wie es um ihre geistige und körperliche Wachheit bestellt war und wie sich ihre inneren Erfahrungen positiv auf ihre jeweiligen Partner, die Dreiergruppe und das gesamte Forum ausgewirkt haben.
Bei dieser Schlussbetrachtung kommen oft Dinge zur Sprache, die uns während des Prozesses gar nicht aufgefallen sind, und das festigt und verstärkt die ganze Erfahrung noch einmal. Bei dieser wichtigen gemeinsamen Arbeit schreiben wir das Buch des Lebens neu.

VORSTOSS IN NEUE TIEFEN DER BEWUSSTHEIT

JULIES INTERVIEW MIT GREGOR STEINMAURER

Gregor Steinmaurer ist seit über zehn Jahren in die Aufarbeitung kollektiver Traumata eingebunden, zunächst als Lernender und seit einigen Jahren auch als Assistent zur Betreuung der Teilnehmer beim CTIP. Fragt man ihn, was bei diesen Veränderungsprozessen in großen Gruppen passiert, antwortet er: »Das ist irgendwie etwas ganz Gewaltiges.«

Ganz am Anfang, erinnert er sich, »habe ich die ganze Reichweite der Sache nicht voll erfasst«. Heute spricht er sehr klar und engagiert darüber und beschreibt den CTIP als eine sehr tief reichende und ungemein differenzierte Praxis. Irgendwann im Laufe der gemeinsamen Arbeit »sind alle total präsent und miteinander verbunden. Das erzeugt eine Atmosphäre … ich spreche gern von einem Tempel oder heiligen Raum. Wir wissen dann alle, dass gerade etwas sehr Wichtiges und Heiliges passiert«.

Bei den großen Wellenbewegungen der Energien und Trauminhalte werden nach seinen Beobachtungen »alle mitgerissen. Auf einmal ist die Welle da, und dann musst du sie einfach reiten«. Was beim CTIP passiert »ist nicht so zu steuern, wie in der Einzeltherapie, wo man jederzeit zu einem anderen Thema wechseln kann«. Wenn Gruppenkohärenz und kollektive Präsenz gegeben sind, »hört plötzlich der ganze Raum intensiv zu. Da ist etwas, das alle zugleich sehen, und du erlebst es als eine real vorhandene Kraft«. An diesem Punkt, sagt er, »wird das Verbindende viel, viel stärker als das Trennende«.

Für die meisten Leute, erzählt Gregor, klingt die Vorstellung, sich zusammenzufinden, um ein kollektives Trauma neu zu erleben und dann zu integrieren, »geradezu masochistisch, als würde man sich da etwas Bleischweres aufbürden. Und schwer kann es mitunter tatsächlich sein, aber vor allem wirkt es erleichternd. Es stellt sich so etwas wie Ehrfurcht ein, und man atmet auf«.

Gregor beteuert, diese Arbeit habe sein Leben und seine Sicht der Dinge umgekrempelt. Er hat Geschichte studiert, aber erst bei dieser Arbeit wurde ihm klar, wie weit intellektuelles Verstehen und echtes Nachvollziehen voneinander entfernt sind. Als er an einem CTIP in Deutschland teilnahm, rückte wie von selbst der Holocaust ins Zentrum der Aufmerksamkeit. »Ich habe nichts, absolut nichts gefühlt«, sagt er. »Ich hatte damit gerechnet, dass ich etwas fühlen würde, aber es war so etwas wie eine ... Tür davor.« Es dauerte eine Weile, bis er auf diese Tür aufmerksam wurde und sie annehmen konnte. Er begriff, dass sein Taubheitsgefühl nur ein kleiner Teil des großen Brockens kollektiver posttraumatischer Symptome gewesen war. Er blieb ganz nah am Prozess und bekam so schließlich ein Gespür für die menschliche Seite des Ganzen, »eine neue Tiefe der Bewusstheit«, wie er es nennt.

Wenn man wirklich in Tuchfühlung geht, »ist es sehr, sehr einfach, dabei aber auch hochkomplex. Du kannst hier nichts anschieben, und das ist die hohe Schule der Prozessarbeit: Du lernst dabei so viel über das Leben«.

Das Nervensystem für Zeitreisen nutzen

Wenn wir durch bewusste Verbundenheit einen Wir-Raum entstehen lassen, überwinden wir die Beschränkungen der dritten und vierten Dimension. Zeit nehmen wir jetzt nicht mehr als linear und lokal war, und wir überschreiten zusammen die Schwelle zu neuen Dimensionen jenseits der Zeit, wo alles Gewesene und alles noch Kommende im Jetzt erreichbar ist. Unsere Nervensysteme sind ähnlich wie bei den Na'vi auf Pandora weder rein physischer Natur noch gänzlich voneinander getrennt. Wir sind unauflösbar miteinander verbunden.

Hier das doppelte Geheimnis der Zeitreise: Erstens sind *wir* das Portal, und zweitens brauchen wir uns keinen Zentimeter von der Stelle zu bewegen, um durch die Zeit zu reisen. Wir müssen nur voll und bewusst präsent sein – wo immer wir auch sind und wer immer auch bei uns ist.

In der therapeutischen Praxis

Ich glaube, dass das Nervensystem ein Vermittler des universalen Gesetzes ist, und damit meine ich den zeitlosen Ursprung der Bewusstseinsentwicklung. In den Weisheitstraditionen der Welt wird das universale Gesetz aufgezeigt. Es bewahrt und schützt den Ursprung des Lebens und das Leben selbst. Durch das universale Gesetz haben wir die Möglichkeit, den Strom der bewussten Wahrnehmung wiederherzustellen, ein gesundes, ethisches Leben zu führen und eine zukunftsfähige Kultur zu gestalten. Wird gegen das Gesetz verstoßen, entsteht an der entsprechenden Stelle im Nervensystem (an der kosmischen Adresse) eine Blockade oder Verengung, und dann kann die höhere Energie diese Stelle nicht mehr ungehindert passieren. Der biographische Hintergrund dieser Unterbrechung wird dissoziiert, und dann kann es sein, dass die natürliche Funktion dieser Region mit der Zeit immer schwächer oder praktisch stillgelegt wird. Die Entwicklung kommt zum Stillstand.

Die Fähigkeit eines Therapeuten oder Heilers sich über das energetische Nervensystem einzustimmen, besteht darin, gemeinsam mit dem Klienten die kosmische Adresse oder raumzeitliche Position einer zurückliegenden Verletzung aufzuspüren. Wir sind alle Säuglinge, Kleinkinder, Kinder und Teenager gewesen, und unser Körper erinnert sich an alle Stadien, auch wenn sie uns ansonsten entfallen sind. Und weil unser Nervensystem es so wunderbar versteht, Beziehungen buchstäblich als Nervenverbindungen zu knüpfen (wie in der Polyvagaltheorie dargestellt), sind Eltern in der Lage, sich sehr tief und genau in die Erfahrungswelt ihres Kindes einzufühlen. Sie können mit den Augen ihres Kindes sehen und durch Energieübertragung auf das eigene Gehirn und den eigenen Körper die körperliche und seelische Verfassung ihres Kindes erkennen – ob es müde, frustriert, froh oder begeistert ist.

Durch Training verfeinern wir dieses Wahrnehmungsvermögen und können es schließlich in der therapeutischen Beziehung auf unser Gegenüber ausdehnen. Wir spüren in die körperliche und seelische Verfassung unserer Klienten hinein, bis sie selbst fühlen, wie sie in uns gefühlt werden. Möglich wird diese Tiefe der Beziehung durch Presencing, aber es kann auch über das hinausgehen, was wir Gegenwart nennen. Mit diesem subtilen Vermögen unseres Nervensystems sind wir in der Lage, uns direkt in die Vergangenheit unserer Klienten einzuklinken, egal zu welchem Zeitpunkt.

Wenn wir uns als integrierte Erwachsene bewusst unserem Inneren zuwenden, merken wir, ob wir gerade als wirklich integriertes Ich agieren oder (bedingt durch Stress- und Schattenaktivierung) auf eine frühere Stufe regredieren. Und eben dieses Vermögen erlaubt uns auch, in unsere Klienten hineinzuspüren und treffsicher wahrzunehmen, wann und wo die Energie eines verletzten jüngeren Ichs am Werk ist. Das sind energetische Brüche, zu denen es durch Verletzungen oder Traumata kommt, und indem wir uns jetzt ganz auf dieses frühe Ich-Stadium einstimmen, stellen wir eine Kraft der Präsenz bereit, mit der unsere Klienten vielleicht Bezüge herstellen können, wo vorher keine waren.

Unter diesen Voraussetzungen können wir als Therapeuten lernen, ein frühes Trauma aufzuspüren (natürlich nur mit Erlaubnis des Klienten) und es genau zu lokalisieren und seine Informationen über das Feld herunterzuladen. Durch bloße Präsenz und bewusste Verbindung können fähige Therapeuten oder Heiler die im Körper des Klienten gespeicherte Trauma-Energie in Beziehung bringen, dass sie von Übererregung oder Dissoziation ins Gleichgewicht zurückfindet. Oft muss man die Inhalte nicht einmal ansprechen, weil der Klient davon nicht unbedingt profitiert. Solche zentralen Verletzungen werden im Traumafeld verzeichnet und in der holographischen Bibliothek des Körpers abgelegt. Das energetische Nervensystem des Körpers fungiert hier als Bibliothekar und Arzt, und wir als Heiler unterstützen dabei nur das Erwachen und wirken als Katalysatoren.

Beim kollektiven Integrationsprozess

Eben diese subtile Fähigkeit ist entscheidend für alle, die mit historischen oder gesellschaftlichen Traumata oder auf dem Gebiet der spirituellen Entwicklung arbeiten möchten. Wir können uns das als eine Art WLAN-Router für das dritte Auge vorstellen, der es mit den körperlichen Sinnen verbindet. Wenn wir diese Fähigkeit auf der nächsthöheren Stufe einsetzen, können wir uns präzise auf das Gruppenfeld einstimmen und darin bestimme Ereignisse mit kollektiver Wirkung finden. Bei solchen Ereignissen mit ihrem charakteristischen energetischen Niederschlag kann es sich um Kriegsjahre oder auch um die Zeit unter einem autoritären Regime handeln. Solche Ereignisse können für eine bestimmte Zeit und eine bestimmte Gegend typisch sein oder sie waren von noch weitreichenderer Bedeutung.

Ein Prozessbegleiter muss in der Lage sein, sich auf die archäologischen Schichten des Gesamtkörpers einzustellen und das eine bestimmte Signal herauszuhören, das ins Gruppenfeld übertragen wird. Unsere Aufgabe ist es, diese Bewegung zu unterstützen und die Energie so in das Gruppenfeld zu leiten, dass sie sich für alle Anwesenden in eine konkrete Erfahrung umsetzt. Wer als Prozessbegleiter Gruppenintegration herbeiführen möchte, muss bei allen Beteiligten das subtile Vermögen des energetischen Nervensystems wecken, damit sie erstens diese komplexen Energien richtig erfassen und dann zweitens ihr individuelles Feld an das kollektive Feld anschließen können.

Wenn man das individuelle Feld an die kollektive Matrix ankoppelt und dabei zugleich mit dem Licht verbunden bleibt, wirkt das energetische Nervensystem als eine Art drahtlose Verbindung, über die das betreffende Trauma ins Gesamtbewusstsein der Gruppe »gestreamt« werden kann. Das macht die Teilnehmer empfänglich für die größeren Wellenformen.

Jetzt kommt es darauf an, die Gesamtintensität des Gruppenprozesses zu steuern und auf dem geeigneten Niveau zu halten. Erfahrene Prozessbegleiter sind in der Lage, dieses Niveau im richtigen Moment zu erhöhen, damit mehr karmischer Inhalt einfließen kann, oder das Ventil ein wenig zu schließen, um den Zustrom unbewusster Energie zu verringern und damit zu verhindern, dass der Gruppenprozess zu intensiv wird. Mit genügend Praxis können wir lernen, die Energien dieses tiefen Heilungsprozesses genau zu dosieren.

Wenn sich eine Gruppe schon mehrmals zur gemeinsamen Arbeit versammelt hat, gibt es noch andere Bereiche, denen man sich gemeinsam annähern kann. Es geht dann um noch höhere kollektive Prozesse, aber auch um eine klare, sorgfältige Anleitung und Praxis. Das Gesamtfeld einer gut eingestimmten Gruppe muss so kohärent sein, dass es die besondere Eigentümlichkeit dieser Gruppe widerspiegelt.

Bei dieser Praxis leitet ein Prozessbegleiter die Gruppe in einer Meditation an (Beispiele sind im Anhang aufgeführt), die die Teilnehmer in den Erfahrungsraum eines zurückliegenden Ereignisses führt. Das kann zum Beispiel der Holocaust oder der Trail of Tears (»Pfad der Tränen«; Vertreibung nordamerikanischer Ureinwohner) sein. Durch tiefe geistige, seelische und körperliche Einstimmung auf die Erfahrung der damals lebenden Menschen können sich geradezu überwältigende Eindrücke und Empfindungen einstellen, und das kann sich so anfühlen, als wäre man Zeuge von etwas, das sich gerade ereignet. Dazu müssen die Teilnehmer sehr still sein können und brauchen eine gewisse Belastbarkeit. Das ist eine sehr intensive Arbeit, die für alle Beteiligten mit überpersönlichen Offenbarungen verbunden sein kann.

Gemeinsam schaffen wir so eine Art Passage in Raum und Zeit, und wenn wir hindurchgehen, tragen wir das Licht einer von dort aus zukünftigen Welt in diesen Raum, den wir »Gestern« nennen. In den Stunden der schlimmsten Leiden, glaube ich, als unsere Vorfahren in ihrer Verzweiflung beteten, haben sie über all dem Chaos etwas gespürt, eine Ahnung, dass sie mit ihrem Schmerz nicht allein waren. Sie waren es wirklich nicht, sie sind es nicht. Das Göttliche strömte da schon herein, Unendlichkeiten und Ewigkeiten wie mit einem Schritt überwindend. Und wenn wir uns zu dieser Arbeit zusammenfinden, sind wir sowohl Zeugen als auch Diener dieses Mysteriums.

Das Herz ist der Durchgang, das Licht das Heilmittel. Die Gegenwart kann die Vergangenheit verändern.

GANZHEITLICHE PRÄSENZ

Es besteht ein qualitativer Unterschied zwischen gewöhnlichem Austausch auf der mentalen Ebene und dem, was wir im Zustand der Einstimmung mitteilen. Sich mit Absicht, Präsenz und Verbundenheit auszutauschen geschieht auf körperlicher wie emotionaler Ebene. Man könnte es auch als ganzheitlich bezeichnen, weil es den mentalen, den emotionalen und den physischen Körper einbezieht. Präsentes Zuhören setzt die Empfänglichkeit des Körpers voraus und deshalb müssen wir mit ihm verbunden sein. Es verlangt auch emotionale Empfänglichkeit und Bewusstheit. Und wir sind dabei aufgefordert, auf den Grad der Empfänglichkeit unseres Gesprächspartners oder der Gruppe zu achten. Wie steht es mit unserer Lebendigkeit, wenn wir uns mitteilen oder wenn wir zuhören? Wann fühlen wir uns mit unseren Emotionen verbunden? Und wie ist es, wenn wir uns abgekoppelt fühlen? Die Einstimmung aufeinander, ob wir sprechen oder zuhören, macht uns auf die Qualität der Energie in uns und zwischen uns und dem Gegenüber aufmerksam. Solange wir mit dem, was wir sagen, eins sind und solange wir uns miteinander verbunden fühlen, fließt die Energie mühelos und spürbar. Geht uns die Verbindung verloren, was manchmal passiert, sei es von uns selbst oder von der anderen Seite aus, fühlt sich das so an, als wäre ein Hahn zugedreht worden. Presencing besteht im Kern darin, diese Dynamik der Energieströme in und zwischen uns aufmerksam zu verfolgen.

Kollektive Kohärenz als Geburtsrecht

Das Jahr mit der Überschrift »Kriegstrauma 1941« ist in unserem kollektiven Gedächtnis eine »beschädigte Datei«. Sie enthält Unverdautes (die Vergangenheit), das sich in unserem jetzigen Leben als Rest-Leiden mit seinen Symptomen bemerkbar macht. Das Unverdaute wird in unserem Leben und der Geschichte unserer Gesellschaft von Generation zu Generation immer wieder auftauchen, denn das Prinzip des Lebens selbst ist darauf ausgerichtet, sich selbst zu reinigen und das Gleichgewicht wiederherzustellen. Wir können das Unmögliche versuchen und uns dagegenstemmen oder wir können uns bewusst dafür einsetzen, das Ganze wieder in Fluss zu bringen.

Als Prozessbegleiter ebenso wie als Angehörige einer Prozessgruppe oder irgendeines anderen bewussten Kollektivs können wir lernen, bestimmte Dateien oder Akten in unserem historischen oder kulturellen Archiv aufzufinden und ihren Informationsgehalt, ihren energetischen Gehalt, in ein bewusstes Gruppenfeld herunterzuladen. Solche Downloads werden zuerst als Anspannung, Unbehagen und Widerstand empfunden, und das entspricht unserer Gewohnheit, Traumata und ihre Folgen totzuschweigen. Lassen wir uns jedoch auf diese Energie ein, bricht sie sich irgendwann als Schwall lebhafter Erinnerungen, starker Gefühle und in anderer Form Bahn. Die Energie unseres kollektiven Traumas ist in den dunkelsten Bereichen unseres kollektiven Schattens verstaut worden und kann im Tageslicht erst einmal überwältigend wirken. Aber mit Präsenz und der Hilfe des höheren Lichts kann es aus seiner vielfältigen Zersplitterung wieder als ein Ganzes geborgen werden.

Dazu ist nichts weiter nötig als die Bereitschaft, uns ganz dem zu widmen, was auch immer auftauchen wird, und Mitgefühl mit uns selbst und allen anderen zu haben. Vielleicht hat sich das Trauma während unseres Lebens zugetragen, vielleicht hat es aber auch seit zwei oder mehr Generationen irgendwo geschlummert und gewartet. Jedenfalls kann unser Körper mit diesen oder ähnlichen Praktiken lernen, sich selbst zu regulieren. Gemeinsam können wir die Vergangenheit befrieden.

Was Dr. Hiroshi Motoyama als »lange und weit zurückreichende karmische Verkettung« beschrieb, ist ein Energiefeld, ein Gitternetz aus persönlichen Energien und Ahnen-Energien. Energiefelder sind geschachtelte Systeme, und unsere persönliche Biographie ist der holographische Abdruck kollektiver Narben. Solche Narben oder Trauma-Muster sind im kollektiven Schatten verwahrt. Wie bei der dunklen Energie der Astrophysiker wissen wir nur aufgrund ihrer Auswirkungen beziehungsweise Symptome, dass es sie überhaupt gibt. Wenn wir uns zusammenfinden, um ein kollektives Trauma zu integrieren, werden wir dieses dunkle Gewässer wahrscheinlich nicht mit unseren Augen sehen. Aber wenn wir eingestimmt und sensibel genug geworden sind, spüren wir es deutlich und können vielleicht sogar seine Formen irgendwie ertasten. Der kollektive Schatten Argentiniens, der Vereinigten Staaten, Israels oder Deutschlands fühlt sich für Menschen, die dort leben oder gelebt haben, unverwechselbar an.

Wenn wir uns aus unserer Kohärenz heraus einstimmen, ist es so, als blickten wir zusammen in einen still daliegenden Teich: Wir sehen uns, aber zugleich sehen wir in diesem Spiegelbild auch all das, was so lange aus den Augen und aus dem Sinn war. Nehmen wir an, wir hätten uns mit dem Ziel versammelt, uns die noch nicht geheilte Weltkriegsvergangenheit Deutschlands anzusehen. Unser kollektives Spiegelbild sagt uns, dass auch *wir* die Deutschen jener Vergangenheit sind. Da existiert eine mystische Verbindung.

Das Energiefeld einer Versammlung vieler verschiedener Menschen ist zwangsläufig komplex. Wenn es ein bewusstes Feld werden soll – das heißt, wenn wir Präsenz im Wir-Raum üben, um das bisher Unbewusste an die Oberfläche zu holen –, müssen unsere Intentionen und unser Zeugen-Bewusstsein klar sein, und dazu brauchen wir mitfühlende Sensibilität, transpersonale Erkenntnis und feinfühlige Gewandtheit. Beim CTIP holen wir nicht nur kollektive Traumata in die Gegenwart, sondern sind dabei energetisch mit der ganzen Menschheit und der Erde verbunden.

In der Einstimmung und Präsenz können wir Kohärenz in der Gruppe herstellen und zusammen die Öffnung sein, durch die das höhere Licht eintritt. Wo genügend Kohärenz ist, bringt dieses Licht gleichsam den Raum zum Klingen, als würde die Stimmgabel göttlicher Harmonie angeschlagen, die mit den unbewussten Wassern in der Tiefe in Resonanz tritt. Unsere gemeinsame Integrationsabsicht lässt das Licht über den dunklen See streichen und aus den Bruchstücken Spiegelbilder der heiligen Geometrie zaubern, Ordnung aus dem Chaos. Wir lauschen, und jetzt beginnt unser Nervensystem mitzuschwingen, und zwischen uns öffnet sich eine Pforte für eine höherdimensionale Verbindung. Von hier aus sehen und hören wir die Noten unserer kollektiven Vergangenheit als eine lebhafte, vielschichtige Symphonie. Dramatisch, dunkel brennend, manchmal schmerzhaft dissonant, aber für immer eine Offenbarung.

7

Die Aufgaben der Prozessbegleiter, Therapeuten und Heiler

Mitgefühl ist keine Beziehung zwischen einem Heiler und einem Hilfesuchenden. Es ist eine Beziehung auf Augenhöhe. Nur wenn wir unser eigenes Dunkel kennen, können wir für das Dunkle in anderen da sein. Real wird Mitgefühl erst dann, wenn wir das Gemeinsame erkennen: unser Menschsein.

Pema Chödrön
Geh an die Orte, die du fürchtest

Ich habe im Laufe der Jahre viele CTIPs leiten können, und es war immer eine bewegende Arbeit, wobei einige dieser Erfahrungen sehr tief gingen und besonders berührend waren. Es ging da um große kollektive Leiden, die mich auch nach dem Ende der Veranstaltung noch beschäftigten, sodass ich mir Zeit nahm, die ganze Last und Gewalt des kollektiven Menschheits-Schattens zu verarbeiten.

Der dunkle See hat in den verschiedenen Weltgegenden ganz unterschiedliche »Geschmacksnoten«, und seine Dunkelheit ist von wechselnder Tiefe, doch überall da, wo es Menschen gibt, ist er vorhanden. Als Prozessbegleiter bei der Integration kollektiver Traumata müssen wir auf die jeweilige Gruppe, Kultur oder Gesellschaft abgestimmte Werkzeuge verwenden. Nur der richtige Schlüssel öffnet die Tür. Man braucht einiges an Kompetenz und viel Engagement, um herauszufinden, welche Ansätze man wählt und wie man im Einzelnen vorgeht. Wie bei jeder höheren Mission müssen unsere Absichten rein sein. Das Ganze ist auch nicht ungefährlich. Dieser Prozess ist hochwirksam und verlangt sehr viel Umsicht. Unsere Verantwortung ist groß.

Andere über die Schwelle zu führen heißt, dass wir Luft und Licht an all das Verdichtete und Gestörte heranlassen, das im menschlichen Bewusstsein zu Stagnation führt und folglich die Weiterentwicklung anhält. Wenn wir die Rollläden hochziehen, flutet alles im Entstehen Begriffene, alles Angelegte und noch nicht Verwirklichte herein.

Die Systemtheorie und ihre Anwendung – in der Computerwissenschaft, Ökologie, Psychologie, auf dem Gebiet der Dynamik von Organisationen und darüber hinaus – haben sich entwickelt, als wir von unserer Entwicklung her bereit waren, die Komplexität des Universums tiefergehend zu erfassen. Der menschliche Körper ist ebenso ein System wie eine einzelne Herzzelle in diesem Körper. Eine Herzzelle ist ein offenes System, es tauscht Energie und Information mit dem übergeordneten System aus, in das es eingebettet ist. Physisch betrachtet, ist die Wand der Herzzelle ihre Systemgrenze, und die Haut ist die Systemgrenze des Körpers.

Ein System entwickelt sich durch Energieaustausch mit seiner Umgebung, durch einen Prozess. Das System erhält einen Input aus der Umgebung und verarbeitet ihn zu seinem eigenen Output. Liefert dieser Output der Umgebung des Systems etwas von Wert (in dem Sinne beispielsweise, dass funktionierende Herzzellen die Atmung unterstützen), handelt es sich um Energie. Ist der System-Output für die Umgebung eher mit negativen Folgen verbunden (wie es etwa bei Abfallprodukten der Fall ist), verstärkt er die Entropie, das heißt die Auflösung der Ordnung – mit dem Ergebnis, dass die Umgebung ihre Ordnung verliert.

Die meisten organischen Systeme sind in andere Systeme eingebettet und die wiederum in andere und immer so weiter. Der Einzelne ist in seine Familie eingebettet und die in die Gesellschaft und die in die Menschheit. Das ist *jetzt* so, über alle Zeiten und Kulturen hinweg. Für unsere Arbeit als Prozessbegleiter ist es sinnvoll, uns diese Verschachtelung bildlich zu vergegenwärtigen.

Da gibt es aber noch etwas. Die Systemtheorie beschäftigt sich auch mit etwas, das sie *Emergenz* nennt. Dieser Begriff lässt sich ungefähr mit »Auftauchen«, »Entstehen« oder »In-Erscheinung-Treten« umschreiben. Man untersucht die Beziehungen zwischen den Bestandteilen einer Sache und geht der Frage nach, wie diese Teile sich zu einem Ganzen geordnet haben. Ein Beispiel: Was sind die Bestandteile des Desoxyribonukleinsäure-Moleküls und wie verlief ihre Emergenz als DNA? Und wie konnte sich die DNA immer wieder neu zu immer weiteren emergenten Lebensformen konfigurieren?

Der Evolutionsprozess ist sehr vielschichtig und zugleich von eleganter Einfachheit. Und ohne Zweifel ist das Prinzip der Selbstorganisation entscheidend wichtig für die Emergenz neuer Formen. Das ist bei der Anleitung einer Gruppe genauso. Nötig sind dazu Selbstorganisation und das Wissen, dass wir da nichts erzwingen können und nichts ganz in der Hand haben. Wir müssen auf die jeweiligen Umstände eingehen und uns anpassen. Als bewusste Gruppe sind wir mehr als die Summe der Einzelnen, und genau dieses Mehr ist die Emergenz, auf die wir aus sind. Wir haben hier einen entscheidenden Augenblick der Evolution erreicht. In der verschränkten Matrix des menschlichen Bewusstseins sind Entropie und Reibungsverlust die Regel, und der kollektive Schatten dominiert alles. Für uns sieht das so aus, als wäre die Zeit selbst aus den Fugen geraten. Wir leben in verschiedenen Welten, und die Vergangenheit ist nicht vergangen. Dadurch kann unsere kollektive Entwicklung zum Stillstand kommen. Um als Menschheit voranzukommen, um uns und die Erde zu heilen, müssen alle menschlichen Systeme gereinigt und kohärent gemacht werden. Viele von uns haben das Gefühl, dass es für die Menschheit jetzt höchste Zeit ist, sich diesen Dingen zuzuwenden, aber damit verbindet sich auch eine klare Botschaft der Hoffnung. Mehr und mehr von uns sind aufgerufen, Heilungsansätze einer höheren Ordnung zu entdecken. Das Licht der Evolution leitet uns dabei.

Unsere Motive müssen klar sein

Wenn wir den Wunsch haben zu helfen, ist es nach meiner Überzeugung wichtig, unsere Motive gut zu kennen. Was bringt uns überhaupt zur therapeutischen Arbeit? Hier kann der familiäre Hintergrund wichtig und aufschlussreich sein. Manche familiären Verwicklungen sammeln Energie an, und an solchen Stellen kann es sein, dass wir eine Richtung einschlagen, die nicht dem natürlichen Gefälle unseres Lebens folgt. Wenn ich in meinem Familiensystem die Funktion des Helfers übernommen habe und immer unterstützend zur Stelle bin, um mein eigenes Bedürfnis nach Akzeptanz, Zuwendung und Beifall zu befriedigen, muss ich mir genau das wirklich gut ansehen und mich fragen, weshalb ich helfend und heilend tätig sein möchte.

Solange ich diesen Einfluss der Vergangenheit nicht wirklich geklärt und bereinigt habe, kann meine Neigung zum Heilen kein durch und durch bewusster Akt sein. Ich werde dann noch von unbewusstem, dunklem Schatten-Chi geleitet und möchte vor allem gesehen, akzeptiert und geliebt werden. Mit dem Wunsch, für andere von Nutzen zu sein, können allerlei unbewusste Anhaftungen verbunden sein, und da kommt es für uns und für alle, für die wir da sein möchten, darauf an, uns diese verborgenen Dinge bewusst zu machen, um sie heilen.

Natürlich ist unser Wunsch und Wille, für die Welt und ihre Entwicklung zu sorgen, eine wunderbare und notwendige Sache, aber wir sollten genau wissen, um was es uns dabei geht.

Prozessbegleitung als Dienst am Ganzen

Trauma begrenzt den Strom höherer Energie durch das Nervensystem, es schädigt oder verzögert seine Entwicklung. Das Rückenmark ist die große Leitbahn für diese Energie, und wenn ein Mensch traumatisiert ist, enthält sein persönliches Energiefeld eingefrorene oder stillgelegte Energie, die man als eine Art grauen »Einschluss« wahrnehmen kann. Stellen Sie sich vor, Sie betreten ein großes Haus, in dem man etliche Fenster geöffnet hat, damit die frische Frühlingsluft hereinkann. Sie kommen aber auch an Zimmern mit verrammelten Fenstern und Türen vorbei, in die kein Licht dringt. Staubig und stickig ist es da. Man wird das Gefühl nicht los, dass hier irgendetwas passiert sein muss, aber niemand scheint sich daran zu erinnern. Vielleicht will auch niemand etwas wissen. Die weggesperrte Energie kommuniziert nicht mehr mit dem Rest des Hauses – und genauso ist der traumatisierte Anteil des Körperfelds vom Rest abgekoppelt.

Wenn Licht oder höhere Energie nicht länger in diesen Teil des individuellen Felds einströmen kann, blockiert der erstarrte Anteil (das verwahrloste Zimmer) den Empfang der entscheidenden evolutionären Impulse. Dann mögen alle anderen Zimmer noch angeschlossen und versorgt sein, aber der Mensch kommt trotzdem nicht richtig weiter, solange dieser verlorene Anteil nicht wieder integriert ist. Viele Menschen sind gar nicht erst traumatisiert worden oder haben ihre Erlebnisse aufgearbeitet und integriert, und vielleicht konnten sie sogar schon in ihrer Ahnenreihe einiges wieder in Ordnung bringen. Aber wenn, um ein anschauliches Beispiel zu wählen, große Teile einer Stadt oder eines Landes ohne Strom, Telefonverbindung und funktionierende Internetanbindung sind, wirkt sich das auf das Ganze aus. Die Vernetzung und Kommunikation sind erschwert, was die Entwicklung verlangsamt oder ganz zum Stillstand bringt, bis alle Systeme wieder funktionieren. Hält der Ausfall zu lange an, kann nicht mehr viel Neues entstehen.

In diesem Zustand befindet sich unsere Welt jetzt, und nicht nur weil entwickelte Länder Zugriff auf Ressourcen haben, die weniger entwickelten Ländern vorenthalten bleiben oder weil Innovationen ausschließlich von der Verfügbarkeit materieller Ressourcen abhängen. Vielmehr behindern Traumata die Vernetzung, bringen die Entwicklung zum Stillstand und verhindern, dass sich Neues herausbilden kann. Alle diese Faktoren wirken zusammen.

In unserer gemeinsamen Wirklichkeit sind zahlreiche unbewusste und deshalb unausgesprochene Trauma-Übereinkünfte wirksam. Viele Verliebte, die zunächst glückliche Beziehungen eingehen, erleben später die große Ernüchterung, weil sie sich unbewusst auf solche Trauma-Übereinkünfte eingelassen haben. Das Gleiche geschieht auch in Familiensystemen und am Arbeitsplatz, wo sich die Leute in Streitigkeiten und Machtkämpfe verwickeln und sich gegenseitig in dieser Opfer-Täter-Dynamik aufschaukeln, bis allen schließlich nur noch der Schmerz des Getrenntseins bleibt. Dennoch, diese ständig wiederholten unbewussten Muster sind der Aufruf der Seele, in diese Dynamik hineinzuhorchen, sie bewusst anzunehmen und sie schließlich zu heilen.

Auch auf der kollektiven Ebene gilt, dass unsere gesellschaftlichen Probleme letztlich eine Aufforderung der kollektiven Seele darstellen, die Aufforderung, miteinander aufzuwachen. Als Prozessbegleiter der kollektiven Trauma-Integration sind wir Diener dieser höheren Seele und überbringen ihre Einladung. Jede Heldenreise beginnt mit einem inneren Ruf, und wenn es zu tiefgreifendem Wandel kommen soll, müssen Held und Heldin ihn annehmen und folgen.

Dem Licht einen Weg bahnen

Besonders wichtig ist für einen Prozessbegleiter, dass er oder sie in der Lage sein muss, ganz nah am Gruppenprozess zu bleiben, und das setzt eine ganz klare innere und äußere Wahrnehmung voraus. In dieser Präsenz kann man als Prozessbegleiter intuitiv die Bewegungen in der Gruppe verfolgen und gleichzeitig einen Resonanzraum aufrechterhalten, in dem sich die Teilnehmer vertrauensvoll verbunden fühlen. Man muss weit genug entwickelt sein, um den Prozess der Trauma-Integration in seiner Tiefe und Dichte präsent halten zu können.

Weiterhin müssen Prozessbegleiter in der Lage sein, für die Gruppe die Verbindung zur Dimension des höheren Bewusstseins oder der Essenz zu halten. Dadurch fällt ihnen eine erdende oder vermittelnde Funktion zu, durch die das höhere Licht oder Zukunftslicht leichter in den Raum eintreten kann. Diese Licht-Intelligenz gibt das Muster für die anstehende Integration vor, die im Gruppenfeld bereits existiert. Deshalb ist sie die wichtigste Ressource für diesen Prozess.

Um durchgehend Licht für die Integration kollektiver Traumata hereinlassen und verteilen zu können, sollten Prozessbegleiter einen guten Blick für das Überpersönliche haben, sie sollten an sich gearbeitet haben und das weiterhin tun. Sie sollten darauf bedacht sein, die destruktiven und konstruktiven Kräfte ihres

eigenen Schattens zu integrieren. Es sind Menschen, die klare und präzise Kommunikation und gesunde Beziehungen sehr wichtig nehmen.
Um für den Gruppenprozess präsent bleiben zu können, muss man als Prozessbegleiter alle persönlichen Identifikationen hintanstellen. Wenn wir uns zu sehr mit irgendeinem Teilaspekt des Prozesses identifizieren, können wir die Dinge nicht mehr von einer höheren Warte aus verfolgen und sind auch nicht mehr in der Lage, Licht hereinzuleiten. Dann gerät der Prozess ins Stocken oder zerfasert sich und wird möglicherweise nicht gelingen. Die transpersonale Sicht der Dinge erlaubt uns, solche Identifikationen zu vermeiden. Dadurch neigen wir als Prozessbegleiter weniger dazu, uns von einzelnen Elementen des Prozesses absorbieren zu lassen, was dazu führen kann, dass wir die Gruppenintention nicht mehr fördern oder sogar Schaden anrichten.
Hier spielen Intuition und Inspiration eine große Rolle. Ebenso wichtig sind Erfahrung, Offenheit, Sensibilität, Reaktionsfreudigkeit und schließlich die Bereitschaft, sich auf das Unbekannte einzulassen. All das zusammen erlaubt uns, präsent und für die Energien und Bedürfnisse der Gruppe empfänglich zu bleiben. Wir empfinden eine Weitung des inneren Raums, durch die mehr Licht der Erkenntnis in unser Bewusstsein gelangt – und dann spüren und wissen wir auf einmal Dinge, die über unsere normalen Sinne hinausgehen. Vielleicht fühlen wir uns dazu angeregt, über ein Thema zu sprechen, das wir zuvor gar nicht im Sinn hatten – ein gutes Zeichen, es deutet darauf hin, dass wir im Flow sind.
Als Prozessbegleiter halten wir uns bereit, höhere energetische Inhalte zu kanalisieren und in unsere Vergangenheit zu leiten, die dadurch gelöst und gereinigt wird. Ein solcher evolutionärer Impuls wirft Licht auf das, was wir noch werden können. Sein Licht ist ein Strom von Erkenntnis, Offenbarung, Meisterschaft und Bereitschaft für Neues; das Licht, das schon immer auf all jene geschienen hat, die man als Visionäre, Genies und »ihrer Zeit voraus« bezeichnet hat.

Wenn wir diese Funktion als Prozessbegleiter wirklich erfüllen, leiten wir das Licht der Zukunft in den Raum. Wir stellen uns diesem Licht zur Verfügung und sind so in der Lage, die Gruppe bis dahin zu führen, wo die Transformation beginnt.

Empfohlene Standards der Prozessbegleitung

Mit dieser Arbeit gehören wir zur Speerspitze des Wandels, bereit zu einem neuen Vorstoß auf dem Gebiet des Heilens, zu dem Psychologie, Soziologie, Wissenschaft und Spiritualität ihre Kräfte vereinigen. Da gibt es noch viel zu entdecken, und aus diesen Entdeckungen werden sich wieder neue Gesichtspunkte für die beste Vorgehensweise ergeben. Ich möchte jetzt ein paar Empfehlungen aussprechen, die auf bewährten Ansätzen beruhen. Sie sind dazu da, eine Bewusstseinsstruktur zu bilden, durch die neue Energien fließen können.

Engagement

Von Prozessbegleitern bei der Trauma-Integration in der Gruppe ist ein hohes Maß an persönlichem und beruflichem Engagement verlangt, für alle Teilnehmenden und den Prozess selbst. Wer eine solche Tätigkeit anstrebt, muss Folgendes sehr ernst nehmen:

- Man hat selbst für die eigene psychische Gesundheit und Entwicklung zu sorgen.
- Man muss bei der Arbeit nach den höchsten ethischen Maßstäben vorgehen.
- Was das Wohl aller Beteiligten angeht, muss absolute Integrität gewährleistet sein.

Um unser Engagement sicherzustellen, müssen wir persönlich und im Wir-Raum gewissenhaft üben.

Regeneration

Der CTIP ist unabhängig von der Gruppengröße immer von hoher Energiedichte, sodass man als Prozessbegleiter anschließend unbedingt eine Auszeit braucht, in der Geist und Körper die Wirkungen des Erlebten verdauen können. Wenn ich den Termin für ein CTIP-Event festlege, blocke ich gleich auch Erholungszeit für die Tage danach. Da ruht man sich einfach aus und sorgt gut für sich. Gehen Sie raus in die Natur. Gönnen Sie sich Massagen oder andere Wohltaten für den Körper. Bewegen Sie auch Ihre Muskeln – Yoga, Tanz, irgendeine Bewegungsform, die Ihnen Spaß macht. Bereiten Sie köstliche nahrhafte Mahlzeiten zu, die Sie mit Ihren Lieben teilen.

Kurzum laden Sie Ihre Batterien wieder auf.

In dieser Zeit sollten Sie auch unbedingt Ihre Meditationspraxis wieder aufnehmen. Regelmäßige Meditation ist die elementare Hygienemaßnahme, mit der wir das Nervensystem von allen Rückständen der beim CTIP aufgenommenen Energien befreien können. Stille-Meditation, Licht-Meditation, somatische Meditation, alles ist jetzt hilfreich.

Intervision

»Intervision« ist ein in den Niederlanden, Deutschland und anderswo häufig verwendeter Begriff für Gespräche unter Kollegen in den Pflege- und Heilberufen. Man trifft sich zum laufenden Erfahrungsaustausch und immer mit dem Ziel der Qualitätssicherung und Qualitätssteigerung. Demnach ist Intervision ein klientenzentrierter Ansatz der beruflichen Weiterentwicklung.

Wir treffen uns als beruflich Gleichgestellte und Prozessbegleiter-Kollegen und tauschen uns ganz gezielt aus. Dabei geht es um Feedback, gegenseitige Unterstützung und Weiterentwicklung. Solche Meetings sollten regelmäßig stattfinden, möglichst in der direkten Begegnung, aber Videokonferenzen sind auch eine gute

Möglichkeit. Wir gehen mit gewaltigen Energien um, und es ist wichtig, bei dieser Arbeit nicht ausschließlich auf uns allein gestellt zu sein.

Zusätzlich zur formellen Intervision sollten sich Prozessbegleiter auch zwanglos zum Kaffee oder zu Online-Chats treffen. Sie sollten gemeinsame Essen und Freizeitaktivitäten planen. Nehmen Sie sich Zeit, um sich gegenseitig zu unterstützen und einfach zusammen zu sein. Pflegen Sie das Gemeinschaftsgefühl.

Die Praxis der Intervision

Da wir uns als Gleichgestellte zur Intervision treffen, sind alle in gleicher Weise für die Themen und die Vorgehensweise der Gruppe verantwortlich. Jemand kann sich für den Vorsitz zur Verfügung stellen, und diese Funktion kann man reihum übernehmen. Wie sich die Gruppe organisiert und koordiniert, bleibt freigestellt, aber es muss für die Bedürfnisse der Mitglieder gesorgt sein.

Hat man sich zur verabredeten Zeit am verabredeten Ort zusammengefunden, kann man erst einmal Beziehungsübungen machen, damit alle in Kohärenz kommen. Je nach Größe kann man sich in Dreiergruppen aufteilen. Die Mitglieder stimmen sich aufeinander ein und beginnen den Austausch. Wenn bei jemanden durch die Prozessbegleitung etwas angestoßen worden ist oder sonst etwas Wichtiges zu sagen ist, hören die anderen einfühlsam zu und geben Feedback oder teilen einfach ihre Gedanken dazu mit. Das kann weitere Beiträge anregen, sodass sich schließlich ein Gruppenthema herausschält, das dann gemeinsam bearbeitet und integriert wird.

Es sollte immer genügend Zeit eingeplant werden, um gemeinsam über die angesprochenen Themen und auf der Meta-Ebene über den Gruppenprozess nachzudenken. Man äußert sich zu den aufgetauchten Fragen oder Gedanken und reflektiert darüber, wie man die Dinge jetzt sieht und was man eventuell gelernt hat. Wenn nach einer Gruppenpraxis, die man begleitet hat, eine Frage auftaucht, wenden wir uns zur Betrachtung und Reflexion dieser Sache nach innen. Vielleicht stoßen wir da selbst auf die Antwort, und wenn nicht, können wir die Frage bei der Intervision vortragen. Vielleicht kann die Sache da schon vollständig gelöst oder beantwortet werden. Wenn jedoch nach wie vor Unsicherheit besteht und wir die Angelegenheit weiter klären möchten, um sie ganz verstehen zu können, bleibt uns als dritte Option die Supervision bei übergeordneten Prozessbegleitern, Lehrern oder Mentoren.

Supervision

Alle Prozessbegleiter bei der Integration kollektiver Traumata profitieren vom kontinuierlichen Kontakt mit einem Lehrer, Mentor oder leitenden Prozessbegleiter; ganz ähnlich wie es auch bei Psychologen und diplomierten Therapeuten der Fall ist. Während des Supervisionstreffens kann man als Prozessbegleiter alle noch unklaren Punkte oder auch Probleme ansprechen, die sich im Verlauf des Gruppenprozesses gezeigt haben. Jeder kann hier seine oder ihre eigenen persönlichen Trigger unter die Lupe nehmen, was für den Erfolg der Arbeit außerordentlich wichtig ist. In einer klaren und stimmigen Beziehung, und die sollte bei der Supervision immer gegeben sein, kann man als Lehrer oder Mentor wichtige Einsichten vermitteln oder einschätzen, ob der oder die Ratsuchende vielleicht mehr Zeit für die Selbstfürsorge braucht. Supervision hat viele Vorteile, die den Einzelnen, Gemeinschaften und schließlich auch der Gesellschaft, die an einem großen Integrationsprozess beteiligt sind, zugutekommen. Die Person, welche die Rolle des Supervisors einnimmt, ist wie ein Spiegel, der dem Prozessbegleiter alle noch vorhandenen blinden Flecken oder unerkannten Traumainhalte vor Augen führt, die die Kommunikation stören oder Emotionen auslösen könnten. Durch die Supervision sehen wir klarer, sie bringt Licht ins Dunkel, und das gibt uns die Möglichkeit, eine noch höhere Form der Integration anzustreben.

Nach dem CTIP

Gute Nachbereitung ist hier besonders wichtig. Nach einem CTIP werden sich die Teilnehmer vielleicht periodisch wieder zusammenfinden wollen, um Dinge noch weiter zu verarbeiten, die beim ursprünglichen Prozess oder danach hochkamen. Ich empfehle, dass man sich in den drei bis sechs Monaten nach einem CTIP – der Zeit, in der eine Nachsorge besonders hilfreich ist und auch notwendig sein kann – immer wieder mal in kleineren Gruppen trifft, um solche Dinge zu bearbeiten.

Dieser Ablauf stellt sicher, dass wir uns an unsere innere Weisheit und die Gruppenintelligenz halten und nur die Fragen bei der Supervision landen, die dort hingehören. Wir nennen das »eine Frage zu gehen«; es sorgt tatsächlich dafür, dass wir alle Mittel und Wege nutzen und uns nicht einseitig auf eine bestimmte Ressource verlassen. Mit zunehmender Erfahrung benötigen Prozessbegleiter immer weniger Supervision und können sogar für andere die Mentor-Rolle übernehmen. Intervision bleibt dagegen immer wichtig.

Die inneren Ressourcen

Wer den Prozess der Integration kollektiver Traumata begleitet, sollte sich der feinstofflichen Bereiche bewusst sein und die eigenen subtilen Sinne gut integriert haben. Von dieser Wahrnehmungsebene aus erkennen wir Schatten im energetischen Erfahrungsraum und können Ladungen, Wellen und Trauma-Reste im individuellen und kollektiven Feld sicher zuordnen.

Mit diesem subtilen Wahrnehmungsvermögen kann ein Prozessbegleiter die Seele oder transpersonale Energie spüren – die treibende Kraft des Menschenlebens – und zugleich erfassen, ob und wie sie fließt.

Die Kraft der Seele

Die Seele ist die entscheidende Ressource für den Heilungsprozess. Wenn es gelingt, das persönliche Ich, das höhere Selbst (die Seele) und das Licht des Göttlichen miteinander in Einklang zu bringen, ist augenblicklich Heilung möglich. Wenn dieser Einklang zwischen vielen Seelen stattfindet, früheren wie heutigen, birgt das ein um vieles größeres Heilpotenzial. Es ist ein beeindruckender Augenblick des gemeinsamen Erwachens, wirklich ehrfurchtgebietend. Es ist, als freute sich das lichtvolle Herz einer schon geheilten Zukunft darauf, uns zu empfangen.

Die in einem kollektiven Traumafeld wirkenden Kräfte sind gewaltig. Entsprechend umsichtig und behutsam müssen wir uns ihnen nähern. Die ungeheuer ausgedehnte Unterwelt unseres gemeinsamen Unbewussten ist nicht umsonst voller Albträume und Dämonen. Dort bewusst einzutreten ist keine Kleinigkeit. Man muss selbst von großer Klarheit sein und braucht ein gut synchronisiertes Beziehungsumfeld. Wenn wir ohne Klarheit und Resonanz eintreten, werden wir dort (oder vielleicht auch bei unserer Rückkehr) nicht im Vollbesitz unserer geistigen Kräfte sein. Neptun regiert diese dunklen Gewässer, und wer dort klar sehen möchte, so heißt es, muss zuerst sein falsches Ich aufgelöst haben. Gelingt das nicht, zeigt uns Neptun nur Trugbilder. Aber wenn wir diese Prüfung bestehen, finden wir spirituelle Erleuchtung.

Die Kraft der Verbundenheit

Trauma führt zu Rückzug, Isolation und emotionaler Erstarrung, und beschädigt so unsere Beziehungsfähigkeit. Deshalb ist Verbundenheit die zweitwichtigste Ressource bei der Traumaheilung. Betroffene berichten immer wieder, dass sie traumatische Ereignisse viel leichter verarbeiten und ihr normales Leben schneller wieder aufnehmen können, wenn sie Rückhalt und

Verbindung bei ihren Beziehungen in der Familie und im weiteren Umfeld finden. In der Literatur zur Psychotherapie ist viel davon die Rede, wie wichtig die Beziehung zwischen Klient und Therapeut ist. Wo man einander vertraut und sich verbunden und gut aufgehoben fühlt, sind die Erfolge größer. Auch für ein CTIP-Treffen gilt, dass sich der Grad der Präsenz, Einstimmung und Gruppenkohärenz ganz direkt auf das Ergebnis auswirkt.

Die Kraft des Gruppenbewusstseins

Als Prozessbegleitern fällt uns die Rolle zu, diese Ressourcen für die Gruppe so stark wie möglich zu machen. Wir selbst brauchen die Kohärenz, die wir bei der Gruppe verwirklicht sehen möchten, und wir müssen alle Prozesse einfühlsam und mit Klarheit anleiten. Wenn in einem Raum voller Leute Kohärenz entstehen soll, muss ein Punkt erreicht werden, von dem an die Verbundenheit aller stärker ist als die inneren Brüche, die sich bei Einzelnen zeigen. (Die Kohärenz eines Systems ist sogar entscheidend für die Überwindung möglicher Brüche.) So kann beispielsweise zu Beginn Kohärenz bestehen, gefolgt von einer Phase, in der alles auseinanderzufallen scheint, und dieses Muster kann sich wiederholen, bis das Feld sich stabilisiert hat. Als Prozessbegleiter regt man immer wieder dazu an, die Brüche zu fühlen und zugleich tiefere Gruppenkohärenz anzustreben.

Hat das Gruppenfeld einmal eine energetische Kohärenz erreicht, findet man leichter zu ihr zurück, für den Fall dass sich doch wieder Brüche zeigen. Wir wollen ja ein Gesamtbewusstsein entstehen lassen, mit dem wir die Energie eines kollektiven Traumas wie in einem schützenden Gefäß ungefährdet verarbeiten können. Bei ausreichend starker Präsenz und Einfühlung sind auftauchende Energien, Gefühle oder historische Erinnerungen in einem Beziehungsumfeld aufgehoben, und das verbessert die Aussicht auf eine gründliche Verarbeitung. Wir bewegen uns immer in einem größeren kollektiven Feld, aber beim CTIP finden wir uns zusammen, um ein kollektives Bewusstseinsfeld zu etablieren, in dem wir uns der kollektiven Schattenarbeit widmen können.

Energie, haben wir gesagt, braucht geeignete Strukturen. Gruppenresonanz beim CTIP erzeugt so etwas wie eine außerzeitliche, vieldimensionale Lichtmatrix. Energetische Kohärenz ist Wir-Raum, sie erzeugt eine Architektur, eine Struktur. Man kann sie sich als ein Gebilde mit geometrischen Eigenschaften und harmonischen Frequenzen vorstellen, aber eigentlich muss sie nur gefühlt werden. Bei maximaler Kohärenz wird dieses Feld von allen als reine Präsenz wahrgenommen, als ungewöhnlich starkes Gefühl von Miteinander. Sie ist das geeignete Gefäß für die bei einem CTIP fließenden gewaltigen Energien.

Potenzielle Gefahren

Es kann gar nicht genug betont werden: Als Prozessbegleiter bei der Integration kollektiver Traumata muss man vor allem an die eigene persönliche und überpersönliche Entwicklung denken, für eine regelmäßige kontemplative Praxis der Bewusstseinsarbeit sorgen und sich umsichtig um die eigene Gesundheit und das eigene Wohlbefinden kümmern. Das beinhaltet auch immer wieder Schattenarbeit und regelmäßige Übungen im Wir-Raum (Gruppen-Presencing, Intervision und so weiter) und schließlich die Bereitschaft, sich immer wieder mit ähnlich engagierten Menschen zu umgeben. Letztlich ist unsere gemeinsame Arbeit viel mehr als Gruppen-Traumatherapie. Es geht darum, miteinander zu erwachen.

Um die Integration kollektiver Traumata klug und geschickt anleiten zu können, muss man als Prozessbegleiter während der gesamten Arbeit mit sich selbst im Einklang und auf die Gruppe eingestimmt sein. Wir brauchen Klarheit, wenn wir in den Gruppenprozess einsteigen, um innerlich für alles gerüstet zu sein, mag es sich um energetische Brüche bei Einzelnen oder um hereinbrandende Wellen lokaler, regionaler oder historischer Traumainhalte handeln. Wir nehmen das alles als Zeugen scharf und klar wahr. Die Energien können von hoher Durchschlagskraft sein, und als Prozessbegleiter sollten wir so sicher auf den Beinen stehen, dass wir diese Energien durch uns hindurchleiten können, ohne uns von ihnen mitreißen zu lassen.

Die Daumenregel lautet: Wie es für den Prozessbegleiter läuft, so läuft es für die Gruppe. Wenn etwas in einer Traumawelle den persönlichen Schatten des Prozessbegleiters berührt oder gar triggert, kann es ihm oder ihr mulmig werden. Sind das überpersönliche Bewusstsein und die Zeugen-Haltung dann nicht weit genug ausgebildet, kann die Traumawelle dadurch für alle Anwesenden noch stärker werden. Dann geht womöglich die Klarheit verloren, sodass der ganze Prozess aus dem Ruder läuft und wirr und chaotisch wird. Persönliche Neurosen des Prozessbegleiters können sich melden und auf die Gruppe übertragen werden, sodass sie sich noch verstärken. Vielleicht wird auch ein ungelöstes Trauma reaktiviert und tritt mit körperlichen Symptomen wie Kopf- oder Bauchschmerzen auf. Wenn man jetzt nicht nah am eigenen Erleben und am Gruppenprozess bleiben kann, lässt die Aufmerksamkeit nach und mit ihr die Präsenz. Je nach Prozessstadium und Stärke der Aktivierung sind alle Beteiligten mehr oder weniger stark gefährdet.

In der individuellen Traumatherapie hängt der Erfolg stark von der transpersonalen Entwicklung, der ethischen Ausrichtung, dem Ausbildungsstand und dem Können des Therapeuten beziehungsweise der Therapeutin ab. Gruppentrauma-Integration, denke ich, ist in gleicher Weise vom persönlichen und professionellen Entwicklungsstand der Prozessbegleiter abhängig, und wo eins der genannten Kriterien nicht erfüllt ist, werden aus Stärken Schwächen und die Wahrscheinlichkeit eines ungünstigen Verlaufs nimmt zu.

Solange es nicht gelingt, eine Feldkohärenz herzustellen, wird man den Gruppenprozess gar nicht erst in Gang bringen. Wenn Kohärenz besteht, aber vom Prozessbegleiter nach einem Bruch oder Zerfall nicht wiederhergestellt werden kann, gibt es kein stabiles Gefäß für die kollektiven Energien in der Gruppe, und die Teilnehmer können dem vorgesehenen Prozess nicht folgen. Sie erinnern sich: Die erste Welle wühlt den Bodensatz der kollektiven Verleugnung auf, und das wird von den Beteiligten oft als Widerwille, Unbehagen, Anspannung, Atembeklemmung, Schläfrigkeit und Unaufmerksamkeit erlebt. Unser Nervensystem kennt allerlei Tricks, um unsere bewusste Wahrnehmung von der rauen Wirklichkeit eines Traumas abzukoppeln. Wenn keine ausreichende Gruppenkohärenz gegeben ist und die Prozessbegleiter ihre Sache nicht wirklich beherrschen, haben wir kaum eine Chance, in diesem schlammigen Pfuhl des Nichtwissenwollens voranzukommen.

Aber wenn die Gruppe diese erste Welle mit der Hilfe eines Prozessbegleiters gut bewältigt, wird sie dadurch flexibler und anpassungsfähiger. Es bildet sich eine gewisse Stabilität und ein geradezu magnetischer Zusammenhalt, sodass ein Prozessbegleiter weniger Mühe hat, wenn doch wieder Brüche auftreten – oder sie treten nicht mehr so oft und weniger stark auf. Im weiteren Prozessverlauf werden die energetischen Verbindungen zwischen den Einzelnen und in der gesamten Gruppe elastischer – sie halten stand, auch wenn die hereinbrandenden Energien stärker werden.

Je tiefer die Gruppe in den Prozess einsteigt, desto stabiler wird die Kohärenz und kollabiert dann nicht mehr so leicht. Sollte es aber doch dazu kommen, vielleicht durch ungeschicktes Verhalten der Prozessbegleiter, wird es wirklich gefährlich. Was jetzt noch an Traumainhalten akut wird, kann von der Gruppe nicht mehr richtig verarbeitet werden: zu viel Energie und zu wenig

Struktur. Bricht die Kohärenz jetzt ab, wird sich vielleicht die Hälfte der Gruppe so fühlen, als wäre die Leitung gekappt worden. Einige verstehen die gerade aktiven Energien nicht mehr, andere sind erschüttert und werden von ihren Gefühlen überwältigt. Anders gesagt, es könnte hier zu emotionaler Erstarrung und dort zu Übererregung kommen. Da das für alle Beteiligten unangenehme Folgen haben kann, ist bei der Prozessbegleitung kluge und umsichtige Zusammenarbeit so wichtig.

Transpersonale Perspektive und ganzheitliche Wahrnehmung

Als Prozessbegleiter muss man während des gesamten Prozessverlaufs das Überpersönliche im Blick behalten und einbeziehen, sonst wird es schwierig, die Gruppenkohärenz aufrechtzuerhalten. Dieser Fall tritt ein, wenn man auftauchende Traumainhalte ausschließlich intellektuell zu verstehen versucht. Das genügt einfach nicht, da mag man noch so geschickt und differenziert vorgehen. Wir haben es bei der Integration kollektiver Traumata mit vielschichtigen Dingen zu tun, und Verstandeserkenntnis, so umfassend und tief sie auch sein mag, bleibt immer eindimensional: notwendig, aber für sich allein nicht ausreichend. Der Schatten ist dem bewussten logischen Denken definitionsgemäß nicht zugänglich – was aber nicht bedeutet, dass er nicht zu erkennen wäre. Wir können eine Art Umriss – wie bei einer gespenstischen Erscheinung – ausmachen und über dessen Bedeutung spekulieren, aber nur eine feinstoffliche Abstimmung und ganzheitliche Wahrnehmung erlauben uns den Umgang mit seinen Energien. Der Schatten enthält unsere Schmerzen, Verfehlungen und Albträume, aber er ist auch das Reich der Ahnen, der Gebete und Träume. Er ist beides, die Dimension der unerlösten Leiden und der Zugang zu dem in uns schlummernden Potenzial.

Die Fähigkeit, andere über diese Schwelle und zurück begleiten zu können, ist an bestimmte Mindestanforderungen gebunden:

Man muss voll verkörpert sein, und man braucht innere Reife (also Ich-Entwicklung), moralisches Feingefühl, interpersonelle Kompetenz, transpersonales Bewusstsein, Wahrnehmungsvermögen für feinstoffliche Energien und die Fähigkeit, das einigende Bewusstsein zu erkennen und selbst in dieses Bewusstsein einzutreten. Alle diese Entwicklungsbereiche sind für Begleiter eines Gruppen-Traumaprozesses wichtig, denn wenn auch nur eines dieser Glieder fehlt, ist der ganze Prozess zum Scheitern verurteilt oder verkehrt sich sogar in seiner Wirkung.

Prozessbegleiter müssen sich viele einzelne Personen bewusst und präsent halten und sich dabei gleichzeitig mit der Tiefenströmung lang dissoziierter Traumata verbinden. Sie müssen das bevorstehende Auftauchen solcher Energien spüren beziehungsweise in der Lage sein, sie im richtigen Augenblick zu mobilisieren und in das Gruppenfeld einfließen zu lassen. Sie müssen auch einschätzen können, wann der Fluss zu stark wird, und sie müssen ihn dann intuitiv etwas eindämmen können. Prozessbegleiter müssen einschätzen können, wann weitere Inhalte »nachzuladen« sind, um den Prozess weiterzuführen, und sie müssen erkennen, wann er seinen Höhepunkt erreicht. Sie laden das höhere Licht ein – diese Gnade der Zukunft, die die Vergangenheit zu transformieren vermag – und bereiten ihm den Raum. All das verlangt weit mehr als einen klaren Verstand, nämlich einen hohen Grad an persönlicher Entwicklung, ein vieldimensionales Bewusstsein und ein intimes Wissen um die hier wirkenden höheren Prinzipien.

Teilnehmer-Vorauswahl und die Zusammenarbeit bei der Prozessbegleitung

Das höhere Licht ist die Energie des Gruppen-Nervensystems und wirkt transformierend auf die durch ein Trauma bedingte Zerrissenheit ein. Die Feldkohärenz verbindet die Nervensysteme aller Prozessteilnehmer energetisch. Sind nun einige Teilnehmer selbst schwer traumatisiert, kann das bei anderen starke Dissoziationsreaktionen auslösen und zugleich die Wirkungen oder Symptome des Traumas verstärken. Deshalb ist es ratsam, der eigentlichen Prozessarbeit eine Art Vorsorgeauswahl voranzustellen und sicherzustellen, dass beim CTIP genügend Begleiter anwesend sind.

Alle zur therapeutischen Unterstützung eingesetzten Assistenten sollten psychotherapeutisch geschult sein und sich mit dem Prozess gut auskennen. Sie sollten traumabedingte Reaktionen und Symptome erkennen können. Ihre Aufgabe wird darin bestehen zu beobachten, ob jemand besondere Zuwendung benötigt, um diese Person dann ruhig in einen Nebenraum zu bitten, wo man sich ganz direkt um sie kümmern kann. Auch einer sehr sorgfältigen Vorauswahl entgehen immer wieder Einzelne, die durch nichts auffallen (sie erinnern sich an kein persönliches Trauma oder wissen noch nicht, wie sich die kollektive Traumatisierung einer früheren Generation anfühlen kann), und deshalb ist es so wichtig, bei der Prozessarbeit auf genügend trainierte Begleiter zurückgreifen zu können. Nicht alle Teilnehmer werden besonders zuwendungsbedürftig sein, aber alle sollen das Gefühl haben, dass gut für sie gesorgt ist.

Unsere Vision und Intention der kollektiven Heilung braucht ausgebildete, fähige Begleiter und Assistenten. Wir möchten dem Ganzen dienen, und das geht nur mit Integrität und hohen ethischen Standards. Gute Selbstfürsorge und Nachsorge sowie laufende Intervision und Supervision müssen gewährleistet sein – und nicht zuletzt unser Engagement für die erwachte Gemeinschaft der CTIP-Arbeiter, mit denen wir durch Arbeit und gemeinsames Wachstum, durch Beratung und Erfahrungsaustausch verbunden sind.

Der kollektive Traumaprozess ist kein sauberer, geradliniger Ablauf, an dessen Ende ein programmiertes Ergebnis steht. Zum leichteren Verständnis unterteilen wir ihn in Abschnitte, doch das besagt nicht, dass ein Input x zu einem Output y führt. Ein CTIP ist keine Maschine, sondern ein komplexes System, in das lange vor dem Beginn des Prozesses sehr variable und umfangreiche Dinge einfließen. Er funktioniert nur, wenn Gruppenintelligenz, Engagement und Synergie vorhanden sind. Was der Prozess bei guter oder unbefriedigender Durchführung abwirft, zeigt sich verstärkt auf der Systemebene. Nicht nur die unmittelbaren Teilnehmer verspüren die Wirkung, sondern auch die Familien, Kommunen und Gesellschaften, in denen sie sich anschließend wieder bewegen. Ein CTIP ist wie eine Akupunktur für den kollektiven Körper. Man kann immer wieder nur über die veränderte Energie nach dieser Prozessarbeit staunen. Wiederholt man ihn in einer bestimmten Stadt oder Gegend oder im gleichen Land, bemerkt man bald Veränderungen in der Zusammensetzung des Energiefelds einer Gesellschaft. Bisher blockierte evolutionäre Energien werden frei, und das Neue bricht sich Bahn. Sogar Problemgebiete können mit der Zeit aufblühen.

Das mag überzogen klingen, aber ich beobachte solche radikalen Veränderungen immer wieder, und anderen geht es auch so. Ein hohes Maß an Beziehungskohärenz in der Gruppe und unsere Präsenz in diesem Feld machen uns zu Instrumenten des Wandels auf der kollektiven Ebene. Viele schaffen solche Räume für Friedensmeditationen, andere versammeln sich zu religiösen oder spirituellen Andachtsübungen und beten um Heilung. Überall auf der Welt erzeugen Menschen, manchmal ohne es zu wissen, Resonanzfelder, weil sie den empfindlichen Ökosystemen der Erde heilende Energien zukommen lassen möchten. Gemeinsame Ausrichtung und Intention bewegen eine Menge. Indem wir zusammen in neuen Feldern der Kohärenz aufwachen, lösen wir die natürliche menschliche Immunantwort aus und stellen die Strukturen wieder her, über die unsere göttliche Intelligenz uns selbst reinigen und wiederherstellen und die Erde entgiften kann.

Manche nehmen mit dem Wunsch nach persönlicher Heilung an einem CTIP teil, und dazu kann es durchaus kommen; aber an der Arbeit zur Integration kollektiver Traumata beteiligen wir uns in erster Linie für andere, für die Menschheit. Sie ist eine Form der Wiedergutmachung, die wir für die Gräueltaten unserer Altvorderen leisten, und für all das Leid, das wir mit uns tragen, weil wir in einer traumatisierten Welt leben. Wir werfen damit Licht in unsere kollektive Dunkelheit – nicht weil wir sie ablehnen, sondern weil wir sie als unsere eigene erkennen und zurückfordern.

8

Bilder einer traumatisierten Welt

Es gibt gute Gründe für die Annahme, die Moderne sei vorüber. Vieles deutet darauf hin, dass wir uns in einer Übergangsphase befinden, in der etwas abzutreten scheint, während etwas Neues unter Schmerzen geboren wird. Es ist, als würde etwas Erschöpftes bröckeln und zerfallen, während sich etwas anderes, noch Unbestimmtes aus den Trümmern erhebt.

Václav Havel
New York Times

Das kollektive Feld wird auch als Matrix bezeichnet, und dieser Begriff leitet sich vom lateinischen *mater* für »Mutter« beziehungsweise *matrix* für »Gebärmutter« ab. In der Archäologie bezeichnet man den Boden um eine Ausgrabungsstätte als Matrix, und in der Bildhauerei und Produktherstellung ist die Matrix ein Rohling oder Rohprodukt, das in Form gebracht werden soll. Auch das kollektive Feld besitzt diese beiden Qualitäten des Grundlegenden und des Formgebenden. Es enthält unsere »Baupläne«, unsere gemeinsame Programmierung – wie etwa unser Bedürfnis, kreativ zu sein und nach einem tieferen Sinn zu fragen, sowie unsere Faszination für alte und neu entstehende Archetypen – und schließlich die Voraussetzungen für Verbundenheit und Kommunikation. Die dunklen und unbewussten Energien historischer und kultureller Traumata überlagern die Matrix und besitzen ebenfalls formende und manifestierende und schöpferische Qualitäten.

Unser gemeinsamer Schatten bildet eine unsichtbare träge Masse, die das Feld unter Druck setzt und auch uns niederdrückt. Es liegt in der Natur eines Traumas, dass es Integration behindert und Desintegration fördert. Seine vielfältigen Symptome zeigen sich in allen Bereichen menschlichen Handelns. Sie erzeugen oder verstärken Beziehungslosigkeit, Dissoziation, Apathie und Unbehagen, und speziell bei hohen Entscheidungsträgern sowie in Firmen und Institutionen die Neigung zu unsozialem Verhalten. Trauma behindert die Entwicklung zu Höherem, hält den Fortschritt auf und bremst die Innovationsfähigkeit. So entsteht eine negative Rückkopplungsschleife der Stagnation, die letztlich ein Systemversagen und den gesellschaftlichen Zusammenbruch nach sich zieht. Bleibt die dunkle Energie in uns unerkannt und ungelöst, formen sich aus ihr die heimtückischen Probleme unserer Zeit.

Wir haben einen entscheidenden Punkt in der Geschichte erreicht und stehen zusammen an der Schwelle zu etwas noch nicht Erkennbarem. Es liegt ganz bei uns, ob uns dahinter der Untergang oder der Umschwung zu etwas noch nie Dagewesenem erwartet. Eines ist klar: Die reinen Fakten allein bewegen uns nicht zu den notwendigen Veränderungen. Wir müssen die tiefere Realität unserer Zeit fühlen, um sie als den Schmelztiegel zu erkennen, der uns die Kraft zum Wandel, zu den Veränderungen gibt, mit denen wir eine neue und andere Zukunft schreiben.

Wahres Fühlen verkörpert, integriert und macht ganz. Tiefgreifende Veränderung erwächst aus Präsenz.

PRESENCING, ABSENCING UND WIE MAN EINEN SICHEREN RAUM FÜR TRAUMA SCHAFFT

DR. OTTO SCHARMER

In vielen Ländern, Zusammenhängen und Systemen haben wir es mit drei großen Brüchen zu tun, die vom Verbindungsabriss zwischen dem Ich auf der einen Seite und der Natur, den anderen sowie dem eigenen Selbst auf der anderen Seite herrühren: dem ökologischen Bruch, dem sozialen Bruch und dem spirituellen Bruch. Wenn wir uns also unter dem Gesichtspunkt eines auf Bewusstsein basierten Systemwandels mit Traumata befassen, betrachten wir Traumasymptome von einem Standpunkt aus, der alle drei Kernpunkte sowie unsere höhere Quelle berücksichtigt.

Dann sehen wir, dass viele der im Laufe der Geschichte immer wieder aufgetretenen Probleme, die wir auch in der heutigen Gesellschaft antreffen, eigentlich Neuinszenierungen alter Traumata sind. Zu Gewalt kommt es gern, wenn ein Trauma reaktiviert wird. Was im Nahen Osten vor sich geht, ist ohne die Kreuzzüge nicht zu verstehen, und es ist ohne den Holocaust nicht zu verstehen. Das sind die tieferen Traumata, und sie können reaktiviert werden und Gewalt nach sich ziehen. Sagen wir also, dass sich Geschichte wiederholt und sie Traumata der Vergangenheit erneut durchspielt. Sehr viel spricht dafür, aber wir könnten uns täuschen, wenn wir nur diese Möglichkeit in Betracht ziehen.

Es geschieht nämlich etwas Neues.

Im 20. Jahrhundert war der Totalitarismus eines Hitler und Stalin und anderer etwas nie zuvor Dagewesenes. Und in diesem Jahrhundert geschieht nun etwas Neues, das ebenfalls nicht zu verstehen ist, wenn wir es nur durch die Brille des 20. Jahrhunderts betrachten. Mich hat interessiert, wie man das aus heutiger Sicht, aus der Sicht des Jetzt, beleuchten kann. Was wir jetzt gerade erleben, ist ein Augenblick der Disruption (Unterbrechung), ein Bruch. Und für uns alle bedeutet diese Disruption, dass die Zukunft anders sein wird. Inwiefern anders, das wissen wir nicht, und wie wir dorthin gelangen können, wissen wir erst recht nicht.

Betrachten wir die Situation aus der Perspektive des Presencing, sieht alles danach aus, dass wir eine Reise antreten müssen, um die Disruption zu überwinden und von hier nach da zu gelangen. Das ist zum einen Teil eine äußere Reise, die uns an die Ränder des Systems führt. Zum anderen Teil ist es eine innere Reise, die Verbindungen zu den tieferen Schichten unserer Erfahrung schafft. Im echten, tiefen Erleben des Jetzt erkennen wir nämlich, dass die Zukunft bereits da ist. Unsere gegenwärtige Erfahrung beruht nicht einfach auf der derzeitigen »Realität« oder geht von der Vergangenheit aus, sondern im tiefsten Erleben des Jetzt ist die Zukunft bereits vorhanden.

Oft wissen wir aber nicht, wie wir auf diesen Moment der Disruption und die daraus entstehenden Folgen reagieren sollen, die sich uns als Einzelne, Gesellschaft oder Weltgemeinschaft stellen. Wenn wir aus unserer Erfahrung heraus betrachten, wie die Leute auf Disruption reagieren und wie die Auswirkungen auf kleine, große und globale Systeme aussehen, so ist, glaube ich, in allen Ländern das gleiche Muster zu erkennen, zu dem zwei Grundreaktionen gehören: die Rückwendung oder der Impuls nach vorn. Die Rückwendung beruht auf einem Erstarren und bleibt von dieser Reaktion beherrscht und geleitet. Geist, Herz und Wille frieren ein, und dann haben wir Ignoranz, Hass und Furcht. Wir wenden uns in Richtung Vergangenheit, um etwas »great again« zu machen, und das wichtige Wort in dieser Wendung ist das *again*, denn es geht darum, die Vergangenheit wiederherzustellen.

Dagegen verlangt der Impuls nach vorn – hin zu etwas, das wir noch nicht kennen, hin zu unserer entstehenden Zukunft –, dass wir unseren Geist und unser Herz öffnen. Das freilich gelingt uns nur, wenn wir unsere Neugier, unser Mitgefühl und unseren Mut aktivieren. Diese zweite Reaktion bezeichne ich als Presencing: präsent werden und sich mit seinem vollen Zukunftspotenzial verbinden. Die andere Reaktion ist dagegen ein »Absencing«, eine Abkehr von der gegenwärtigen Situation. Betrachten wir das ein wenig genauer, fällt auf, dass ein verschlossener Geist sich an *eine* Wahrheit oder Ideologie klammert und im Grunde einfach an der Vergangenheit festklebt. Ein verschlossenes Herz bedeutet, dass man am eigenen Ich klebt. Es geht dann immer um »wir gegen die anderen«. Absencing lässt uns nicht als ein Ganzes wachsen.

Absencing hat überhaupt nichts mit Erkennen und dafür umso mehr mit Blendung zu tun. Auch um Sensibilität geht es hier nicht, sondern vielmehr um Desensibilisierung. Man steckt hilflos in der eigenen individuellen Haut fest, aber genauso auch in der kollektiven Haut. Man sucht nicht den Anschluss an die Quelle, man sucht nicht Präsenz, sondern man koppelt sich von der Möglichkeit einer höheren Zukunft ab. Der Weg zum Absencing führt über Verleugnung, Abschotten und Festklammern.

Davon ist gegenwärtig eine Menge zu beobachten. Präsident Trump hat die stolze Bilanz von deutlich über 20.000 Falschaussagen, Entstellungen und glatten Lügen seit seinem Amtsantritt vorzuweisen. Hat das seiner Popularität geschadet? Keineswegs. Nicht so jedenfalls, dass es ins Gewicht fallen würde. So sieht es in dieser Welt der Post-Wahrheit-Politik aus, in der wir leben. Und in immer mehr Ländern ist das der Normalzustand. In allen eigentlich, nur mehr oder weniger deutlich.

Wir sehen ganze Gesellschaften von tiefen Rissen durchzogen, hier in den USA, aber auch anderswo kann man das gut verfolgen. Einen ganz erheblichen Anteil daran hat die Filterblase. Mit diesem Begriff umschreiben wir den vor allem von den sozialen Medien verstärkten Trend, sich für immer weniger Themen zu interessieren und für die Ansichten anderer nicht mehr aufgeschlossen zu sein. Die politische Strategie hinter Trumps Sieg und dem der Brexit-Befürworter besteht zu einem Großteil aus dem gezielten Pushen sogenannter Fakten, die nicht übermäßig viel mit der Wahrheit zu tun haben. Hier geht es darum, Hass, Ärger und Ängste zu schüren. Dazu noch die Manipulation und Erpressung der Wählerschaft. Wenn wir das einmal als gesellschaftliches Phänomen betrachten, erkennen wir es überall in mannigfacher Form, in Politik, Wirtschaft und Kommunikation.

Blenden und Desensibilisieren – damit koppeln wir uns praktisch horizontal ab, sprich von dem, was ringsum geschieht. Absencing bedeutet dagegen ein vertikales Abkoppeln: vom höheren Selbst, von den höchsten Zukunftsmöglichkeiten. In jeder Gesellschaft, in der diese beiden Stecker gezogen werden, zeigen sich unweigerlich die gleichen Folgen: Manipulation, Schuldzuweisungen, Missbrauch und schließlich Gewalt und Zerstörung.

Manipulation, das Abschieben von Schuld und die fehlende Bereitschaft, sich an die eigene Nase zu fassen, kann man sehr schön bei den Missbrauchsskandalen der katholischen Kirche und bei vielen anderen länderübergreifenden Institutionen verfolgen. Es läuft auf Gewaltanwendung hinaus. Beim Thema »Gewalt« denke ich an drei Hauptformen. Die ersten beiden sind direkte Gewaltanwendung und strukturelle Gewalt. Zur direkten Gewaltanwendung gehören Einzeltäter oder Tätergruppen und Opfer. Bei der strukturellen Gewalt hat man Opfer, aber es sind keine Personen auszumachen, die sich als Täter bezeichnen lassen. Armut, Hunger und Entwicklungsrückstand sind Beispiele für strukturelle Gewalt, die in vielen Ländern zu beobachten sind. Dahinter steht die ganze Struktur unserer Wirtschaft. Da gibt es keine Einzeltäter, unser kollektives Tun ist der Täter. Ich sehe aber noch eine dritte Form der Gewalt, und die bezeichne ich als »Aufmerksamkeits-Gewalt«. Sie besteht darin, einen anderen Menschen nicht so zu sehen, wie er ist, und nicht wahrzunehmen, was in ihm steckt. Was Sie wahrhaft sind, wird von der Gesellschaft nicht gesehen, und damit wird Ihnen Gewalt angetan, und die Folge ist die Zerstörung der Natur, des anderen und des eigenen Selbst – die drei Brüche, die ich anfangs erwähnt habe.

Presencing ist genau das Gegenteil von Manipulation, Schuldzuweisung, Gewaltanwendung und Zerstörung. Es lässt das Neue entstehen, sich verdichten (crystallizing) und durch Erprobung (prototyping) und Verkörperung (embodying) in die

Welt gelangen. Hier geht es darum, etwas in die Realität zu überführen, ein tieferes, schlummerndes Potenzial. Wir lassen etwas innerlich wachsen und dann Realität werden. Jeder von uns ist auf diese oder jene Art auf einer der beiden Seiten der Gleichung involviert. In diesem Bezugsrahmen und mit diesen Begriffen können wir nicht nur das in der Vergangenheit gesetzte Trauma betrachten, sondern auch die tieferen Trauma-Ursachen, die strukturelle Gewalt und Aufmerksamkeits-Gewalt, die jetzt geschehen und für unser Jahrhundert charakteristisch sind.

Im Grunde haben wir heute zwei große Narrative. Zunächst haben wir die Absencing-Story und alle damit verbundenen Probleme. Und dann haben wir noch das Erwachen, zu dem es jetzt rings um den Globus kommt. Das ist ein ungemein tiefgehendes und folgenreiches Geschehen, aber zugleich das Narrativ, von dem am wenigsten die Rede ist. Wie kommt das? Nun, unser kollektiver Erfahrungsaustausch wird von dem um sich greifenden Absencing vereinnahmt, dafür sorgen die traditionellen Medien ebenso wie die sozialen Medien. So geht aus einer neueren MIT-Studie hervor, dass Fake News mit einer um 40 Prozent höheren Wahrscheinlichkeit retweetet werden als zutreffende Nachrichten. Und für die großen Datenfabriken wie Facebook ist Absencing außerdem besser fürs Geschäft. Ihre Werbeeinahmen hängen ganz direkt mit dem User-Interesse zusammen, und das ist eindeutig höher, wenn es um Hass, Wut und Ängste geht. Darauf beißen die User bereitwilliger an, als auf alles andere, und folglich ist es der Kern des ganzen Geschäftsmodells.

Die Frage ist, wie können wir uns als Unterstützer des Wandels mit Ignoranz, Hass und Angst auseinandersetzen, mit dem Phänomen des kollektiven Absencing? Wie können wir ihm außen, innen und im kollektiven Raum begegnen? Hier kommt es, glaube ich, vor allem darauf an, dass Systeme anfangen, sich selbst wahrzunehmen und zu beobachten. Dazu ist es wichtig, einen Raum zu schaffen, in dem Prozesse stattfinden können, die uns erlauben, nicht nur uns selbst zu betrachten, zu spüren und zu fühlen, sondern auch das System, dass wir gemeinsam ins Leben gerufen haben. Beim bewusstseinsbasierten Systemwandel ist das sogar die Grundausrichtung. Ein Großteil dieser Arbeit besteht darin, Räume zu schaffen, in denen wir uns die ganze Komplexität vergegenwärtigen können, was sehr schwierig sein kann, wenn wir es mit traumatischen Erlebnissen der Vergangenheit zu tun haben.

Solche Räume bereitzuhalten, das beginnt eigentlich damit, dass wir den anderen mit dem reinen Zeugen-Bewusstsein so wahrnehmen, wie er oder sie wirklich ist. Wird das in Richtung einer Öffnung des Herzens weit genug vertieft, kann sich der andere Mensch darin gehalten fühlen. Wir sehen den gegenwärtigen Augenblick dann nicht mehr nur, sondern halten ihn zusammen mit dem, was gerade entstehen beziehungsweise hervortreten möchte. Es ist die Geste des Rückhaltgebens, in der wir vollständig für die Entwicklung des anderen und des Kollektivs da sind. All das geschieht mit der totalen Zuversicht, dass der oder die andere sich auf die höchste Verwirklichung der eigenen Person einlassen wird. Es geschieht auch im bedingungslosen Vertrauen darauf, dass wir als Kollektiv in der Lage sind, unsere Wirtschaft, unsere Demokratie sowie unser Lern- und Führungssystem praktisch neu aufzuziehen. In gewisser Weise sind wir schon dabei, und wir sind sogar weiter, als es die meisten Leute für möglich halten.

Nachdem ich in verschiedenen Gegenden und Ländern viele CTIPs begleitet habe, ist mir klargeworden, dass die Energien der Verleugnung und Verweigerung, die beim Integrationsprozess in der Gruppe auftreten, auf der ganzen Welt existieren. Wir spüren sie als eine gewaltige Last, die unser Gemeinwesen und ganze Länder niederdrücken kann (allerdings spüren wir sie nur, solange sie unsere Fähigkeit, sie zu spüren, nicht ebenfalls unterdrückt!). Trauma-Energie reicht in alle Ecken unserer Welt, sie wirkt sich auf Regierungen, Institutionen und unsere ganze Lebensweise aus. In diesem Kapitel betrachten wir einige der weitreichenden Folgen nicht geheilter Traumata. Das kann mitunter ein wenig trostlos oder sogar hoffnungslos wirken, bleiben Sie also ganz nah an dem, was bei der Lektüre in Ihnen vorgeht. Die Neigung, zu verzagen und sich abzuwenden, deutet an sich schon auf ein ungelöstes Trauma hin, und nach allem, was Sie bisher gelesen haben, wissen Sie, dass wir uns dieser Dinge nur gemeinsam annehmen können. (Im 9. Kapitel wird es darum gehen, was für wunderbare Möglichkeiten wir uns erschließen können, wenn wir uns weiterhin um die Integration kollektiver Traumata kümmern.)

Denken wir zunächst daran, dass unsere Neigung, Trauma-Energie beziehungsweise das mit ihr verbundene Unbehagen zu unterdrücken, zunächst einmal eine intelligente Reaktion des kollektiven Nervensystems darstellt. Sie schirmt uns von den überwältigenden Schmerzen und Leiden ab, die Kriege, Genozide, wirtschaftliches Unrecht, ethnische Diskriminierung und viele andere unmenschliche Dinge hinterlassen. Auf diese Weise wird übermäßiges Leid aus dem Bewusstsein verdrängt, damit das Leben überhaupt weitergehen kann. Verleugnung und Verdrängung lassen uns das überleben, was nicht zu überleben ist – zumindest für eine Weile. Auf lange Sicht jedoch schaden unbewusste Abwehrmechanismen dem Leben. Lässt man der kollektiven Verleugnung zu lange ihren Lauf, erstarken die Holocaust-Leugner oder auch die Leute, die einfach bestreiten, dass der Amerikanische Bürgerkrieg seitens der Konföderierten eigentlich zum Schutz der auf Sklaverei basierenden Wirtschaft geführt wurde oder dass Hunderttausende Rohingya einer vom Staat sanktionierten Politik der ethnischen Säuberung ausgesetzt waren und sind, zu der auch Mord, sexuelle Gewalt und Vertreibung aus dem überwiegend buddhistischen Myanmar gehören.[1] Verdrängung, Widerstand und Verleugnung können sehr wichtig für das Überleben sein – vorübergehend. Wird ein Trauma zu lange verdrängt und verleugnet, kann das sehr kostspielig werden, und der so entstehende Schuldenberg muss oft von nachfolgenden Generationen abgetragen werden.

Entkörperung in der Trauma-Matrix

Dissoziative Traumareaktionen wie Flashbacks, Gedächtnisverlust, Dämmerzustände, Depersonalisierungs-/Derealisationserleben, Schlafwandeln und Traumzustände zeugen direkt von den Auswirkungen eines Traumas auf die Verkörperung. Alison Rhodes schreibt in ihrem Bericht über eine Studie zum Nutzen körperorientierter Praktiken für Trauma-Überlebende:

> *Überlebende tun sich schwer, in ihrem Leben präsent zu bleiben. Die von einer anhaltenden Traumatisierung hinterlassene Neigung zu Angstreaktionen führt bei neuen Reizen zu Reaktionen, die im besten Fall bedeutungslos sind und im ungünstigsten Fall ernsthaft schaden können. Sie neigen zu Überreaktionen auf harmlose Reize, zu Unterreaktionen bei Gefahr, und bei Herausforderungen machen sie einfach zu.*[2]

Trauma-Überlebende die an Rhodes' Studie teilnahmen, »erlebten ihren Körper als beengend, unsicher oder schmerzend, oder fühlten sich von Körper und Geist vollkommen abgelöst«.[3] Im Verlauf der Studie begannen die Teilnehmer regelmäßig Yogaübungen auszuführen, die bewusstes Atmen und bewusste

Bewegung einschlossen. Am Ende berichteten die allermeisten, sie fühlten sich sicherer, mehr mit sich selbst und ihrem Körper verbunden und seien lockerer im Umgang mit anderen geworden. Wenn wir entkörpert sind, kann unser Nervensystem den Körper nicht mehr ausreichend versorgen, was die Wahrnehmung trübt und die Lebenskraft einschränkt oder fehlleitet. Wir »haben« einen Körper, sind aber nicht ganz anwesend in ihm. Kollektive Traumata erzeugen kollektive Entkörperung. Wenn sich unser Leben unter der Last eines Traumafeldes abspielt, bekommen Gruppierungen Risse und zerbrechen, sodass sich einer vom anderen abkoppelt. Wir können die Fülle unseres Potenzials als verkörperte Wesen dann nicht mehr ganz oder als Ganzheit leben. Es ist, als hätten wir unbewusst verabredet, *auf* der Erde, aber nicht mehr wirklich *in* dieser Welt zu sein.

Je stabiler unsere Verkörperung wird, desto stärker fällt uns auf, wie weit die Entkörperung in der Welt fortgeschritten ist. Das sieht bei manchen Menschen so aus, als wären sie nicht mehr ganz in ihrer Mitte, während andere weit weg zu sein scheinen, als wäre ihr Körper ferngesteuert. Und bei wieder anderen wirkt der Körper schwer oder beschwert und so, als käme die Stimme aus einem überfüllten oder abgedeckten Raum im Unterbauch. Und dann gibt es auch noch einige, die sich irgendwo über dem Kopf zu befinden scheinen, als wären sie gar nicht oder nur mit Ballonseilen mit dem Körper verbunden.

Was wir nicht sehen oder fühlen können, ist uns vielleicht einfach unbewusst und folglich unbekannt. Oft stoßen wir auf diese unbekannten Seiten erst, wenn Symptome auftreten oder wenn uns jemand mit einer besonders sensiblen Wahrnehmungsfähigkeit auf sie aufmerksam macht.

Wir haben in früheren Kapiteln bereits darüber gesprochen, dass für Erdung und Verkörperung Sicherheit und Beziehungen notwendig sind. Geerdet zu sein ist unser Naturzustand. Nicht geerdet zu sein kostet den Körper-Geist Mühe. Entkörperung bedeutet Beziehungslosigkeit: Wir halten nicht leicht den Kontakt zu uns, zu anderen, zur Erde. Massenentkörperung entfremdet uns der Natur, und viele sind dann nicht in der Lage, die weltweite Klimakrise als Tatsache wahrzunehmen und ihre Dringlichkeit zu erkennen – und folglich sind sie dann außerstande, etwas dagegen zu unternehmen.

Nicht versorgte Traumatisierungen beschädigen unsere Beziehungsfähigkeit und verursachen auf diesem Weg Entkörperung. Wenn wir zu etwas nicht aus unserer Gegenwart heraus in Beziehung treten können, dann *reagieren* wir – das bedeutet immer, dass wir uns von der unbewältigten Vergangenheit her mit etwas Gegenwärtigem auseinandersetzen. Ein Trauma zersplittert wichtige Ich-Anteile und manche dieser Splitter bleiben dann irgendwo außerhalb der Zeit liegen, sodass grundlegende Anteile der Psyche in der Vergangenheit zurückbleiben. Diese herausgebrochenen Stücke erzeugen energetische Blockaden in den Meridianen und Unterbrechungen im Nervensystem, was zu weiterer Dissoziation und Verdrängung führt. Die gleiche negative Rückkopplungsschleife gibt es auch im kollektiven Körper. Wir bewegen uns dann eher auf parallelen Zeitbahnen als synchron, und zwischen uns herrscht eher Inkohärenz als Resonanz. Wir sehen und fühlen einander nicht mehr richtig. Und wie man eine persönliche Krise nicht durch Wegsehen oder Abkopplung bewältigen kann, werden wir bei gesellschaftlichen oder globalen Krisen nicht viel ausrichten, solange wir blockiert, zersplittert und geteilt sind.

Wir erwarten von uns selbst und anderen verantwortliches Handeln, wir verlangen von unseren Institutionen soziale Verantwortung. Aber wo Entkörperung die Regel ist, geht die Fähigkeit, Verantwortung zu übernehmen, verloren. Gefühlstaub oder überreagierend – in beiden Fällen gleichen wir einem Zombie. Körper und Gesicht mögen dann noch ganz lebendig wirken, aber in den Augen ist kaum Licht. Wir projizieren auf andere und tun so, als wüssten wir nichts von unserem Schatten und von unserem Licht. Gesellschaftskrisen sind immer Beziehungskrisen – egal, ob es sich um eine Wirtschafts-, Flüchtlings- oder Klimakrise handelt –

und deshalb Krisen der Verkörperung. Viele der wirklich schlimmen Krisen unserer Welt sind ganz natürliche Folgen ungelöster kollektiver Traumata und der durch sie bedingten Entkörperung und Beziehungslosigkeit. Systemische Probleme wie Armut, Hunger, Kriminalität, Krankheit und Gewalt sind erfahrungsgemäß hartnäckig und werden von vielen als unlösbar betrachtet. Jeder wird einräumen, dass es sie gibt, aber kaum jemand ist in der Lage, sie wirklich *fühlend* zu erfassen, und das ist der Kern ihrer Unlösbarkeit.

Wer die Probleme unserer Welt fühlend erfasst, der weiß um ihre Leiden, und das setzt mitfühlende Verantwortung voraus. Solange wir uns den kollektiven Traumata der Welt nicht mit Klarheit und Mitgefühl zuwenden, gefährden wir das Leben unserer Kinder und Kindeskinder und das Leben zahlloser anderer Arten. Ein Jahr nach dem Abwurf der Atombomben auf Hiroshima und Nagasaki rief Albert Einstein die Menschen eindringlich zur Rückbesinnung auf dieses Prinzip der Verantwortung auf:

> *Die Krise, vor der unsere Welt steht, wird von den Mächtigen, die große Entscheidungen zum Guten oder zum Bösen treffen, noch gar nicht gesehen. Die entfesselte Kraft des Atoms hat alles außer unserem Denken verändert, und deshalb treiben wir auf eine Katastrophe von nie da gewesenem Ausmaß zu. Wir Wissenschaftler, die wir diese ungeheuren Kräfte freigesetzt haben, tragen die schwere Verantwortung, diese Kräfte, bei denen es um Leben und Tod geht, zum Wohl der Menschheit und nicht für ihre Vernichtung nutzbar zu machen … Wir brauchen unbedingt ein neues Denken, wenn die Menschheit überleben und höhere Stufen erreichen soll.*[4]

Am einen Ende haben wir den cartesianischen Dualismus, die Trennung von Körper und Geist, und am anderen den »Geist in der Maschine«. Der Geist wird entweder als etwas von der Materie Getrenntes und über ihr Stehendes verehrt, oder man deutet ihn als gänzlich von der Materie bestimmt – Bewusstsein als zufällige Begleiterscheinung des Gehirns. Aber was, wenn Körper und Seele, Kopf und Herz, Geist und Materie, Bewusstsein und Form so wenig voneinander zu trennen sind wie Welle und Teilchen? Was, wenn wir integrierte Ganzheiten sind – zusammenhängend, einander durchdringend, transformativ und kokreativ? Diese Vorstellung ist die Grundlage der Verkörperung und verkörperten Praxis, und sie findet mittlerweile von verschiedensten Seiten zunehmend Unterstützung: von der Linguistik und Bewusstseinsforschung über Philosophie, Psychotherapie, Psychoneuroimmunologie und Medizin bis hin zur modernen Physik und den spirituellen Systemen.

Die Systemwirkung kollektiven Traumas

Der Schatten kommt immer ans Licht – wie die Wahrheit. Unterdrückte Energie verschwindet nicht, dunkle und verleugnete Energie ist auf keine Art und Weise loszuwerden. Sie muss sich bewegen, sie muss etwas werden, sie muss sich verwandeln: Sie muss Ausdruck finden. Unbewusstes steigt immer wieder an die Oberfläche und muss dort aufgenommen, neutralisiert und geklärt werden. Ein nicht zur Kenntnis genommenes, nicht gefühltes und nicht gelöstes Trauma wird uns immer wieder im Außen als Wiederholungszwang und Projektion und innen als Anspannung, Kontraktion, gedrosselter Lebensfluss, Krankheit und Unwohlsein begegnen.

Innovation und Gesellschaft

Die Moderne hat ganz erstaunliche Fortschritte mit sich gebracht, bahnbrechende Entdeckungen in Naturwissenschaft, Medizin und Wirtschaftswissenschaft, zu denen es vor allem durch revolutionäre Neuerungen im Technikbereich kam. Verbesserungen des Lebensstandards durch Hygiene, Wohnungsbau, Verbesserung der Arbeitsbedingungen und des Gesundheitswesens haben die Lebenserwartung erhöht und für immer mehr Fortschritt und Innovation gesorgt: Elektrizität, Automobile, Flugzeuge, Computer, Satelliten, Raumfahrt und noch mehr, wie zum Beispiel künstliche Intelligenz (KI), maschinelles Lernen, Robotertechnik, autonomes Fahren, Hirnkartierung, DNA-Sequenzierung, Quantencomputer. Jede neue Entdeckung bringt uns einen großen Schritt weiter in unserem Bemühen um Erkenntnis.

Aber der newtonsche Materialismus und der cartesianische Dualismus begleiten uns weiterhin und prägen die Deutungsversuche unserer selbst, der anderen und der Welt. Im wissenschaftlichen Denken herrscht weiterhin die stillschweigende Annahme vor, dass wir in einem kalten, atomistischen und letztlich zufälligem Universum leben, das sich analysieren und vorhersehen lässt, das man erobern, benutzen und ausbeuten kann. Dies ist praktisch überall die übergeordnete Sichtweise, für die Politik und unsere kapitalistische Wirtschaftsweise ebenso wie für den akademischen Bereich, die Medizin und Psychologie, sogar die Religionen. Es ist das Weltbild der Individuation und des Individualismus und beruht auf der Grundannahme der Getrenntheit. Nach der grundsätzlichen Aufspaltung der Realität in Geist und Materie sind der Körper, die anderen und die Erde zu Objekten für uns geworden. Auf der geistigen Ebene unterscheiden wir zwischen Denken und Fühlen und stellen das Denken über das Fühlen, und beide sind getrennt vom Körper. Mit Intuition, Instinkt, Emotion, Mitgefühl, Verbundenheit oder Kreativität hat es nach dieser Sicht der Dinge nicht viel auf sich. Wir sind uns selbst und einander fern, wir kleben an Interpretationen und sind von unserem Fühlen abgeschnitten. Wir zementieren unsere Entkörperung durch Intellektualisierung, Schubladendenken und Ablenkung, die alle dazu da sind, unsere Wunden unsichtbar zu machen. Aber solange wir so innerlich zersplittert und äußerlich voneinander getrennt bleiben, kommen wir an den ganzen Reichtum unserer Möglichkeiten nicht heran. Wir fühlen uns weder einander noch der Welt zugehörig. Wir fühlen die göttliche Intelligenz unseres Universums nicht, wir erkennen nicht, dass wir in seinen evolutionären Lauf eingebunden sind. Innerhalb der Illusion der Trennung fürchtet und hasst einer den anderen, und wir beuten uns gegenseitig aus. Wir beschädigen Körper und Psyche. Wir pfeifen auf die Natur und misshandeln unsere Umwelt und in der Folge Tiere, Kinder und uns selbst. Wir verweigern uns dem spirituellen Bewusstsein und leugnen die Seele.

Wir lieben es vielleicht, Kochsendungen anzuschauen, wissen aber nicht, woher unsere Nahrung eigentlich kommt, was für Zusätze sie enthält und wie weit sie transportiert werden musste, um auf unserem Teller zu landen. Wir verzehren Pflanzen, bei denen wir nicht wissen, wie sie angebaut wurden, wie gut die Bodenpflege war, ob gentechnisch verändertes Saatgut verwendet wurde und was an Agrarchemie zum Einsatz kam. Beim Biss in einen konventionell erzeugten Apfel fragen wir uns kaum je, ob wir mit dem Kauf zum Bienensterben und zur Belastung der Landarbeiter und Erntehelfer durch giftige Pestizide beitragen.

Wir wissen alles Mögliche über die Lebensumstände von Leuten, die es mit irgendetwas zu Berühmtheit gebracht haben, aber auf die tieferen Wahrheiten unseres eigenen Lebens achten wir längst nicht so. Wir finden es normal, dass Filmstars, Sportler und Hedgefondsmanager Millionen scheffeln, während viele Lehrer, Sozialarbeiter, Rettungssanitäter, Journalisten, Kinderpfleger und Künstler Mühe haben, ein ausreichendes Einkommen zu erwirtschaften. Wir nehmen Korruption in der Politik und in der Geschäftswelt hin, und schauen weg, während in beiden Bereichen Plutokraten, Kleptokraten, Oligarchen und Wirtschaftskriminelle zu höchsten Machtpositionen aufsteigen. Wir finden es vertretbar, dass mit Profisport, Kosmetik, Boulevardpresse, sozialen Medien und Fernsehen Jahr für Jahr Milliardenumsätze gemacht werden, während für Schulen in weiten Teilen der Welt nicht genug Geld da ist und die elementare Bildung darunter leidet. Dann schicken wir unsere Kinder auf die Schulen eines maroden Systems, in denen Reglementierung, Kontrolle und Noten wichtiger sind als die Frage, ob die Schüler sich hier verwirklichen können. Es ist ein lebloses Lernen ohne Freude, ohne echte Wissbegier.

Je länger wir dabei bleiben, unsere eigene Finsternis nicht wahrhaben zu wollen, desto größer ist die Wahrscheinlichkeit, dass wir selbst für die Erfüllung der Prophezeiungen sorgen, die wir am meisten fürchten. Aber wenn wir uns die Inhalte unseres Unbewussten wieder zu eigen machen, werden wir bessere Menschen und sind besser gerüstet, eine andere Welt zu schaffen. Was wir von dort aus an neuer Technologie entwickeln, wird dem Leben nützen, statt noch mehr Schaden anzurichten und noch mehr Entfremdung herbeizuführen.

Gesundheit und Medizin

Trauma schadet uns nicht nur geistig und seelisch, es verletzt auch den Körper. Unter seinem Einfluss geht es uns weniger gut. Die »Studie über belastende Kindheitserfahrungen« (über die wir in Kapitel 2 gesprochen haben) machte deutlich, dass zwischen Schlüsseltraumata in der Kindheit einerseits und chronischen sowie tödlich verlaufenden Krankheiten im späteren Leben ein Zusammenhang besteht.[5] Die Belastung durch vererbte Traumata in Nachkriegsgesellschaften findet ihren Niederschlag möglicherweise in der drastischen Zunahme von diagnostizierten Autoimmunstörungen und psychischen Erkrankungen, die wir heute haben.[6]

Ein nicht geheiltes Trauma kann sich als Überlastung auf Zellebene, als Stoffwechsel- und Hormonstörung, als somatischer Schmerz und Krankheit auf den Körper auswirken.[7] Auf der Ebene des kollektiven Körpers haben Traumafolgen eine ganz andere Größenordnung: Umweltzerstörung, Ausbeutung durch Unternehmen, ethnisch oder religiös bedingte Unterdrückung, politische Uneinigkeit, gesellschaftliche Unruhen, bewaffnete

Auseinandersetzungen, Massenarmut, regional vermehrt auftretende Krankheiten und Depressionen, steigende Selbstmordraten (wie etwa in Deutschland, Israel und den USA) und viele andere soziale Übel.[8]

Ein kollektives Trauma ist von systemischem Charakter und wirkt sich auf so gut wie alle Bereiche der Gesellschaft aus. Das betrifft – und prägt – auch den Gesundheitsbereich und alles, was dort unternommen wird, um Krankheiten vorzubeugen oder sie zu heilen. In den entwickelten Ländern ist der Zugang zur medizinischen Versorgung normalerweise gewährleistet, die Kosten können von der Wirtschaft leichter geschultert werden und der Gesundheitsstandard höher als anderswo. Doch selbst in Staaten wie Großbritannien kommt es zur Unterfinanzierung von Krankenhäusern, was dazu führt, dass zu wenig Personal zur Verfügung steht und das System insgesamt überlastet ist.[9] Häufig müssen die Patienten lange auf nötige Behandlungen und Operationen warten,[10] und medizinische Leistungen werden reduziert oder rationiert. Unter diesen Umständen sind Ärzte, Pflegekräfte und anderes Klinikpersonal chronisch überlastet, und sie neigen zu Ängsten, Depressionen und anderen Symptomen. Wichtige Neuerungen unterbleiben oder werden von vornherein beschnitten oder schlecht umgesetzt. Wenn unsere Gesundheitsversorgung unter Geld- und Personalmangel leidet, lässt das Rückschlüsse auf den Zustand des globalen Immunsystems zu. Energiemangel ist eines der Symptome eines kollektiven Traumas. Nicht über genügend Selbstheilungskräfte zu verfügen erscheint uns normal, so ist das Leben nun mal. Tatsächlich ist es alles andere als normal. Es deutet darauf hin, dass wichtige Anteile unseres kollektiven Lebens nicht ausreichend mit Energie versorgt sind.

Die Vereinigten Staaten sind die einzige Industrienation, in der es kein allgemeines Gesundheitssystem gibt. Hier findet wenig Regulierung statt, und kostspielige Verfahren werden vielfach bevorzugt. Das kann zu unseriösen Forschungsvorhaben führen, stellt die Verwendung profitabler Medikamente und nicht ausreichend getesteter sonstiger Medizinprodukte in den Vordergrund[11] und verleitet zu unnötigen oder allzu invasiven Eingriffen und Prozeduren.[12] Dann muss die ethische Seite der Medizin oft hinter Ruhm und Profitinteressen zurückstehen. Innovation hat dann zumindest teilweise mit dem Streben nach einer Vormachtstellung zu tun und weniger mit dem Hippokratischen Eid und seinem Kernsatz »Erstens nicht schaden«.

In einem von profitorientierten Unternehmen beherrschten System müssen Menschen, die nicht über die erforderlichen Mittel verfügen, ohne Behandlung auskommen. Viele andere wissen nie, wie es wirtschaftlich weitergeht, weil die Medikamente, die Arztbesuche, die Notfallversorgung oder auch chirurgische Eingriffe immer teurer werden und damit auch die Versicherungen. In diesem Umfeld wird die Bedeutung der Beziehung zwischen Arzt und Patient und ihre Rolle für die Genesung und generell den Gesundheitszustand meist unterschätzt oder gar nicht erst thematisiert. Eine natürliche, gesunde Lebensweise und Ernährung besitzen kaum einen Stellenwert oder werden den Leuten sogar ausgeredet, was wirklich eine große Gefahr darstellt.

Viele dieser Probleme sind weitverbreitet, auch in anderen Ländern und Systemen. Auf manchen Gebieten mag es wichtige Fortschritte geben, doch da die einzelnen Sparten der Gesundheitsversorgung so hoch spezialisiert und deshalb voneinander abgeschottet sind, gibt es oft wenig Austausch und interdisziplinäre Zusammenarbeit. Das wirkt sich ungünstig auf die Gesundheit der Patienten aus, stellt für Kliniken und Mediziner eine zunehmende Belastung dar und gewährt den in Heilberufen und Wissenschaft Tätigen nur wenig Befriedigung. Mancherorts ist die Verwaltung gehalten, in erster Linie für Produktivität und Effizienz zu sorgen und jedes Detail zu kontrollieren, während sie anderswo von starren bürokratischen Vorgaben erdrückt wird. In beiden Fällen sind die Angehörigen der Gesundheitsberufe Druck und Stress ausgesetzt, die Patienten erleben nicht viel gesundheitliche Verbesserung und die Institutionen werden starr und spröde.

Ein nicht wahrgenommenes Kulturtrauma macht uns unfähig, unsere Kranken gut zu versorgen und Gesundheit und Wohlbefinden breitenwirksam zu fördern. Der Schatten drosselt den Datenfluss in der Gesellschaft ebenso wie im Einzelnen und lässt höheren Ordnungsprinzipien keine Chance. Er behindert die Kommunikation nicht nur zwischen den Zellen sondern auch in allen menschlichen Lebensgemeinschaften, in der gesamten Gesellschaft und in den Systemen, auf denen sie aufbaut. Schatten, Karma, Trauma, die nicht geheilte Vergangenheit also, bremst den evolutionären Impuls aus und macht uns eher anfällig als widerstandsfähig.

Neuere, in den Vereinigten Staaten, Hongkong und Großbritannien durchgeführte Studien zu den Pflegeberufen lassen eine im Vergleich zur Gesamtbevölkerung sehr hohe Belastung durch Stress, Angststörungen und Depression erkennen. Bei Pflegekräften auf Intensivstationen in den Vereinigten Staaten besteht ein erhöhtes PTBS-Risiko.[13] Die Arbeit in einem Hochstress-Umfeld innerhalb einer funktionsgestörten Institution, wo man täglich mit traumatisierten Patienten zu tun hat, aktiviert bei den dort Beschäftigten selbst unbewusste Traumainhalte. Ersthelfer, die Belegschaften von Notaufnahmen sowie Trauma- und Kriseninterventionszentren sind die Firewalls, mit denen wir die überall auftretenden Traumata möglichst klein zu halten oder zu flicken versuchen. Sie sind das Immunsystem der Gesellschaft, die ersten weißen Blutkörperchen, die blitzschnell an den Ort der Gefahr entsandt werden und die Stelle umgeben, damit das Unheil keine Chance hat, sich auszubreiten. Mit ihrem beherzten Einsatz dämpfen sie die Trauma-Energie für die Betroffenen und für die größere Gemeinschaft, aber sie selbst bekommen auch einiges von diesem Schock ab.

Viele in diesen Berufen Tätige entwickeln wie erfahrene Krieger, die immer wieder in den Kampf geschickt werden, eine gewisse Toleranz gegenüber dem Leid, dessen Zeugen sie werden. Ersthelfer und die Angehörigen anderer Gesundheitsberufe müssen, um diese Arbeit Tag für Tag verrichten zu können, die Wucht der Traumata, die sie mitbekommen oder selbst erleben, irgendwie dämpfen. Deshalb entwickeln Rettungssanitäter, Pflegekräfte in der Notfallambulanz, Feuerwehrleute und Polizeibeamte eine gewisse Abgebrühtheit gegenüber dem, was sie täglich erleben – es ist einfach eine Überlebensstrategie. Einfühlungsvermögen und überhaupt die emotionale Beteiligung werden zwangsläufig zurückgefahren, aber wie gesagt, das dunkle Chi muss irgendwo bleiben und die Betäubungsreaktion bei allzu viel Stress kann langfristig zu einer angegriffenen Gesundheit, Angststörungen, Depression oder Sucht führen. Der Stress nimmt zu, die Beziehungsfähigkeit ab, und irgendwann schwindet die Resilienz.

Wenn wir einmal erkannt haben, was Trauma mit den Menschen macht, die als Firewall und Immunsystem der Gesellschaft tätig sind, geht uns auf, dass diese Menschen unsere besondere Zuwendung verdienen. Das sollte unter anderem bedeuten, dass sie besondere Trauma-Schulung erhalten und therapeutische Maßnahmen in Anspruch nehmen können. Wenn sich eine Gesellschaft um ihre Gesundheitsarbeiter und Ordnungskräfte kümmert, herrschen in diesen Berufen gesündere Zustände, die hinter ihnen stehenden Institutionen sind resilienter und innovativer und in den Kommunen und Gesellschaften, denen sie dienen, geht es aufwärts.

Handel und Gewerbe

In ihrer Entkörperung und Beziehungslosigkeit verlegen sich Regierungen und große Firmen darauf, die natürlichen und menschlichen Ressourcen der Welt auszubeuten. Der Wert eines Arbeiters bemisst sich an der Effizienz und Profitabilität seines Tuns. Nach wie vor gibt es unmenschliche und gefährliche Arbeitsbedingungen: in der Form von Kinderarbeit oder in Sweatshops, in Schlachtfabriken zur Belieferung des Markts mit Billigfleisch, als Lohnsklaverei, als brutale Ausbeutung von Migranten und Minderheiten und so weiter. Umweltschädliche

Systeme haben weiterhin die Vorherrschaft: Öl- und Gaswirtschaft, Tagebau, Fracking, Agrarchemie, Palmölgewinnung und die massenhafte Kunststoffproduktion, um nur ein paar Beispiele zu nennen. Alle diese verheerenden Entgleisungen werden ignoriert oder geleugnet oder schlicht als Kosten einer wie geschmiert funktionierenden freien Marktwirtschaft hingenommen.

Mit Tieren, Menschen und Lebensräumen wird Schindluder getrieben, und dazu produziert und verkauft man giftige Produkte und sorgt für die Verbreitung einer ungesunden Ernährungsweise, weil Krankheiten in einer vom Schatten beherrschten Wirtschaft den Umsatz steigern. In jedem Land gibt es eine Untergrundwirtschaft, die dem BIP mit Zwangsarbeit-ähnlichen Bedingungen, Sexarbeit, verbotenen Geschäften, Identitätsbetrug, organisierter Kriminalität und auf manche andere Art zuarbeitet. Der Handel mit illegalen Drogen wird zum Kerngeschäft von Kartellen und finanziert Kriege, während legale Drogen multinationale Konzerne entstehen lassen und Regierungen, beziehungsweise deren Macht sichern. Der Konflikt wird zur Ware, der Tod zur Dienstleistung und die Geschäfte laufen wirklich gut.

Selbst die leuchtenden Vorbilder in der Geschäftswelt, die sich an Regeln zu halten und ihrer sozialen Verantwortung gerecht zu werden versuchen, tun sich nicht leicht mit der fairen Behandlung und Entlohnung ihrer Mitarbeiter und Produzenten. Im Zeitalter des #MeToo werden immer weitere Skandale mit hochrangiger Beteiligung aufgedeckt, und oft genug sind brillante Spitzenleute verwickelt. Schlechtes Management, innere Turbulenzen, übles Finanzgebaren und andere finstere Praktiken, alles fliegt jetzt auf. Um jeden Preis die Oberhand behalten – entsprechende Strategien mögen rapides Wachstum generieren und einem sogar eine marktbeherrschende Stellung verschaffen, aber was man da gewinnt, hält nicht vor, das dicke Ende kommt todsicher.

So liegen die Dinge, wenn der Schatten nicht integriert wird und in der Folge Inkohärenz, Beziehungslosigkeit und die Trennung von Geist und Körper, von Kopf und Herz das Bild bestimmen. Solange die Gesellschaft von den Rückständen kultureller Traumata geprägt ist, können Fortschritt und Innovation nicht nachhaltig sein. Wo der Profit über die Gesundheit von Mensch, Tier und Umwelt gestellt wird, schaufeln wir unser eigenes Grab.

Die Verteilung des Reichtums

Nach Aussagen der World Inequality Database, die die globale Einkommens- und Vermögensungleichheit schätzt, sind 70 Prozent des Gesamtvermögens in China, Europa und den USA im Besitz von einem Prozent der Bevölkerung, während die unteren 50 Prozent gerade einmal zwei Prozent des Gesamtvermögens besitzen. »Bliebe der Trend der Vermögensverteilung so, wie er jetzt ist, würden die oberen 0,1 Prozent im Jahr 2050 mehr besitzen, als weltweit die gesamte Mittelklasse.«[14] Diese extreme Ungleichverteilung der Ressourcen ist das Werk unseres Schattens, das Erbe des Kolonialismus und die Folge von Lohnarbeit, Ausbeutung und Expansionsdrang mitsamt der damit verbundenen schleichenden Entfremdung.

Armut, Kriminalität, soziale Ungleichheit und Umweltzerstörung grassieren genau da, wo kollektive Traumata die größten Wunden hinterlassen haben. An diesen Hotspots fließt weniger Energie, weniger lebendiges Chi, weshalb die Menschen hier nicht viel zur Verfügung haben, was ihrer Selbstverwirklichung dienen könnte. Alle Energien sind hier vom bloßen Überlebenskampf gebunden. Die Gesellschaft insgesamt projiziert ihren Schatten mit Vorliebe auf diese Stellen und diese Menschen und nimmt sie als irgendwie hässlich und abstoßend wahr. Besucher fühlen sich hier unbehaglich und besorgt oder meiden diese Orte von vornherein, weil ihnen dort abwehrende Energien entgegenschlagen: Verleugnung, Spannung, Angst, Hass. Die dort Lebenden denken unterdessen überwiegend an Flucht, aber oft gelingt sie ihnen nicht.

Lebensenergie verschwindet jedoch nicht, wenn sie ungenutzt bleibt oder unterdrückt wird. Sie verwandelt sich in dunkle

Energie und betätigt sich anderswo. In unserer Welt äußerst sich dieses verborgene Potenzial zu einem erheblichen Teil in Form von Massenkonsum und dem Erwerb von Statussymbolen. Der Einzelhandel ist zugleich Propagandamaschinerie und impft uns geradezu unwiderstehliche Glaubenssätze ein: »So, wie ich bin, genüge ich nicht, und um mich aufzuwerten, muss ich X, Y oder Z erwerben.« Wohin das führt, sehen wir überall: Kaufwahn, unvorstellbare Verschwendung und Verschuldung und dabei trotzdem dieses ewige Gefühl von Mangel.

Geld ist wie Sauerstoff. In der richtigen Menge beflügelt er unseren Energiehaushalt, aber zu viel Sauerstoff kann giftig sein. Wenn zu viel Energie in eine Richtung fließt, bleiben andere Bereiche des Ganzen unterversorgt. Wird in irgendeinem System das Fließgleichgewicht durch ungleiche und unfaire Verteilung der Ressourcen gestört, kommt es in Zonen der Übersättigung zu Verschmutzung und Fäulnis, während Zonen des Mangels Schwäche und Hunger leiden. Wo ein Kreislaufsystem beschädigt wird, breiten sich Krankheit und Tod aus.

Umwelt und Ökologie

In unserer Entfremdung von uns selbst und gegenüber anderen übersehen wir sogar die dringlichsten Warnzeichen und unternehmen nichts gegen die weitere Zerstörung unseres natürlichen Lebensraums. Flüsse werden auf jede erdenkliche Art und Weise benutzt und denaturiert, und dann leiten wir auch noch Industrieabwässer ein. Die Meere sind voller verloren gegangener Fangnetze, ganze Inseln von Abfällen treiben auf ihnen, und dazu müssen sie auch noch gigantische Giftfluten aufnehmen. Schleppnetzfischerei, Überfischung, der Einsatz von Echoloten und andere rabiate Methoden schaden vielen im Meer lebenden Arten; empfindliche Ökosysteme werden unwiederbringlich zerstört. Wälder werden großflächig gerodet. Regenwald wird durch

Raubbau zerstört. Ganze Landstriche mitsamt ihren Ortschaften müssen dem Tagebau weichen, der außerdem noch massenhaft giftige Abfälle hinterlässt.

Noch vor ein paar Jahrzehnten haben wir geglaubt, wir könnten unseren Müll einfach irgendwo abladen, und er werde sich dann schon irgendwie verteilen oder zumindest weit genug weg sein, damit man sich nicht länger darum kümmern braucht. Heute gibt es kein »weit genug weg« mehr. Flugverkehr, Internet und Bevölkerungswachstum haben unsere Welt sehr klein werden lassen. Chemikalien wie bleihaltige Farben, Pestizide von unseren Obstplantagen, pharmazeutische Stoffe und sogar das auf Friedhöfen in den Boden gelangende Formaldehyd sickern ins Grundwasser und tauchen in unseren Bächen und Seen und zuletzt in unserem Trinkwasser wieder auf. Mikroplastik ist in unserer Welt so viral wie ein Virus. Es kommt in den Archipelen des Mittelmeers genauso vor wie im Südchinesischen Meer, den malaysischen Mangrovenwäldern, den Flüssen in Tennessee und schließlich im arktischen Eis. Bestürzende Mengen Mikroplastik finden sich sogar im Trinkwasser und in der Luft, zum Beispiel in Indien, im Libanon, in Europa, in Großbritannien und ganz besonders in den Vereinigten Staaten. So giftig diese Stoffe sind, man findet sie in der gesamten Nahrungskette. Sie beeinträchtigen die Gesundheit von Säugetieren, Meerestieren und den so wichtigen Insekten. Sie tauchen im Zwischenzellenraum unseres eigenen Körpers auf.[15]

Das also sind die biblischen Plagen unserer Zeit: Untergang ganzer Arten und Lebensräume, extremer Klimawandel, erzwungene Migration von Menschen und Tieren, die Vergiftung unseres Körpers und des ganzen Planeten. Gentechnik gegen Biolandwirtschaft, Monokultur gegen Permakultur, agrarindustrielle Produktion gegen nachhaltige Landwirtschaft. Wir haben unsere Gewässer in Blutströme verwandelt, wir haben ihr Wasser untrinkbar gemacht und die Fische getötet. Wir haben uns selbst Seuchen erschaffen, unser Vieh krank gemacht, unsere Felder und unsere eigenen Körper vergiftet. Wenn wir so weitermachen, kann die zehnte biblische Plage nicht ausbleiben, die Tötung unserer Kinder und deren Kinder. Denn was für eine Welt werden wir ihnen hinterlassen? In der biblischen Erzählung veranlasste erst diese zehnte Plage den Pharao zum Umdenken und erst dann ließ er die Kinder Israels frei. Es ist so unselig wie banal, dass wir uns oft erst durch Krisen eines Besseren belehren lassen.

Wir wissen längst, was die Stunde geschlagen hat, die Wissenschaftler warnen uns seit Jahrzehnten, und trotzdem machen wir einfach so weiter. In unserer Verleugnung, Abschottung, Lethargie, Selbstgefälligkeit und unserem spirituellen Stumpfsinn wollen wir für nichts mitverantwortlich sein und machen uns zu Handlangern eines dem Untergang geweihten Systems. Am Rand des Abgrunds betäuben wir uns mit Essen, Alkohol, Sex, sozialen Medien, Onlineshopping, Videospielen und dem Binge-Watching von Serien. Wir stumpfen ab und klinken uns aus. Wenn die Betäubung nicht mehr wirkt und unsere Schmerzzentren doch wieder aktiviert werden, ziehen wir über unsere Angehörigen, Nachbarn und Politiker her und maulen über die Nachrichten. Wir regredieren in längst überwunden geglaubte Kleinkariertheit und regen uns maßlos auf über das, was die anderen tun oder denken oder sind.

Und wenn wir uns ausgetobt haben? Dann fallen wir zurück in unsere bequeme Gleichgültigkeit, in der wir ununterbrochen wischen und scrollen. Die Unlust hat uns wieder.

Apathie ist nicht nur Folge eines kollektiven Traumas, sondern auch ein Abwehrmechanismus gegen das mit ihm verbundene Leid. Wird sie jedoch zur Gewohnheit, geschieht das Gleiche wie bei allen anderen Abwehrstrategien: Sie erstarrt zu einer rigiden Bewusstseinshaltung, die dem Leben nicht mehr dient, sondern es untergräbt. Eben die Strategien, mit denen wir uns zu schützen versuchen, werden schließlich zum Problem, weil sie nicht mehr funktionieren und anwendbar sind. Wie die analytische Psychologin, Kunsttherapeutin und Ökopsychologin Mary-Jayne Rust schreibt:

»Wir sind jetzt echt im Arsch.« … Wenn viele Menschen insgeheim so denken, und den Verdacht habe ich, sehen sie sehr wahrscheinlich keinen Anlass, im Hinblick auf den Klimawandel irgendetwas zu unternehmen. Als Therapeuten wissen wir, dass wir gute Chancen haben, uns durch die Finsternis zu enormer Kreativität durchzuschlagen, wenn wir uns unseren schlimmsten Ängsten stellen und fühlen, was sie mit uns machen. … Der »Wir sind im Arsch«-Reflex ist wieder nur eine weitere Schicht im Abwehrsystem, die uns berechtigt, das Denken einzustellen. … Wenn das Kollektiv da stecken bleibt, haben wir einen Totalausfall, der einer Apokalypse gleichkommt.[16]

Bei der Betrachtung der Auswirkungen eines kollektiven Traumas mit kritischem Blick geht es nicht darum, den Gegensatz von Gut und Böse oder die Trennung von Geist und Körper erneut aufzuzeigen. Das verspricht keinen Nutzen. Bei der kollektiven Trauma-Arbeit soll sich vielmehr ohne versteckte Urteile und verdrängte Scham, dafür aber mit Klarheit und Mitgefühl, mit festem Blick und offenem Herzen herausstellen, wie wir in der Welt dastehen. Trauma ist Karma, ist Entropie, ist Verschwendung. Trauma ist besinnungsunfähige Unbewusstheit, gedrosselte Lebenskraft, das ausgesperrte Licht der Evolution. Trauma ist endlose Wiederholung und lawinenartig zunehmendes Unheil. Trauma heißt, dass wir im Schatten leben und sterben, dass wir schlafen und vom Traum der Trennung umfangen sind.

Wachen wir lieber auf, bevor wir in den Abgrund schlafwandeln.

Den Fluss ans Tageslicht bringen

Rapide Baulanderschließung und Bodenversiegelung führen dazu, dass unzählige Quellen und Flüsse unter neuen Straßen und Gebäuden begraben oder mittels Drainagegräben und Kanalisationsrohren abgeleitet werden. Wir leben im Holozän in einer Zeit, die von vielen Anthropozän genannt wird und in der ein sechstes Massensterben anzustehen scheint. Das Anthropozän ist dadurch charakterisiert, dass wir Menschen das Ökosystem destabilisieren, die Biodiversität bedrohen und damit die Ursache des Artensterbens und eines möglicherweise katastrophalen Klimawandels sind. In Kanada und den Vereinigten Staaten haben Stadtentwickler und Fachleute für Hoch- und Tiefbau einen poetischen Ausdruck für das gefunden, was hierzulande Renaturierung genannt wird: »Daylighting the Stream« (so viel wie »den Fluss ans Tageslicht bringen«). Dieses Zurückholen verschütteter oder verdolter Wasserläufe ans Licht ist wie eine Wiedererweckung zu neuem Leben, die ganze Ökosysteme neu entstehen lässt und der Biodiversität Auftrieb gibt. Wir können uns das als eine Art Wiedervereinigung oder Neuintegrierung vorstellen.

Auf zahlreichen anderen Gebieten zeichnet sich jetzt eine Regeneration und Erneuerung ab, sogar ein möglicher Entwicklungssprung. Dazu zählen unter anderem Bereiche wie Organisationsentwicklung und transformative Führung, narrative Medizin, Krankheitssymbolik und die ganzheitliche Sichtweise auf Körper und Geist, das Wiederaufleben von Gemeinwohl- und Schenkökonomie, Praktiken des gemeinsamen Erwachens und Bewusstseinsforschung an der Schnittstelle mit der Quantenphysik. Es gibt wirklich viel, was zu Hoffnung Anlass gibt.

Der buddhistische Mönch und Friedensaktivist Thich Nhat Hanh schreibt in seinem Buch *Mit dem Herzen verstehen*:

> *Inter-Sein: Wenn Sie ein poetisches Gemüt haben, werden Sie auf dieser Seite eine Wolke ziehen sehen, denn ohne Wolke kein Regen ohne Regen kein Baum und ohne Baum kein Papier. Die Wolke ist eine wesentliche Vorbedingung für die Existenz von Papier. Wenn die Wolke nicht da ist, kann auch eine Buchseite nicht da sein. Wir können demnach sagen, dass die Wolke und das Papier inter-sind.*[17]

Wenn wir die poetische Sicht des Zenmeisters einnehmen, wird deutlich, dass wir untrennbar mit unseren fernsten Vorfahren verbunden sind. Unser Körper ist nicht von Sonne, Regen und Boden zu trennen. Wir tragen eine ganze Welt mikroskopischer Lebensformen in uns, mit denen wir durch vielfältige Beziehungen symbiotisch verflochten sind. Der Kohlenstoff, aus dem unser Körper zu einem erheblichen Teil besteht, existiert schon seit Anbeginn unseres Planeten, und eigentlich gibt das in unserem Pass angegebene Geburtsdatum nicht unser wirkliches Alter an. Unsere Wurzeln reichen zurück bis zum ersten Menschen und weiter bis zum ersten Säugetier, zum ersten Vogel oder Fisch, zum ersten sonnenhungrigen Plankton. Wir sind aus Elektrizität, Magnetismus und den mineralischen Bestandteilen explodierender Sterne gemacht.

Oder einfach: Wir inter-sind mit dem Kosmos, unserem Planeten und miteinander.

Die alte Geschichte der Trennung ist eine kollektive Illusion, ein Traum, den wir zusammen träumen. Vielleicht liegt das der Simulationstheorie zugrunde, von der in der Science-Fiction die Rede ist und über die auch Wissenschaftler und Philosophen nachdenken: Wir bilden uns ein, in der Gegenwart zu leben, während wir in Wahrheit in einem wiederkehrenden Traum leben, der von unserer nicht integrierten Vergangenheit ausgeht. Erst wenn es licht in uns wird, offenbart sich uns das grenzenlose Potenzial der wahren Zukunft, die immer bereit für uns ist und von uns entdeckt werden möchte. Das Tor zu ihr ist niemals fern, aber wir sehen es nur mit klarem Blick und in verkörperter Präsenz. Durch sie kann sich der Abgrund der Vernichtung in die Schwelle zu neuem Werden verwandeln.

Traumaheilung bedeutet Integration unserer selbst – des Schattens und des Lichts. Wir können uns dadurch tiefgehender verkörpern, unsere Beziehungen erneuern und die Gegenwart bewusst wahrnehmen. Im gereinigten Raum der Klarheit und Kohärenz beginnt der in Spiralwindungen aufsteigende Strom der Evolution wieder zu fließen. Der starke Strudel des persönlichen und kollektiven Schattens gibt uns frei, das Neue kommt zum Vorschein, und ein neues Bewusstsein der Einheit offenbart sich uns.

Wir sind eine widerstandsfähige Spezies auf einem widerstandsfähigen Planeten. Auch nach wiederholten verheerenden Traumata können Gehirn und Nervensystem wieder in Ordnung gebracht werden, und wir finden zu neuer Verbundenheit und Kohärenz. So ist es auch bei ganzen Gesellschaften. Nach Jahrhunderten karmischer Wiederholungen, die Unstimmigkeit, Entfremdung und Trennung mit sich bringen, können wir uns wieder der Gegenwart zuwenden und in den klaren Strom des bewussten Miteinanders zurückfinden. Dann nehmen wir uns auf eine ganz andere Weise wahr: als individuelles und zugleich gemeinschaftliches Wesen. Als bewusstes *Wir* sehen wir dann vielleicht, dass wir vollkommen präsent und doch nicht an einen Ort gebunden sind, dass wir innerhalb des Zeitkontinuums agieren und doch bereit zu radikaler Nichtlinearität sind.

Unsere Welt zu heilen, das ist die Reise des kollektiven Helden. Auf diesem Weg erwartet uns eine Initiation, zu der wir in unsere Tiefen absteigen müssen, in die Unterwelt, den dunklen See, die unbewusste Matrix. Wir sind aufgerufen, uns alles bewusst zu machen, was wir sind, und einander und der Erde Wiedergutmachung anzubieten. Heilung bedeutet, uns der Wechselbeziehungen und wechselseitigen Abhängigkeiten zu besinnen, in denen wir stehen. Wir sind aufgefordert, den Fluss des kollektiven Unbewussten, unserer nicht geheilten kollektiven Geschichte, ans Tageslicht zu bringen, damit seine verborgen gehaltenen Wasser wieder für die Welt sichtbar fließen können.

Wenn wir diesen Ruf annehmen möchten, müssen wir gemeinsam den radikalen Wandel anstreben und miteinander den Phasenübergang in eine bessere Zukunft vollziehen; eine ganz neue und durch und durch reale Zukunft, die vom Licht der Evolution durchflutet ist. Und dieses lichtvolle Morgen ist bereits da, es wartet darauf, uns willkommen zu heißen.

9

Vision einer wieder ganz werdenden Welt

Mein Sein ist Teil von deinem Sein und jenem aller anderen Lebewesen. Das geht über wechselseitige Abhängigkeit hinaus – unsere Existenz selbst ist relational.

Charles Eisenstein
Die schönere Welt, die unser Herz kennt, ist möglich

Dies ist ein Zeitalter zwischen den Weltbildern, kreativ, aber desorientiert, in dem eine Übergangsära in die alte Vision einer Kultur nicht mehr trägt und eine neue sich noch nicht eingestellt hat. Wir sind jedoch nicht ohne Hinweise, wie das Neue möglicherweise aussehen wird.

Richard Tarnas
Cosmos and Psyche

Wir haben erörtert, inwiefern unsere Reaktion auf ein Trauma eine von der Evolution geschaffene intelligente Funktion unseres Nervensystems darstellt. Die von einem Trauma ausgelösten Abwehrmechanismen schützen uns so, dass uns traumatische Ereignisse weniger stark mit psychischen Strapazen belasten. Gewöhnen wir uns jedoch an solche Strategien, verringern sie irgendwann unsere Anpassungsfähigkeit – an andere Menschen *und* Gemeinschaften. Über Hunderttausende von Jahren hat die Evolution solche Abwehrmechanismen in unseren Nervenschaltkreisen verankert und sie werden von Generation zu Generation weitervererbt und verstärkt. Man kann sagen, dass unsere Zellen von dem Kummer unserer Vorfahren berichten, auch wenn wir die Texte vielleicht nicht kennen.

Die vertikalen und horizontalen Traumata der Menschheit lagern sich in geologisch anmutenden Schichten ab und haben die Illusion der Trennung erzeugt, das nun unser Handeln bestimmt. Die Verunreinigungen unserer ungelösten Vergangenheit verbiegen und verzerren die Zeit, sodass wir in einer dunklen Matrix immerwährender »Nachzeit« gefangen sind. Das trübt auch unsere Wahrnehmung von Vergangenheit und Zukunft und beschneidet unseren freien Willen. Wir projizieren Zerrbilder anderer auf eine mit Falten und Verwerfungen übersäten Leinwand, und nichts bleibt so, wie es wirklich ist; alles wird grotesk überzeichnet. Ein kollektives Trauma bringt energetische Zerfaserung und Entfremdung mit sich und hält uns in einem Zustand der Trennung fest, an dem anscheinend nichts mehr zu ändern ist. Dann reden wir von »Feinden«, »Rivalen« und »dem Bösen«, wo es in Wirklichkeit nur ethnische und nationale Variationen unserer selbst gibt.

In diesem Traumafeld treffen wir unsere Entscheidungen unbewusst, auch wenn wir das selbst ganz anders sehen: die karmische Unausweichlichkeit trifft sie für uns.

Es ist, als würden wir von einem programmierten Algorithmus gesteuert, der sich immer und immer wieder abspult und uns in endlose Schleifen nachgespielter früherer Ereignisse bannt. Die Durchläufe hören nicht auf, es sind allesamt Variationen über ein paar Kernthemen. Wir unterbrechen dieses Programm nie, um sein Design und seine Funktion zu hinterfragen. Es ist aber nicht anzunehmen, dass es sich bei unserer allgemein anerkannten Wirklichkeit um eine von finsteren Mächten oder teuflischen Außerirdischen inszenierte technische Simulation handelt. Wir selbst haben die Trauma-Matrix hervorgebracht.

Die industrielle Revolution hat mit ihrem rasanten wissenschaftlichen, medizinischen und technischen Fortschritt ein breitenwirksames Umdenken in den Bereichen Sicherheit, Hygiene und Gesundheit bewirkt. Das schlug sich in vielen praktischen Neuerungen nieder, die auch der Arbeiterklasse und den Armen zugutekamen. Bekanntlich stand noch ein langer Prozess des Umdenkens bevor, bis es zu deutlichen und anhaltenden Verbesserung der Arbeitsbedingungen und der städtischen Infrastruktur kam. Die von der Antike bis ins 19. Jahrhundert weitverbreitete Miasma-Lehre der Krankheitsentstehung, die von einer Ansteckung durch »üble Dünste« ausging, musste der wissenschaftlichen Lehre der Krankheitsübertragung durch Mikroorganismen weichen.[1]

Die Gesellschaft musste sich wandeln, um den neuen Erkenntnissen gerecht werden zu können. In den Kommunen war vieles anders zu organisieren, öffentliche Einrichtungen wie Krankenhäuser hatten sich umzustellen, und der Bürger musste selbst vorbeugend aktiv werden, um sich und seine Familie vor gesundheitlichen Gefahren zu schützen. Es dauerte seine Zeit, die Menschen zu sensibilisieren, aber die Kindersterblichkeit ging doch recht bald zurück, die allgemeine Lebenserwartung stieg, und es kam zu vielen weiteren Verbesserungen.

Jetzt, da wir in ein neues Zeitalter der Komplexität eintreten, steht die Gesellschaft erneut vor großen Veränderungen. Wir müssen unser Bewusstseins deutlich erweitern, sowohl im wissenschaftlichen als auch im spirituellen Bereich. Für die Gesundheit und das Wohlergehen der Menschen und der Erde ist es wichtig, dass wir alle mehr über die Natur und Wirkung kollektiver Traumata erfahren. Solange wir uns nur mit den äußeren Auswirkungen befassen, dringen wir nicht zu den Ursachen vor. Wir müssen wie Bewusstseins-Chirurgen vorgehen und uns nach innen wenden, um uns mit der gemeinsamen karmischen Vergangenheit auseinanderzusetzen. Wir schaffen einen Raum für Opfer und Täter, für Zuschauer und Nachkommen. Für uns alle.

Menschen leben nicht vereinzelt und losgelöst »auf« der Erde; wir sind ein Teil von ihr. Geist und Bewusstsein sind überall im Kosmos ursprüngliche Eigenschaften der Materie; und der höchste Ausdruck jedes aus Teilen bestehenden Ganzen lässt seine Bestimmung erkennen. Wenn wir uns auf den Geist einstimmen, klingen Widerstände ab. Die gestauten Energien unbewusster und unethischer Entscheidungen kommen wieder in Bewegung, und jetzt spüren und sehen wir die energetischen Rückstände früher begangener Gräueltaten. Überall auf der Welt macht uns ein vertieftes Gewahrsein im Hinblick auf Beziehungen aufgeschlossener für die Erfahrungen anderer und die eigenen. Wir brauchen aber nicht um die Welt zu reisen, um zu spüren, dass wir alle miteinander verbunden sind, auch über Kontinente hinweg. Wir übersehen nicht mehr geflissentlich den Zustand unserer Umwelt und die Bedrohung der Lebensräume. Wir spüren es im Körper als etwas, das *uns* angeht.

Die Leiden der zum Dorf gewordenen Welt sollen uns klarmachen, dass es kein »da draußen« mehr gibt. Alles ist *hier drinnen*. Das erschreckt uns erst einmal, denn plötzlich spüren wir das ganze Gift, die nuklearen und sonstigen Abfälle, die in die Natur schwappen und sich in unserer gesamten Nahrungskette wiederfinden, zuletzt auch in unserem eigenen Körper. Pestizide, Mikroplastik, Schwermetalle – wir selbst haben unsere natürliche Umgebung damit zugemüllt. Wenn das erkannt ist, können wir die Gelegenheit beim Schopf packen und mit dem Saubermachen, Reparieren und Heilen anfangen.

Wenn wir uns zur Integration kollektiver Traumata zusammenfinden, ist das Umweltaktivismus. Doch um das menschengemachte Massensterben noch abzuwenden oder die Klimakrise zu lösen, müssen wir den Blick erst einmal auf uns selbst richten. Da mögen noch so viele internationale Resolutionen unterzeichnet werden; solange alte Traumata ungelöst sich selbst überlassen bleiben, wird es immer Unterzeichner geben, die doch wieder ausscheren. Und mögen noch so viele Konzerne saubere Standards versprechen, der karmische Wiederholungszwang wird doch dafür sorgen, dass einige wieder schummeln und andere gar nicht erst mitmachen. Für Altlastensanierung und Umweltpflege müssen wir richtig anpacken, aber um solche Veränderungen dauerhaft und kollektiv zu verankern, müssen wir uns auf das schummrige Terrain des kollektiven Schattens vorwagen.

INDIVIDUELLES UND KOLLEKTIVES TRAUMA AUS SICHT DER INTEGRALEN THEORIE

KEN WILBER

Menschen haben Anteil an der evolutionären Gesamtbewegung, das versteht sich von selbst. Wenn wir die knapp vierzehn Milliarden Jahre bis zum Urknall zurückgehen, werden wiederkehrende Muster der Evolution erkennbar. Das beginnt mit subatomaren Teilchen wie Quarks, Elektronen und Protonen, und führt bis hinauf zum Menschen und zu seinem Wachstum, seiner Entwicklung, seiner Entfaltung und Evolution. Die Stufen oder Stadien der Evolution sind Holons, um einen Begriff Arthur Koestlers zu verwenden. Ein Holon ist ein Ganzes, das Teil eines größeren Ganzen ist.

So gut wie alles im Universum ist in irgendeinem Sinne ein Holon. Subatomare Teilchen, Elektronen, Protonen und Neutronen sind in sich selbst Ganzheiten und fügen sich zu einem übergeordneten Holon zusammen, das wir Atom nennen. Ganze Atome vereinigen sich als Teile zu einem ganzen Molekül. Ganze Moleküle fügen sich als Teile zu einem ganzen Organismus zusammen und so fort. Das geht so weiter bis zum Menschen, und auch der Mensch evolviert weiter. Das aber nicht nur im äußeren oder biologischen Sinne, sondern beim Menschen setzt außerdem ein inneres Wachstum ein, eine innere Evolution. An dieser Entwicklung sind Stadien zu unterscheiden, die von brillanten Entwicklungspsychologen sehr genau untersucht worden sind. Diese Entwicklungsstadien, die ein Mensch von Geburt an durchläuft, sind ebenfalls Holons, und das bedeutet, dass die Ganzheit einer Stufe ein Bestandteil der Ganzheit der nächsten wird. Das bleibt eine Weile so, und wenn die Entwicklung dann weitergeht, wird auch diese Ganzheit wieder zum Bestandteil der nächsthöheren Stufe. Es ist eine Abfolge von Schritten, die immer wieder über das Bestehende hinausgehen, es jedoch gleichzeitig einschließen: Transzendenz und Inklusion und wieder Transzendenz und Inklusion.

Eben dieser Evolutionsprozess geht immer weiter, und bei biologisch und psychisch komplexen Organismen wie dem Menschen kann einiges schiefgehen, weil die Stufen und Stadien organischer Natur sind und weil sie, wie man sagen könnte, bewegliche Teile haben. Und wenn hier etwas schiefgeht, dann meist im Zusammenhang mit einer Form von Traumatisierung.

Von jeder nächsthöheren Stufe kann man sagen, sie transzendiere die vorhergehende oder gehe über sie hinaus. Sie ist weiter. Sie umfasst mehr. Sie besitzt neue Kapazitäten, Funktionen oder Fähigkeiten. Neu entstehende Realitäten zeichnen sich ab, und das meinen wir mit transzendieren. Moleküle transzendieren Atome in dem Sinne, dass sie Atome enthalten. Sie gehen über Atome hinaus. Sie besitzen Eigenschaften, die Atome nicht haben, und sie werden selbst wieder von zum Beispiel Zellen transzendiert und eingeschlossen. Zellen enthalten Moleküle, sie schließen sie buchstäblich ein und gehen über sie hinaus. Sie besitzen Fähigkeiten, die Molekülen als solchen abgehen.

Bei diesem Transzendieren und Einschließen, diesem Darüber-Hinausgehen und Integrieren, kann in jeder Phase etwas schiefgehen. Wenn beispielsweise das Transzendieren unterwegs stecken bleibt, geht die Entwicklung nicht wirklich über das vorhergehende Stadium hinaus, wie es eigentlich sein sollte. Das bedeutet für den Menschen, dass man eben nicht auf die nächste Stufe gelangt, sondern aufgrund irgendeiner Fixierung auf der vorherigen hängen bleibt. Man hält an etwas fest, was man für den nächsten Schritt loslassen müsste. Wenn es dazu kommt, dann weil man unbewusst oder unbemerkt an irgendetwas haftet und in gewissem Sinne süchtig danach ist. Man ist immer noch auf das aus, was man auf der vorherigen, niedrigeren Stufe gesucht und gefunden hat und von dem man noch nicht lassen mag.

Oder das Transzendieren klappt ganz gut, aber das Einschließen (Inklusion) bleibt aus. In diesem Fall bleibt man nicht auf der vorherigen Stufe hängen, sondern schafft es nicht, sie einzuschließen. Dann heißt es nicht Transzendenz und Inklusion, sondern Transzendenz und Unterdrückung oder Ausblendung oder Dissoziation. Das erzeugt dann keine Sucht, sondern eine Allergie. Irgendetwas an der vorhergehenden Stufe stößt einen ab. Es behagt einem nicht. Man weist es von sich. Man möchte es leugnen. Beide Abläufe haben ihre Tücken und hängen direkt mit Problemen zusammen, die mit einer Traumatisierung assoziiert sind.

Was den evolutionären Ablauf angeht, lassen sich diese Prozesse unter mindestens vier Gesichtspunkten betrachten, die alle gleich wichtig sind. Wir nennen sie die vier Quadranten und bezeichnen sie mit: subjektiv, objektiv, intersubjektiv und interobjektiv. Man kann jedes wissenschaftliche oder sonstige Gebiet wie Geschichte oder Medizin oder Psychotherapie oder Spiritualität unter nur einem dieser Gesichtspunkte betrachten und behaupten, das sei der einzig richtige und relevante Zugang. In den Naturwissenschaften beispielsweise geht es ja oft nur um die Außenansicht eines individuellen Holons. Real sind dann letztlich nur ganz fundamentale Grundbausteine wie Elektronen, Protonen, Neutronen, Quarks und Strings, die als Objekte betrachtet werden.

Betrachten wir ein Trauma aus dieser Außenperspektive (objektiver Quadrant), reduzieren wir damit eigentlich alles auf irgendeine Hirnschädigung oder jedenfalls die Beschädigung irgendeiner materiellen biologischen Struktur. Man kann auch den kollektiven Aspekt aus dieser Außenperspektive betrachten. Das ist dann der interobjektive Quadrant, zu dem die Institutionen und die technische Infrastruktur der jeweiligen Gesellschaft gehören – Geldsystem, Verkehr, Geburtsraten, Sterberaten und so weiter, all die objektiven Fakten, die bei der Betrachtung der äußeren Realität eine Rolle spielen. Diese äußeren Systeme, die den interobjektiven Quadranten ausmachen, spielen tatsächlich eine wichtige Rolle als der Ort, an dem sich alle möglichen kollektiven Traumata abspielen.

Dann haben wir noch die kollektive Dimension, die von innen betrachtet wird, den intersubjektiven Quadranten. Zu diesem Quadranten gehören unsere sozialen Systeme, und in die sind natürlich viele Traumata der Vergangenheit eingebettet. Der psychotherapeutische Ansatz schließlich besteht in der Innenansicht der individuellen Subjektivität, und in diesem subjektiven Quadranten wird gefragt, wie jemand sein oder ihr Trauma tatsächlich empfindet. Was überhaupt über Trauma gesagt werden kann, wird unter einem dieser Gesichtspunkte beziehungsweise aus einer dieser Perspektiven gesagt.

Nehmen wir also an, Sie seien als Kind sexuell missbraucht worden. Das kann natürlich Ihre individuelle, subjektive Psyche schwer traumatisieren (subjektiver Quadrant). Es wird auch Ihre Neurophysiologie, also Ihr Nervensystem traumatisieren (objektiver Quadrant) und sein Wachstum stören. Darüber hinaus haben wir noch die Familie, in der Sie geboren und aufgewachsen sind, und die muss ja gestört genug gewesen sein, damit es zu einem solchen Verhalten kommen konnte (intersubjektiver Quadrant). Sie verinnerlichen das und neigen dann zur Wiederholung des Ihnen zugefügten Traumas, weil es sich um ein Muster handelt, das Sie im intersubjektiven Quadranten gelernt haben. Und dann haben wir natürlich noch das Äußere Ihres gesellschaftlichen Umfelds, den interobjektiven Quadranten. Wie sah Ihre Familienstruktur aus? Wie war die Einkommenslage? Waren Ihre Eltern drogen- oder alkoholsüchtig? Wie Sie sehen, lassen sich aus allen vier Perspektiven sehr wichtige Dinge erkennen.

Es gibt aber noch eine andere Art von Trauma, und die hat etwas mit Entwicklung zu tun. Hier besteht das Trauma nicht aus etwas, das bereits passiert ist, sondern eigentlich darin, dass eine höhere Entwicklungsstufe noch nicht erreicht worden ist. Es kann dann sein, dass jemand in dieser Lage anderen unabsichtlich schadet oder sie unterdrückt, ohne es auch nur zu merken. Es muss nicht unbedingt sein, dass im früheren Leben dieses Menschen irgendetwas Schlimmes passiert ist oder dass es frühkindlich angelegte Schatteninhalte gibt, die jetzt ausagiert werden. Auch das kann natürlich sein, aber oft sind solche Menschen einfach nicht in der Lage, die Dinge von einer höheren Warte aus zu betrachten, und dadurch kann es sein, dass sie andere, mit denen sie zu tun haben, traumatisieren, vor allem dann, wenn sie eine Machtposition innehaben. Die Sklaverei und der Holocaust sind Beispiele für diese Art der Traumatisierung, und es besteht kein Zweifel, dass sie die betroffenen Menschen wirklich schwer traumatisiert haben. Viele der Traumata, die Menschen von Menschen zugefügt wurden, hatten damit zu tun, dass die Täter keinen ausreichend hohen Entwicklungsstand, auch hinsichtlich ihrer Moral, erreicht hatten.

Dies ist einer der Gesichtspunkte, die wir unbedingt im Auge behalten müssen, wenn wir Generationstraumata der heutigen Welt betrachten. Es ist nämlich so, dass sich 60 bis 70 Prozent der Weltbevölkerung noch auf der ethnozentrischen oder sogar einer niedrigeren Entwicklungsstufe befinden. Und das bedeutet, dass sie bereit sind, anderen aus dem einfachen Grund zu schaden, dass sie nicht in der Lage sind, ihr moralisches Empfinden auf sie auszudehnen.

Plotin hat einmal gesagt, Sünde sei kein »Nein«, sondern ein »noch nicht«. Daran liegt etwas Wahres, wenn wir an Entwicklung denken. Hier besteht Sünde nicht darin, dass etwas geschehen ist und man nein dazu gesagt und es unterdrückt hat. Das Problem liegt vielmehr darin, dass die Menschen noch nicht den Entwicklungsstand hatten, von dem aus es gar nicht erst zur Sklaverei oder zum Holocaust gekommen wäre. Jeder wird auf der untersten Stufe geboren und muss alle Entwicklungsstadien durchlaufen.

Auf jeder dieser Stufen kann es zu Fixierungen oder zur Dissoziation kommen, und dann geht es nicht weiter. Alles Mögliche kann schiefgehen, unser Wachstum hemmen und unsere

Entwicklung verlangsamen, sodass wir uns schwertun, höhere Entwicklungsstufen zu erreichen, die mehr Raum in uns entstehen lassen, sodass wir für alle Menschen offen sein können, statt sie nach ihrer Hautfarbe, ihrem Geschlecht, ihrer sexuellen Orientierung, ihrer ethnischen Zugehörigkeit und anderer Äußerlichkeiten zu beurteilen.

Individuelle und kollektive Traumata gehören zu den Dingen, die unsere Entwicklung ernsthaft beeinträchtigen können. Nach einer Traumatisierung kommt die Energie, die eigentlich aufsteigen soll, um immer wieder zu transzendieren und einzuschließen, ins Stocken. Der entstandene Schaden lässt nicht zu, dass sie weiterhin so wirkt, wie sie soll, und für den Teil, der beschädigt wurde, geht es hier normalerweise nicht mehr weiter. In anderen Bereichen kommen Sie vielleicht immer noch irgendwie zurecht, aber das an Ihnen, was zu stark beschädigt oder verletzt wurde, funktioniert nicht mehr – und wird auch nicht mehr wachsen. Es wird sich nicht mehr vorwärts bewegen.

So entstehen Schattenanteile und Schatteninhalte, und so gut wie niemand geht gänzlich ohne Schatten aus der Kindheit hervor. Außerdem bleiben diese Schattenanteile alles in allem auf der Altersstufe, auf der sie entstanden sind, und schon aus diesem Grund können sie nicht funktionieren. Nehmen wir an, Sie hätten Schatteninhalte aus der Zeit, als Sie drei Jahre alt waren; diese Anteile bleiben unabhängig von Ihrem jetzigen Alter drei Jahre alt. Sie haben die Wünsche und die Impulsivität eines/einer Dreijährigen und natürlich die in diesem Alter noch begrenzte Fähigkeit, vernünftig zu denken. Sie können noch weitere Schatten haben, die im Alter von sieben Jahren entstanden sind. Und noch andere, die zwölf Jahre alt geblieben sind. Auch im weiteren Verlauf Ihres Lebens als erwachsener Mensch können immer weitere Schat-

ten entstehen, und alle diese Schatten bleiben so alt wie Sie waren, als sie entstanden.
Trauma-Arbeit ist unter anderem deshalb so wichtig, damit wir uns als Menschheit weiterbewegen und den künftigen Herausforderungen stellen können, um uns mit den realen Problemen auseinanderzusetzen. Normalerweise wird dann immer gefragt, was wir an neuer Technik brauchen oder was wirtschaftlich geschehen muss oder welches politische System das Beste ist oder wie unsere Nahrungsmittelproduktion künftig aussehen muss. Aber da bleibt der Blick immer auf die äußeren materiellen Dinge gerichtet, während wir eigentlich auf das Innere der Leute blicken müssten, die bei allen diesen Dingen die Entscheidungsträger sind. Hier können Trauma-Arbeit und Trauma-Auflösung dem Bewusstsein helfen, seinen Weg fortzusetzen.

Zusammen aufwachen und heil werden

Zur Wiederherstellung der Gesellschaft und der Erde kommt es darauf an, unser kollektives R-Z-R (Raum, Zeit und Rhythmus) zu einem Ganzen zu formen. Durch Synchronisation wird unser kollektives Nervensystem – die energetische Basis des kollektiven Körpers und der kollektiven Psyche – so homogen, dass wir nicht mehr wie einzelne unverbundene Laptops sind, die nicht viel bewegen können, sondern wie ein Supercomputer mit über siebeneinhalb Milliarden Arbeitsplätzen. Unsere Stärke als Menschen liegt in einer gigantischen gemeinsamen Kraftquelle, die nur aufgrund nicht integrierter alter Traumata und unserer kollektiven Dissoziation des Unbewussten zersplittert ist und nicht mehr ihren Zweck erfüllen kann. Die Reparatur ist einfacher, als wir meinen.

Präsenz selbst ist der heilige Augenblick (die göttliche Zeit) und der Tempel (der göttliche Raum). Präsenz ist der Schoß der Welt, wo alles geboren wird, was jetzt ist und je sein wird. Die Kraft unserer gemeinsamen Präsenz löst unsere Verstrickungen mit der Vergangenheit. Sobald wir vereint an diesen heiligen Ort zurückkehren, erwachen höhere Fähigkeiten in uns, die in der Welt revolutionäre Neuerungen in Gang setzen. Wir können Ströme höherer Klarheit und Intelligenz herunterladen, die in uns den Willen und den Mut zur Lösung systemischer Probleme wecken. Das Licht der Zukunft wird zu unserem Verbündeten und lässt uns die festgefahrene Welt mit neuen Impulsen beleben.

Alle Menschen sind glücklich, wenn sie sich entsprechend ihrer höchsten Anlagen entwickeln können. Aber wir sind nicht nur auf Glück aus – wir möchten unsere Bestimmung finden und für mehr als nur uns selbst leben. Wir sind dazu berufen, Familien, Gemeinschaften und Gesellschaften unter dem Gesichtspunkt ihres höchsten Potenzials zu gründen und aufzubauen. Im Gegensatz zu einem fixen Wochen- oder Fünfjahresplan, lässt uns die Orientierung an unserem Potenzial auf das gerade Entstehende, das Evolutionäre blicken. Wir halten Ausschau nach den Stärken, Fähigkeiten und Ergebnissen, die möglich werden, wenn wir sie durch unsere Intention anlocken. Was in uns geschlummert hat, beginnt nun im vertikal und horizontal durch den kollektiven Körper strahlenden Licht zu leuchten.

Es gibt eine jüdische Philosophie, die besagt, dass der »Wille zu bekommen« dem Grundbestreben des Egos entspricht, während der »Wille zu schenken« von etwas Transzendentem ausgeht und eigentlich die Schöpfung selbst in ihrer immerwährenden kreativen Großzügigkeit widerspiegelt. In dem Bemühen, uns auf die Heiligkeit des Lebens einzustimmen, erschließen wir uns höhere Dimensionen und Eigenschaften des Göttlichen. So wird das Leben zu einem Gabengebet. In der Welt zu sein, heißt, reichlich zu geben, von ganzem Herzen zu segnen und zu dienen und am Strom der übergeordneten Intelligenz teilzuhaben.

Ein Trauma beeinträchtigt die Fähigkeit eines Kindes, angemessen auf sein Umfeld zu reagieren. Es kann auch seine Lernfähigkeit und Lernbereitschaft untergraben oder beschädigen. Ein Entwicklungstrauma schaltet die Regulationsfähigkeit des Kindes zumindest teilweise aus, sodass Gefühle, Stimmungen und Launen gelegentlich deplatziert und unmotiviert erscheinen. Oder das Kind wirkt in sich gekehrt und unzugänglich. Die Aufmerksamkeit lässt zu wünschen übrig, die Hemmschwelle scheint zu niedrig zu sein, das Kind ist impulsiv, leicht abzulenken und hat Mühe, sich zu konzentrieren. Ein Kind kann ein Familientrauma erben oder in eine traumatisierte Gemeinschaft hineingeboren werden – immer wird es diese Energien in sich aufnehmen und die entsprechenden persönlichen und kollektiven Symptome zeigen.

Allzu oft wird der traumatisierte junge Mensch von Lehrern, Behörden und hinzugezogenen Beratern als »Problemkind« betrachtet, was dazu führt, das er selbst für seine Verhaltensstörung verantwortlich gemacht wird, sofern nicht seine Eltern als Mitschuldige gesehen werden. Mit Strafen oder Schulverweisen wird man solchen Problemen niemals wirklich beikommen, denn solange wir nicht wirklich erfassen, was individuelle und kollektive Traumata anrichten, können wir wenig für die wirklich Schutzbedürftigen in unserer Gesellschaft tun. Um das zu ändern, müssen alle Lehrer und alle im weitesten Sinne auf dem Gebiet der Erziehung Tätigen mit der Trauma-Thematik vertraut gemacht werden, damit sie betroffene Schüler informieren und mit Augenmaß unterstützen können. Wenn das funktionieren soll, müssen alle Beteiligten diese Verantwortung unter sich aufteilen, und kein Bereich der Gesellschaft darf davon ausgenommen sein. Rigide Systeme, die dazu auch noch hohe Anforderungen stellen und bedingungslose Konformität verlangen, schaden unseren Kindern. Autoritäre Ansätze funktionieren einfach nicht mehr.

Wer für Badminton schwärmt oder sich für Schach begeistert, sollte nicht Fußballer werden müssen, um irgendwelchen Erwartungen zu entsprechen. Autoritäre Systeme haben keinen Sinn für die einzigartige Intelligenz und Schönheit eines jeden Kindes, das sich danach sehnt, gesehen und mit Liebe aufgenommen zu werden. Es wird Zeit, dass wir Räume entstehen lassen, die Beziehungen, Verbundenheit und Präsenz – und deshalb Wachstum und Lernen – fördern; und dass wir flexible, anpassungsfähige und bedarfsgerechte Bildungsstrukturen schaffen, die den menschlichen Anlagen entsprechen. Unsere höheren Fähigkeiten geben uns die Möglichkeit, uns in die ganz eigene Intelligenz und den persönlichen Lerntyp anderer einzufühlen, um das aufzufinden, was jeder von uns mitbringt und der Welt zu bieten hat. Als unverwechselbare Stimme im kollektiven Orchester haben wir alle eine individuelle und eine transpersonale Bestimmung.
Um wirklich zu spüren, was in einem Schüler vorgeht und auf welchem Entwicklungsstand er oder sie ist, und um zu wissen, was wir tun können, um diesen Menschen im besten Sinne zu fördern, müssen Präsenz und Kohärenz gegeben sein. Das kann im Bereich der Erziehung und Bildung nur gehen, wenn Lehrer und Erzieher sich ihrer eigenen verschütteten Schmerzen und Traumata annehmen, um sie aufzuarbeiten. Das erfordert Mut. Lehrer sind dazu da, den Lernenden auf gesunde Art und Weise Kenntnisse zu vermitteln und sie in ihrem Werden unterstützend zu begleiten. Die Arbeit wird erschwert durch Blockaden und Brüche im intergenerationalen Zusammenhang, die die Funktionsfähigkeit des Ganzen beeinträchtigen. Um die Rolle des Lehrers mit neuem Leben zu erfüllen und die Gesundheit des Systems zu pflegen, müssen erst einmal die Abdrücke intergenerationaler Traumata integriert werden, damit jede neue Generation weniger Leid zu tragen hat und empfänglicher für den Geist der Freiheit wird. Das erreicht man durch aktives Presencing, Schattenarbeit in der Gruppe, gemeinschaftliche Heilungsarbeit, wie beim CTIP, und durch einen Prozess, den ich Global Social

Witnessing nenne. Wenn wir bei unserer gemeinsamen Arbeit ganz bei dem sind, was jeweils gerade ist, und wenn wir dann auch unser Unbehagen, unsere Widerstände und unsere Schmerzen mit Geduld und Haltung annehmen, zeigt sich immer wieder, dass mehr Raum, mehr Licht und mehr Freiheit entstehen.

Dank inspirierender Führungsgestalten und Pädagogen, die Kreativität, Motivation und Engagement wecken, entsteht eine neue Vision der Erziehung und Bildung. Sie wird von jungen Leuten umgesetzt, die zu ganzen Menschen heranwachsen und in ihrer Offenherzigkeit und Wissbegier wirklich teilhaben möchten an ihrer Gesellschaft. Diese Vision fördert inspirierte Freigeister und zeigt ihnen, wie sie sowohl offen als auch geerdet bleiben können. Selbstheilung, kontemplative Übungen und soziale Kompetenzen werden zu festen Bestandteilen des Lehrplans, sodass die Schüler schon früh die Kraft der Präsenz kennenlernen. Die Schulen werden zu Orten, an denen Wissen vermittelt wird und man sich nicht nur Kenntnisse aneignet; Mut, Unerschrockenheit und Mitgefühl werden hier gefördert.

In dieser neuen Welt werden unsere künftigen Führungskräfte nicht mehr auf Macht aus sein, sondern auf Integrität. Dienende Führung wird nicht länger die Ausnahme sein, sondern die Norm. Zukünftige Generationen lassen Apathie und Gleichgültigkeit hinter sich und engagieren sich aus freien Stücken. Sie nehmen teil und tragen bei, nicht weil es von ihnen erwartet wird, sondern weil sie die Welt in sich fühlen können. Sie sind nicht mehr in erster Linie auf Geld und Konsum aus, sondern wählen Beschäftigungen, die den Anlagen des Einzelnen entsprechen und zu einem sinnerfüllten Leben führen. Sie erkennen, wo ihre Begabungen den Bedürfnissen und Wünschen der Gemeinschaft entsprechen, und auf diesem Gebiet dienen sie dann der Welt.

Bildung im höchsten Sinne erweitert und vertieft das Bewusstsein, beflügelt die Vorstellungskraft und entfaltet unser Vermögen, dem Geist eine Form zu verleihen. Evolutionäre Erziehung fördert das Hinhören und Einstimmen auf die Zukunft, und so kann auch die kollektive Intelligenz der ganz Kleinen schon erweckt werden und Erfüllung finden. Sie werden in der Schönheit neuer Kunstformen und Technologien schwelgen und neue Welten bauen, und die ganze Welt wird in der Farbenvielfalt dieser Abermillionen heranwachsenden Seelen erstrahlen.

Neue Visionen für Technologie und Gesellschaft

Wir leben in einer Zeit der maximalen Informationsflut und Erreichbarkeit sowie der maximalen Überforderung bis zum Kurzschluss. Durch seine Bauart ist unser Nervensystem nicht für die Aufnahme all der Terabytes geschaffen, die durch alle Informationskanäle auf uns zuschießen. Jeden Tag werden wir mit schlechten Nachrichten in einer Endlosschleife bombardiert: Schießereien an Schulen, Selbstmordattentate mit zivilen Opfern, Terroranschläge im In- und Ausland. Und die Welt ächzt unter chronischer Überlastung, chronischer Angst und chronischem Stress. Wir können die Informationen schon gar nicht mehr alle aufnehmen, geschweige denn verdauen und angemessen darauf antworten.

Durch die Praxis des Global Social Witnessing werden wir in die Lage versetzt, nicht teilnahmslos oder allergisch, sondern ganz klar auf unsere Welt zu antworten. Und wenn wir uns erst einmal nur unsere Reaktionen bewusster machen, ist damit schon eine Menge gewonnen. Je besser es uns dann gelingt, Informationen bewusst gegenüberzutreten und zu fühlen, ohne abzustumpfen oder uns über sie aufzuregen, desto eher sind wir in der Lage, sie zu verarbeiten.

Zukunftsvisionen vom ökologischen Untergang oder einer technischen Apokalypse (à la »die Welt ist sowieso erledigt, also machen wir lieber anderswo weiter«) stellen den Menschen als eine Art galaktisches Virus dar. Solchen Szenarien liegt die Annahme zugrunde, dass Menschen im Grunde nichts wesentlich anderes als Heuschrecken sind und die Welt in Schieflage gerät, weil unser Vermehrungsdrang die Weltbevölkerung weit über die Kapazitäten der Erde hinaus zunehmen lässt. Sind die irdischen Ressourcen einmal aufgebraucht oder zerstört, werden wir uns mit unserem großen Gehirn schon irgendwas einfallen lassen, zum Beispiel Kolonien im Weltraum. Dieses Denken ist jedoch gefährlich. Es betrachtet uns getrennt von der Erde, berücksichtigt aber nicht unser kollektives Karma – das inzwischen zwar einen so kosmischen Umfang hat, dass es schon einen eigenen Planeten vertragen würde, aber nicht ohne Gefahren auf einen solchen übertragbar wäre. In der Dreidimensionalität ist es nicht möglich, so weit von hier wegzugehen, dass wir uns selbst entkommen. Wir können unser karmisches Gepäck nicht ins All mitnehmen, wenn wir dort überleben und auch noch gut leben möchten. Wir würden auch da draußen nur wieder unsere Geschichte wiederholen. Wenn wir uns eine gesunde Gesellschaft auf einem lebensfähigen Planeten wünschen, der uns ausreichende Ressourcen für ein gesundes, sorgenfreies Leben bietet, müssen wir diese Gesellschaft hier bauen.

Der endlos wiederholte Algorithmus der alten Welt kommt beim Anbruch des neuen Zeitalters ins Ruckeln. Diese Aussetzer verlangsamen oder blockieren den Datenstrom der evolutionären Intelligenz durch das menschliche Nervensystem. Das Paradigma der letzten Jahrtausende ist überaltert, und der Algorithmus lässt sich nicht einfach durch Patches wieder flottmachen. Wir verfügen zwar über eine Menge Arbeitsspeicher für karmische Inhalte, aber er reicht einfach doch nicht aus für das, was sich inzwischen angesammelt hat. Um für ein neues Zeitalter gerüstet zu sein, hilft jetzt nur noch ein wirklich alles umfassendes Upgrade. Dabei müssen wir unsere alten Rollen und unbewussten Programmierungen hinter uns lassen und auf eine zukunftsorientiertere Arbeitsweise umstellen. Unsere Aufgabe in der vor uns liegenden Zeit wird darin bestehen, dass wir uns bewusst zusammenfinden, um diese Blockaden aufzuheben, damit Energie und Informationen mühelos und ohne Abstriche fließen können. Wir evolvieren in unseren *neuen* Neokortex hinein, dieses globale Gehirn der Internet-vermittelten Synapsen und Endgeräte, und auf diese Weise stellen wir die Wurzeln und Äste des großen gewundenen Menschheitsbaums wieder her.

Wir benötigen nicht nur technische Neuerungen, sondern ein tieferes Verständnis der epigenetischen und transgenerationalen Prozesse und Codes und wie man sie verändert. Entscheidend für unsere Zukunft ist die Bereitschaft, uns in Einklang mit dem intelligenten Impuls des Lebens zu bringen. Traumabewusstsein ist wie der Glaube an eine flache Erde: Solange wir daran festhalten, sind wir wie in eine Schneekugel mit ihrer künstlichen Winterlandschaft gebannt. Um uns davon zu befreien, müssen wir über das Trauma hinauswachsen. Wir überwinden die Trennung und schaffen Gemeinschaft, und so lassen wir unser jetzt noch beschränktes Verständnis von Raum und Zeit hinter uns. Es ist eine Art Erleuchtung, die Wissenschaft und Spiritualität zu den beiden Seiten ein und derselben Medaille verschmilzt. Vielleicht entdecken wir dann eine treibende Kraft, die stärker ist als Sonnensegel oder ein Fusions-Raketenantrieb. Wer weiß, vielleicht lernen wir sogar zu leuchten und dem Herzen unseres Kosmos ein wenig Licht zurückzugeben.

Fernheilung, Präkognition und die Erfahrung einer höheren Verbundenheit und Vereinigung werden dann nicht mehr nur möglich erscheinen, sondern Realität sein. Die den Mystikern und Religionsstiftern früherer Zeiten zugeschriebenen Wunder werden alltäglich. Die strahlenden Welten der Fantasy und Science-Fiction sind dann nicht länger nur schöner Schein, sondern eine Vorhersehung. Durch Integrität, Glauben und den Mut zur Liebe wird das Höchste in uns offenkundig werden. Unsere Mythen und Märchen haben das immer schon angedeutet, und tief im Herzen wissen wir, dass es so ist, aber diese Geschichte braucht mehr als den Willen und Mut einzelner Helden und Heldinnen. Sie ruft nach intelligenter Ganzheit, nach dem erwachten Kollektiv, das gemeinsam die Stimme erhebt.

Wir sind jetzt dazu aufgerufen, die Geschichte der Menschheit als bewusste Co-Autoren der sich abzeichnenden Zukunft und in durchgängiger Präsenz und Verbundenheit neu zu schreiben. Durch Achtsamkeit, Kontemplation und Integration auf individueller und kollektiver Ebene können wir nicht nur unser persönliches Leben, sondern auch das des Kollektivs vollkommen transformieren. Diese Arbeit verlangt Aufmerksamkeit, Intention und disziplinierte Praxis, aber wenn wir dazu bereit sind und uns wirklich darauf einlassen, winkt uns nicht nur Heilung, sondern ein Florieren auf allen Ebenen. Die Vergangenheit ist nicht so sehr ein Bericht von allem, was gestern war, sondern sie besteht vor allem aus unverarbeiteten Resten des Gestrigen, die heute den Fluss des Willens und der Lebenskraft unterbrechen. Im gleichen Sinne ist Zukunft nicht das, was morgen sein wird. Echte Zukunft ist vielmehr *Raum* – ein Ort, an dem das höhere Bewusstsein fortgeschrieben wird und sich selbst auf den neuesten Stand bringt. Hier machen wir uns die höheren Fähigkeiten unseres kollektiven Bewusstseins zunutze und können gemeinsam eine ganz andere Welt erschaffen als die, in der wir uns jetzt sehen.

Sie erinnern sich: Die Zukunft kann die Vergangenheit ändern.

Wenn wir dieses so entscheidende Thema ins allgemeine Bewusstsein heben können und dann gemeinsam kollektive Trauma-Arbeit wie zum Beispiel beim CTIP leisten, bringen wir eine Bewegung in Gang, bei der sich Kommunen, Nichtregierungsorganisationen und andere Organisationen sowie interdisziplinäre Initiativen zusammentun, um die Folgen kollektiver Traumatisierung Schicht für Schicht abzutragen. Alle unsere großen und kleinen, nahen oder fernen Ansätze bei diesem Unterfangen setzen große Mengen von Energie frei, die seit dem Zeitpunkt der Traumatisierung im kollektiven Unbewusstsein eingeschlossen waren. Unter diesem Gesichtspunkt ist alles, was wir zur Integration kollektiver Traumata unternehmen, wie globale Akupunktur.

Diese jetzt wieder frei werdende Energie mobilisiert unser kreatives Potenzial und befeuert völlig neue Lösungsansätze und radikale Innovationen. Ihre befreiende Kraft beschleunigt die individuelle und kollektive Entwicklung, sodass eine gerechtere und wahrhaft demokratische Welt entstehen kann. Dunkles Chi kann jetzt integriert werden, und das bedeutet für uns, dass wir uns zu unserem Handeln bekennen und Wiedergutmachung leisten. Stellen Sie sich einmal vor, wie es wäre, wenn sich Regierungsführer und Staatsoberhäupter demütig für die Vergehen ihrer Länder entschuldigen würden, für Kolonialismus, Imperialismus, Rassismus, wirtschaftliche Ungleichheit, Ungleichbehandlung der Geschlechter, Kriegsverbrechen, ethnische Säuberungen, Völkermord. Wie sähe diese Welt aus, wenn wir nicht systematisch wegsehen und den anderen die Schuld in die Schuhe schieben würden, wenn die Menschen einfach bei der Wahrheit blieben und zwar nicht einmal so sehr im eigenen Interesse, sondern im Interesse des Ganzen? Bei dieser Vision der Integration durch das Eingeständnis furchtbarer Fehlentscheidungen, mit denen wir gewaltigen Schaden angerichtet haben, geht es nicht um politische Korrektheit, sondern um die Frage, was für uns alle gut ist.

Ich glaube, dass wir uns als Kollektiv vollkommen neu organisieren und zu neuer Vitalität finden können, wenn wir entschlossen an unserer Gruppenkohärenz und kollektiven Intelligenz arbeiten, wenn wir uns darauf verständigen, gemeinsam unser kollektives Trauma mit Methoden wie dem CTIP zu bearbeiten und zu heilen. Mit diesen Schritten wird unsere Welt in allen Bereichen gesünder werden und ihr wahres Potenzial verwirklichen können. Ich spreche hier von unseren Schulen, den Krankenhäusern, der Polizei und dem Rettungswesen, von Regierungen und Nichtregierungsorganisationen, von humanitären Einrichtungen, Behörden, Organisationen für Rassengerechtigkeit und Rechtshilfe, von Innen- und Außenpolitik, von bürgerschaftlichen Einrichtungen, gewinnorientierter Wirtschaft und Gemeinnützigkeit, von allen religiösen und spirituellen Organisationen und Institutionen und schließlich vom regionalen und weltweiten Klima, von unserer unmittelbaren und weiteren Umwelt.

Wir werden noch offener werden, unsere Resilienz stärken, wir werden lernen, bei Konflikten zu vermitteln, und wir werden bei allen Herausforderungen, die sich uns stellen, würdige Lösungen finden. All das und noch viel mehr ist nach meiner Überzeugung nicht nur möglich, sondern wahrscheinlich. Es ein Teil unserer Entwicklung und jener des Planeten auf dem strahlenden Weg der Bewusstseinsevolution. Die Arbeit an einer solchen Zukunft setzt nicht voraus, dass wir bereits wissen, was zu tun ist. Wir müssen nur neugierig bleiben und offen für alles, was sich zeigen möchte.

Wenn es unsere Aufgabe ist, uns der Leiden traumatisierter Menschen anzunehmen, obliegt es uns ganz sicher auch, gemeinsam Antworten auf frühere und gegenwärtige Menschheitstraumata zu finden. Wenn wir künftige Leiden verhindern möchten, müssen wir uns mit nichtgeheilten Leiden der Vergangenheit befassen. Ein kollektives Trauma verlangt eine kollektive Antwort. Zur Wiederherstellung der Gesellschaft und unserer Umwelt müssen wir alle spirituelle Aktivisten werden, vereint in der gemeinsamen Intention und Bereitschaft, unseren Platz als inspirierte und entschlossene Weltbürger einzunehmen und mit einer Stimme im großen Chor des Werdens zu singen.

Ein evolutionärer Ausblick

In manchen der heute noch bestehenden indigenen Lebensgemeinschaften werden bestimmte Verhaltenseigentümlichkeiten, die wir im Westen als Symptome einer psychischen Erkrankung deuten, eher als Vorboten einer Erleuchtungserfahrung gesehen.[2] Man geht hier in vielen Fällen davon aus, dass es sich bei den Betroffenen um künftige Heiler handelt. Alle im Stamm wissen, dass diese Menschen einen steilen und beschwerlichen Weg vor sich haben, und so geht man behutsam mit ihnen um und bietet ihnen Unterstützung. Wenn die Begabung dann Wirklichkeit wird, zeigt sie sich zum Beispiel als die Fähigkeit, Kranke zu heilen oder Kontakt zu den Ahnen aufzunehmen und mit ihnen zu kommunizieren. Niemand betrachtet die Verwirklichung einer solchen Begabung als eine individuelle Angelegenheit, sondern als Ausdruck der Zugehörigkeit der oder des Betreffenden zum Kollektiv. Deshalb findet man sich zu Ritualen und Gebeten zusammen. Unterbleibt diese Initiation oder scheitert sie aus irgendeinem Grund, können sich die höheren Fähigkeiten des angehenden Heilers nicht manifestieren, und es kann sogar sein, dass er oder sie spirituellen Schaden erleidet. Im Rahmen dieses Weltbilds ist die gesamte Gemeinschaft nicht nur für die Verwirklichung der Anlagen dieses Menschen, sondern auch für sein Überleben verantwortlich.[3]

Im Osten wie im Westen, bei indigenen Völkern wie in der postmodernen Gesellschaft, sind Trauma und Leid etwas Kollektives. Deshalb ist es Aufgabe der Gemeinschaft, diese Gegebenheiten zu erkennen und sich um die tieferen Muster zu kümmern, auf die sie hindeuten.

Als wir noch glaubten, die Erde sei flach, zweifelte so gut wie niemand an diesem Weltbild. Wenige konnten sich etwas anderes auch nur vorstellen, und noch weniger waren bereit, Segel zu setzen und sich so weit vom Land zu entfernen, dass sie sich mit eigenen Augen davon überzeugen konnten, ob es rings um die bekannte Welt tatsächlich diesen Rand gab, über den der Ozean ins Bodenlose stürzte. Jene Leute, die das bestehende Weltbild anzweifelten und ein anderes zur Diskussion zu stellen wagten, wurden nicht beachtet oder sogar mundtot gemacht, und es dauerte lange, bis genügend Menschen für die Energie einer heraufdämmernden neuen Zeit empfänglich waren, in der das alte Weltbild eingerissen und durch ein kühnes und vielversprechendes neues ersetzt wurde.

In der Dimension des Bewusstseins läuft das ganz ähnlich. Wenn wir die alte Konsenswirklichkeit als fraglos richtig ansehen, und nicht bereit sind, ihre Grenzen auszutesten oder denen zu glauben, die es tun, werden wir schlussendlich von den Wagemutigen zurückgelassen. Immer wieder fühlen sich die Visionäre unter uns berufen, zu neuen Ufern oder neuen Wahrheiten aufzubrechen, während die veralteten Konstrukte des früheren Weltbilds zu bröckeln und zu verfallen beginnen. Ideologien, Zitadellen und Zivilisationen stürzen in sich zusammen, aber wir müssen nicht zwangsläufig unter ihnen begraben werden.

Gedächtnisverlust, Unterdrückung von Gefühlen und Entkörperung – alle diese kollektiven Erscheinungen, die wir überall auf der Welt antreffen, werden von den meisten als normal empfunden. Beziehungslosigkeit wird nicht gefühlt und deshalb auch nicht hinterfragt. Doch da unser Gesang jetzt immer mehr Licht in dieses Feld leitet und wir den Fluss des kollektiven Bewusstseins zunehmend ans Tageslicht bringen, kommen die Ablagerungsschichten und stagnierenden Energien unseres kollektiven Schattens in Bewegung, und lebendiges Licht fällt wieder dorthin, wo zuvor alles dunkel war. Die Brüche schließen sich, und unser kollektives Nervensystem vernetzt sich neu zu einem zusammenhängenden Feld des Miteinanders. In den intersubjektiven Räumen entsteht harmonische Resonanz, neue und tiefergehende Fähigkeiten werden in und zwischen uns lebendig und wirksam. Unser Augenmerk wird sich verlagern, von Mangel und Getrenntheit hin zu Präsenz und Ganzheit. Wir werden erkennen, dass die kollektive Matrix in Wirklichkeit die große Fülle und grenzenlose Erschafferin ist. Wir werden die verfügbaren Mittel nicht mehr horten, sondern teilen, wir werden auf höhere Formen von Gesundheit, Glück und Flow stoßen und sie aktivieren.

Wir bereichern die kollektive Intelligenz und unseren gemeinsamen Mut durch unsere individuelle Stimme, und so kann das in unserer DNA schlummernde evolutionäre Potenzial wieder wirksam werden. Mit neu gewonnener Stärke und Empfindsamkeit beschleunigen wir die Traumaheilung und beflügeln unser kollektives Nervensystem. Unsere gemeinsame Kohärenz transformiert die Zeit von etwas Linearem und Fragmentiertem in etwas Fließendes, Dynamisches und *Bewusstes*. Im Kraftfeld einer vollkommen neuen Zukunft fügen sich die Bruchstücke unserer geteilten Welt zu einer vollständigeren Ganzheit. Und diese wunderbare neue Welt ist und war ja immer schon greifbar nah. Sie ist unser aller Land, unsere wahre Heimat.

All das gehört zur natürlichen, lebendigen Blaupause unseres Menschseins. Traumata stellen darin so etwas wie Unterbrechungen dar, aber Verbundenheit, wahre Intimität und Liebe gehören zu unserer natürlichen Anlage. Die Baupläne der Menschheit und der Erde strahlen in vieldimensionalem Glanz von unserer gemeinsamen Quelle aus. Wenn wir diesem Plan auf den Grund gehen, finden wir zu unserer wahren Natur zurück und können unsere Umwelt heilen.

Der Garten Eden ist kein Ort, von dem wir vertrieben wurden, sondern er ist unsere Zukunft, den wir durch unsere Entwicklung – von der Abspaltung zur Integration, von der Individuation zur Verbundenheit – selbst entstehen lassen. Dieser grüne Garten mit seinen vielen Blüten, der außerhalb der Zeit und doch im Hier und Jetzt liegt, erstrahlt im Sonnenschein des Bewusstseins und trägt kühne Erkenntnisse, großartige Innovationen und radikale Visionen als Früchte. Nachdem wir den Ballast der Vergangenheit abgeworfen haben, betreten wir gemeinsam das Reich unserer unbegrenzten evolutionären Möglichkeiten.

Nachwort

Gott ist nicht in unserer kollektiven Vergangenheit, sondern in unserer Zukunft. Der Garten Eden wird morgen sein, er war nicht gestern. Das Goldene Zeitalter liegt vor uns, nicht hinter uns.

Ken Wilber
Das Wahre, Schöne, Gute

Unsere heutige Erfahrungswelt ist ein Produkt unseres kollektiven Bewusstseins. Wenn wir eine neue Welt möchten, muss jeder von uns anfangen, sich für ihre Erschaffung zuständig zu fühlen.

Rosemary Fillmore Rhea
New Thought for a New Millennium

Trauma ist oft nicht nur unaussprechlich, sondern sogar unsichtbar. Es liegt in seiner Natur, dass wir nichts von ihm wissen wollen – nicht als Überlebende, die möglicherweise vom Vorgefallenen dissoziiert sind; nicht als Täter, denen daran gelegen ist, ihre Verantwortung oder Schuld kleiner zu machen oder von sich zu weisen; nicht als Gesellschaft, die sich zu den Leiden lieber ausschweigt und nichts unternimmt und eher noch Zweifel schürt, dass sie überhaupt stattgefunden haben. Nur allzu oft werden zu kollektiven Traumata Verschwörungstheorien erfunden, in denen man die Überlebenden unglaubwürdig zu machen versucht oder sie sogar diffamiert und attackiert. Auch das gehört zum Erbe des Traumas. Unsere Trauma-Scheu, die in Form von Verleugnung, Verweigerung, Dissoziation oder Ahnungslosigkeit auftreten kann, ist eigentlich das Unvermögen, dem Leben zu begegnen. Das ist das Hauptsymptom des Getrenntseins. Wir versuchen uns am Trauma und seinen Auswirkungen vorbeizudrücken, und das ist eine zentrale Form dessen, was wir heute als »spirituellen Bypass« bezeichnen, eine als spiritueller Weg getarnte Umgehung von Dingen, mit denen man sich nicht gern befasst. Gern bilden wir uns ein, es genüge, nur Licht und das Positive zu suchen, oder wir setzen Meditation und andere Formen der Zeugen-Praxis ein, um Abstand von unseren eigenen Schmerzen und dem Leid anderer zu gewinnen.

Das mag gut gemeint sein, aber wenn wir bei unserer Suche nach dem Ideal vor der nackten Wirklichkeit zurückschrecken, entgeht uns die ganze spirituelle Unmittelbarkeit, die wir nur erleben, wenn wir bereit sind, uns wirklich tiefgehend mit der Dunkelheit zu befassen. Allein können wir es nicht, das wäre zu schwierig. Aber wenn wir zusammenkommen und einer die Schmerzen des anderen ohne Urteil bezeugt, ohne sich abzuwenden, ohne sie kleinzureden oder unter den Teppich zu kehren, finden wir Vertrauen, Verbundenheit und heilsame Erleichterung. Wir finden heraus, dass wir eins und in den Armen des Göttlichen geborgen sind.

Der Schatten treibt, wie Konflikte, die Evolution voran. Irgendwann drängt er uns, die Dinge klarer und differenzierter zu betrachten. Die im dunklen See zwischengelagerte dissoziierte und kontrahierte Energie sucht Integration. Dunkles Chi möchte ins Licht des Bewusstseins zurück und in der großen Spirale des Lebens seinen Lauf nehmen. Der Schritt ins Dunkle ist ein evolutionärer Akt, der Heilung, Klärung und Integration mit sich bringt. Wenn wir uns auf diese Arbeit einlassen, werden wir offener – nicht für noch mehr Schmerz und Dunkelheit, sondern für ein strahlendes Licht, das uns den Weg zu höheren Fähigkeiten, unserem vollen Potenzial und durch Kreativität und Klarheit bestimmtem Dasein leuchtet. All das ist notwendig für die Entstehung einer echten Zukunft.

Nachdem ich etliche Jahre mit mehr oder weniger großen Gruppen im Wir-Raum gearbeitet habe, konnte ich direkt beobachten, wie ausreichende Kohärenz den Teilnehmern erlaubt, aus dem Feld heraus und nicht mehr nur *über* es zu sprechen. Gemeinsam sind Menschen in der Lage, eine Sphäre der Einstimmung zu schaffen, einen kollektiven Seins- und Bewusstseinszustand. In dieser Sphäre kann ein Mitglied der Gruppe (nennen wir sie Adina) aus dem Energieraum eines anderen (den wir Gael nennen) heraus sprechen. Ich bezeichne das als transparente Kommunikation. Adina betritt den Raum der Gemeinsamkeit, lässt ihre eigenen Vorstellungen ebenso los wie ihr Bild von Gael, und fühlt sich stattdessen in Gaels Ursprungs- oder Seelenenergie ein, also in das, was der sichtbaren Realität und dem scheinbaren Getrenntsein vorausgeht.

Wo das gelingt, scheint sich der Raum zu weiten, und es steht viel mehr Licht zur Verfügung. Kohärenz eröffnet uns die verblüffende Möglichkeit der gemeinsamen Kontemplation und des gegenseitigen Zeuge-Seins. Sie führt uns in die Fülle und Nähe des heraufdämmernden Wir. Unser gemeinsames Schwingen in diesem kollektiven Bewusstsein bringt eine neue Stufe menschlicher Intelligenz ins Spiel. Hier können Adinas Worte zum Mediator für das größere gemeinsame Bewusstsein der Gruppe werden, für ihr Inter-Sein. Sie spricht nicht mehr von ihrem gesonderten individuellen Ich, sondern vom Ganzen aus.

Bei dieser Art von Gruppeninteraktion gehen die Einzelnen über ihren persönlichen Verstand mit seinem umtriebigen und oft linearen Denken hinaus und vermögen dann, Inhalte einer höheren Art deutlich schneller und zudem ganzheitlicher zu verarbeiten. Über unser individuelles Denken und Spüren hinaus schließen wir uns an eine kollektive Intelligenz an, für die der Ausdruck »das Einfache auf der Rückseite des Komplexen« geprägt wurde. Ich spreche hier vom *Felddenken*, und damit meine ich eine Art systemischen Prozess, bei dem wir uns nicht nur selbst und uns gegenseitig sehen, sondern auch unsere Überschneidungen und

vielfachen Verbindungen als energetische Ganzheit. Ich glaube, dass diese Form der Wahrnehmung etwas ganz Neues ist, ein evolutionäres Produkt.
Das Collective Intelligence Research Institute hat den Begriff *holopticism* (»Holoptizismus«) geprägt, der sich anscheinend auf das Felddenken bezieht und so definiert ist:

> *Der Begriff leitet sich von den griechischen Wurzeln holos (ganz) und optikè (sehen) ab und bezeichnet die Fähigkeit, das Ganze des Kollektivs, dem man angehört, als eine lebendige Wesenheit zu sehen. Sportmannschaften und Jazzbands agieren holoptisch, weil alle Spieler die Gruppe als Ganzes wahrnehmen und jeder weiß, was zu tun ist.*
> *Holoptizismus ist nicht mit Transparenz zu verwechseln. Transparenz impliziert, dass man die Aktionen aller Beteiligten wahrnimmt. Holoptizismus ist erst dann gegeben, wenn sich eine Ganzheit als etwas wahrnehmbar Eigenständiges herausstellt (die Band, die Mannschaft…). Fahrgäste in einem Bus bilden dagegen kein Kollektiv im Sinne eines einheitlichen Ganzen (solange nichts Besonderes passiert). Auch hundert Spieler auf einem Spielfeld bilden keine kohärente Mannschaft, obwohl jeder jeden sehen kann. In beiden Beispielen haben wir Transparenz, aber nicht Holoptizismus.*
> *In einem holoptischen Zusammenhang wissen die Einzelnen, was zu tun ist, weil das Ganze sich ihnen mitteilt. Die Aktionen gehen dann nicht aus einer Kette von Kommandos hervor. Individuelle und kollektive Aktionen ergeben sich da, wo Regeln, Absprachen, Spielrollen und individuelle Persönlichkeitszüge und Stile sich überschneiden, also aus der jeweiligen Konfiguration auf dem Feld. Jede Einzelaktion wirkt auf das Ganze zurück, und das Ganze informiert dann wieder die Einzelnen über den nächsten Spielzug und so weiter. Die Einzelnen und das Kollektiv kommunizieren über eine ununterbrochene Feedbackschleife miteinander.*[1]

Wir gehören Gruppen an – zum Beispiel religiösen oder spirituellen oder auch Gruppierungen innerhalb einer Organisation oder Firma – und wir spüren die Energie, die sich bildet, wenn wir uns durch ein gemeinsames Vorhaben verbunden fühlen, wenn Kohärenz und ein gewisses Felddenken entstehen. Wir finden die gemeinsame Arbeit an unseren Zielen spannend, und sie gibt uns Kraft. Selbst wenn wir sonst ganz verschieden sind, hier fühlen wir uns verbunden. Verlassen wir die Gruppe später wieder, um in die gewohnte Realität unseres Einzellebens zurückzukehren, kann das mit dem Gefühl verbunden sein, dass die im Gruppenzusammenhang gefühlte Vitalität und Intelligenz wie weggeblasen ist. Es kommt also darauf an zu lernen, wie wir mit diesem lebendigen Fluss verbunden bleiben können. Auf diesem so faszinierenden und lebenswichtigen Gebiet wird künftig noch eine Menge zu forschen sein.

Richtig gefasst, wird das Komplexe einfach. Der amerikanische Entwicklungspsychologe und Harvard-Professor für Erwachsenenbildung und berufliche Bildung Robert Kegan schrieb in seinem 1982 erschienenen Grundlagenwerk *The Evolving Self* (*Die Entwicklungsstufen des Selbst*, 1986) über seine Subjekt-Objekt-Theorie und vertiefte diese Ausführungen in späteren Werken.[2] Seine Theorie besagt im Wesentlichen Folgendes: Auf jeder nächsthöheren Entwicklungsstufe (Kegan spricht hier von »Ordnungen des Bewusstseins«) wird das Subjekt der vorherigen Stufe zum Objekt. Kegan formuliert hier eine Theorie der zunehmenden Komplexität. Ganz einfach ausgedrückt, ist mit Subjekt das »ich bin« sagende Selbst gemeint. Das Subjekt verleibt seine Gefühle, Verhaltensweisen, Persönlichkeitszüge und Annahmen über die Welt dem »Ich bin« ein, ohne diese Züge und Eigenschaften von sich selbst zu differenzieren. Im weiteren Verlauf seiner Bewusstseinsentwicklung beginnt der Mensch zu differenzieren und macht das Subjekt zum Objekt (»ich habe«), das jetzt vom Ich abgelöst ist und deshalb betrachtet werden kann. So wird das Subjekt auf jeder nächsthöheren Entwicklungsstufe fähig, die Inhalte früherer Stufen zu reflektieren und dadurch zu ändern. Wie Ken Wilber vielfach ausgeführt hat, vollzieht sich die Bewusstseinsentwicklung des Menschen über einen Prozess, bei dem die erreichten Stufen immer wieder transzendiert, aber in die nächsthöhere eingeschlossen und integriert werden.[3]

Das buddhistische Prinzip der Nichtanhaftung dürfte etwas ganz Ähnliches besagen: Wenn wir allzu sehr mit unseren Gefühlen, Verhaltensweisen und Überzeugungen identifiziert sind, leiden wir. Aber mit zunehmender Bewusstheit und Einsicht durch unser Zeugen-Bewusstsein nehmen die Leiden ab.

Komplexe Sachverhalte oder Probleme überfordern ein Subjekt, das sich erst noch differenzieren muss und sich einstweilen noch völlig mit den vom Problem ausgehenden Symptomen identifiziert. Auf jeder nächsthöheren Stufe kann das Subjekt die Symptome distanzierter und objektiver betrachten, mehr aus der Verbundenheit heraus und mit mehr Präsenz und innerem Raum. Was auf der vorhergehenden Stufe allzu komplex und unverständlich war, wird jetzt auf der nächsten Stufe klar und einfach. Ein Liter Wasser (Objekt) passt nicht in ein normales Trinkglas (Subjekt). Da muss das Glas erst einmal »wachsen«. In unserem Zusammenhang bedeutet das: Weil Klimawandel und kollektive Traumata so riesenhaft und komplex sind, brauchen wir mehr Subjekt-Objekt-Komplexität (ein Gefäß mit mehr Fassungsvermögen), um sie erst einmal überhaupt fassen und dann lösen zu können.

So wie wir die Entwicklung unseres persönlichen Bewusstseins durch Presencing aktiv fördern können, geschieht das auch in Bezug auf das kollektive Bewusstsein. Dabei muss wir jeder für sich allein, aber auch wir alle zusammen etwas tun, um unser Gefäß zu vergrößern. Sobald wir das tun, stellt sich heraus, dass größere Veränderungen möglich sind, und das auch noch schneller als gedacht.

Trauma drosselt den Energiestrom in einem System und erzeugt Mangelbewusstsein. Durch die Integration eines kollektiven

Traumas gelangt mehr Energie in das System und mit ihr ein zunehmendes Bewusstsein von Fülle. Der Quellstrom des Kosmos fließt ohne Ende und in großer Fülle – und wir sind lebendige Manifestationen dieses Stroms. Unsere Aufgabe besteht darin, das Gefäß unseres inneren Bewusstseins größer werden zu lassen. Wir müssen uns so entwickeln, dass wir die Komplexität, der wir in der Außenwelt begegnen, in uns aufnehmen und fassen können. Wie Pierre Teilhard de Chardin 1940 in *Le phénomène humain* (Der Mensch im Kosmos) schrieb: »Der Mensch entdeckt, dass er nichts anderes ist als die zum Bewusstsein ihrer selbst gelangte Evolution.«[4]

Wenn die Energie im Frühstadium der Entwicklung entlang der Individuations-Schleife Form wird, ist es so, als würde sich Licht als etwas Festes in der Dreidimensionalität manifestieren. Inspiration und Energie verweben sich nach einem selbstreplizierenden Code und werden zu materiellen Strukturen. Licht wird Gehirn und Nervensystem, Skelett, Herz und Lunge, große Blutgefäße und Kapillaren, Muskeln und Faszien, Lymphe und Lymphknoten, Hormone und Drüsen, Organe und Gewebe, Haut und Haar und Zähne, Regenbogenhaut und Fingerabdruck in ihrer vollkommen einmaligen Feinstruktur.

Doch so alt und ausgefeilt diese Architektur auch sein mag, ein Trauma kann hier einen Bruch verursachen, eine Art Kluft zwischen dem Energiefeld und seinem dreidimensionalen Ausdruck als materielle Struktur. Wo das geschieht, kommt es zu dem, was wir hier Entkörperung nennen. Die Wirkung eines Traumas besteht letztlich darin, dass sie eine Seite des Körper-Geist-Komplexes separiert und zu einem zweidimensionalen Abbild verflacht, das dadurch dissoziiert und entkörpert wird. Vom Verstand her zu wissen, dass so etwas bei uns der Fall ist, genügt nicht; wir müssen es vielmehr mit dem Zeugen-Bewusstsein wahrnehmen und fühlen.

In traumatischen Konfliktsituationen, zum Beispiel im Krieg, reduzieren die Menschen den Feind auf solch ein flaches Abbild und grenzen sich davon ab. Angst, Adrenalin und simple Schockmechanik erzeugen Abscheu, Wut und Gefühllosigkeit, die ihnen zu kämpfen, zu fliehen, sich zu verstecken oder auf irgendeine andere Art zu überleben erlauben, doch das ist nicht das verkörperte Fühlen bewusster Verbundenheit. Menschen machen andere, die sie als ihre Feinde betrachten, zu zweidimensionalen Abziehbildern, um sie bekriegen zu können, und auch das ist vielleicht eine evolutionäre Strategie. Nehmen wir andere jedoch dreidimensional wahr, können wir nicht umhin, sie als uns gleich zu empfinden – und wer sprengt schon sich selbst in die Luft? Unmittelbar vor der Küste ein mit viel zu vielen verängstigten und verzweifelten Flüchtlingen beladenes Boot zurückzuweisen, noch dazu, wenn viele Kinder darunter sind, das setzt kollektive Dissoziation voraus. Um jugendliche Migranten von ihren asylsuchenden Familien zu trennen und sie in überfüllte Unterkünfte zu pferchen, ist eine kollektive Entkörperung nötig. Und wenn man mit einer halbautomatischen Waffe in einer Schule oder einem Nachtclub um sich schießt, geht das nur, wenn man alle anwesenden Personen zu zweidimensionalen, fiktiven Abbildern macht.

Immer und überall haben die Leute mentale Koffer voll mit ihren eigenen zweidimensionalen Bruchstücken, ihren eigenen Gespenstern bei sich. Irgendwie wissen sie, dass es so ist, und kennen vielleicht sogar die Gründe. Aber an diese dissoziierten Anteile ihrer selbst ist körperlich nicht heranzukommen, und so bleiben sie ungefühlt und können nicht wieder integriert werden. Trauma verringert unsere höheren Fähigkeiten und drosselt die energetische Verbindung zur ganzen Vieldimensionalität unserer selbst. Arbeiten wir jedoch bewusst und gezielt an unserer Entwicklung, Heilung und Integration, stellen wir nach und nach unsere dreidimensionale Verkörperung wieder her und bekommen so Zugang zu tieferer Resilienz und zu unseren höheren Fähigkeiten.

Trauma-Arbeit kann eine Art spirituelle Such- und Rettungsaktion sein. Dabei ist es nicht nötig, uns immer wieder in die dramatischen Erfahrungen selbst hineinzubegeben, zu weinen, zu schreien und alles durchzusprechen. Wir müssen jedoch unsere inneren Gespenster auffinden, die irgendwo in der Kältekammer unserer dissoziierten Anteile eingeschlossen sind. Es geht darum, unsere zweidimensionalen Bruchstücke mit der Energie der Liebe zu reintegrieren. Wir erwecken sie zum Leben und leiten sie durch den zentralen Kanal in den Körper zurück, wo sich alle Teile wieder zum Ganzen dessen, was wir sind, zusammenfügen.

Jeder einzelne Mensch ist auf Entwicklung ausgerichtet, und das gilt auch für das Kollektiv – jede Ethnie, Kultur und Nation. Wenn ein kollektives Trauma unser gemeinsames Wachstum bremst oder unterbindet, entweichen auch dem kollektiven Körper Gespenster. Teile des kollektiven Körpers weigern sich zu fühlen und trennen andere Teile ab, um sie auf zweidimensionale Abbilder zu reduzieren. Aber alle Teile sind nötig, wenn das Ganze gesund sein soll. Um unsere kollektiven Schatten aufzuarbeiten, müssen wir über die Dreidimensionalität hinausgehen und Raum, Zeit und Flow integrieren. Gemeinsame Präsenz im Zeugen-Bewusstsein ist die Grundlage der Trauma-Arbeit.

Wir können unsere individuellen und kollektiven Schatten nicht einfach begraben und vergessen. Sie werden uns mit ihrem Spuk verfolgen, bis wir sie ins Leben zurückführen. Unterlassen wir das, werden sie noch unsere Kinder und Kindeskinder verfolgen, in einer endlosen Wiederholung von Karma und Zeit.

Am Ende waren die Schatten an der Höhlenwand doch keine Illusion. Es waren die in Angst und Schrecken versetzten zweidimensionalen Gestalten unserer eigenen verstoßenen Gespenster und der unserer Vorfahren und Kinder. Der kollektive Held – das sind Sie und ich – hat die Aufgabe, mit einem Licht in die Höhle zurückzukehren. Dort steht er in der schimmernden Kraft der gemeinsamen Präsenz und Zeugenschaft. Und dort fordern wir unsere ursprüngliche Natur zurück, unsere ungeteilte Ganzheit als Bewohner einer ganzen Erde in einem heiligen und ganzen Kosmos.

Unsere Vorfahren sind nicht einfach dahin, sie leben mit und in uns weiter. Eigentlich geht diese Wahrheit von künftigen Generationen aus, die nur in einer besseren Welt leben oder überhaupt leben können, wenn die Ahnen geheilt sind. Mit der Heilung und Integration der Traumata unserer Zeit arbeiten wir mit an der Heilung und Integration der Traumata anderer Zeiten und Generationen.

Wie das Orakel in dem Film *Matrix* sagt: »Du bist jetzt sehend, Neo. Du blickst ohne Zeit auf die Welt.«[5] In der neuen Dimension, in die wir gemeinsam eintreten, verschwindet die Zeit, Generationen verschmelzen, Nationen werden eins. Auf diesem Feld der Zukunft gibt es zwei alte Wahrheiten zu entdecken: *Wir* sind die, auf die wir gewartet haben, und wir waren immer schon einer im anderen.

Ich wünsche Ihnen und mir und allen anderen – Partnern, Kindern, Familienmitgliedern, Kollegen und Freunden –, dass wir die Welt mit der Liebe unserer ganzen Präsenz und Hingabe erfüllen. Wir brauchen nicht darüber zu grübeln, wie wir selbst sein möchten und wie wir andere haben möchten. Wir brauchen uns nicht mit Idealen unserer selbst oder anderer oder der Welt zu plagen. Ich möchte Ihnen genau so begegnen, wie Sie sind, und mir genau so, wie ich bin, und auch der Welt genau so, wie sie bis ins letzte Detail hinein wirklich und wahrhaftig ist. Darum bete ich.

Anhang
Geführte Praxis

Es folgen vier geführte Meditationen, die ich bei meinen Workshops und Retreats verwende. Sie sind zur Begleitung der Buchlektüre gedacht und so anzuwenden, wie es Ihnen am besten entspricht. Sie können sie zum Beispiel laut lesen und mitschneiden und dann während Ihrer Meditation abspielen.

Die Lichtmeditation

In den spirituellen Traditionen gibt es zwei Darstellungen des Erwachens, die einander zu widersprechen scheinen. Erleuchtete gelangen manchmal in sehr tiefe Zustände, und wenn sie daraus wieder auftauchen, äußern sie sich ungefähr so: »Wow, ich bin mit dem Licht verschmolzen, ich bin eins geworden mit Gott!« Andere sagen: »Bei dem Bemühen, das Ich zu ergründen, bin ich ins Herz der tiefsten Finsternis gelangt, und ich fand dort unermessliche Weite und Präsenz. Es war eine Vereinigung mit dem Ursprung.«

Zunächst denkt man, hier sei von verschiedenen Dingen die Rede, zum Beispiel von unterschiedlichen Ebenen oder Graden des Erwachens, aber es liegt eine ganz eigene Schönheit in der Erkenntnis, dass diese beiden Erfahrungen – des göttlichen Lichts und der schwarzen Leere – nicht verschieden, sondern ein und dasselbe sind.

Wenn wir im Einklang mit dem göttlichen Gesetz oder mit dem Licht sind, geschieht Transformation. Dann zeigt sich, dass dieses Licht ein ununterbrochener Bewusstseinsstrom ist, der durch alle Vorfahren und alle Lebenszeiten hindurchfließt. In Einklang mit dem göttlichen Gesetz zu kommen bedeutet, dass wir uns dem

Strom des Lichts und seinem Rhythmus überlassen und dabei lernen, wie das Licht ohne Anhaftung, Karma, Trauma oder Gewalt von einer Generation an die nächste übergeben werden kann.

Laozi schreibt im *Daodejing*: »Kannst du deine innere Schau läutern, bis du nichts anderes als das Licht siehst?«[1] Kann dein innerer Blick so rein werden, dass du nur noch das Heilige und Lebendige siehst, das seit unzähligen Generationen lebendig sein möchte?

Die Explosion von Licht in alle Richtungen ist der Augenblick der Schöpfung unseres Universums, und sie geschieht jetzt. Aber unser Karma und Trauma geben uns den Eindruck, als sei das in einer fernen Vergangenheit geschehen. Doch der Gott, der ist, war und sein wird, erschafft die Welt eben jetzt.

Die Lichtmeditation vertieft unsere Wahrnehmung des inneren Lichts, aber sie ist mehr als eine Imaginationsübung. Es ist eine Meditation über das göttliche Licht, die eben dieses Licht hervorruft. Diese Meditation ist Wiedereinstimmung und Läuterung zugleich, sie hebt unsere Schwingungsfrequenz wie ein intensives Gebet und versorgt unser Nervensystem mit ganz neuen Informationen.

Übungsanleitung

Setz dich, wenn es geht, mit aufrechter Wirbelsäule entspannt hin. Atme ein paar Mal tief durch und lass alles los.

Lass dich vom Atem tiefer in die Wahrnehmung deiner Körperempfindungen tragen. Atme einfach und nimm wahr. Wende dich bei dieser Reise in deinen Körper den verschiedenen Zonen und Körperteilen zu: Füße, Fußgelenke, Unterschenkel, Knie, Oberschenkel, Hüften, Becken, Bauch, Rücken, Schultern. Achte darauf, wo Stress oder Anspannung sitzen oder wo du eine unklare oder taube Empfindung hast. Achte beim Einatmen und Ausatmen auch auf die Zonen, in denen du lebendige Energie und subtile Empfindungen wahrnimmst.

Atme weiter und nimm alle begleitenden Gefühle wahr. Welche emotionalen Empfindungen gehen mit der Körperwahrnehmung einher?
Du atmest weiter mit der Absicht, auf die Dimension des inneren Raums aufmerksam zu werden, das innere Feld, in dem alle diese Eindrücke und Empfindungen enthalten sind. Werde auf dein Denken aufmerksam. Betrachte es einfach, während du atmest.
All das geschieht innerhalb einer inneren Dimension, in der du jetzt eine Präsenz wahrnimmst, und diese innere Präsenz, der Zeuge, ist das, worin deine Wahrnehmung der Körperempfindungen, der Gefühle und der Gedanken stattfindet. Achte auf das mit dieser Präsenz verbundene Gefühl von Zeitlosigkeit und einer Weite, die deine Gefühle und Gedanken umgibt. Nimm beim Weiteratmen dieses Gefühl von Weiträumigkeit wahr.
Diese innere Dimension ist die Heimat des Geistes.
Lass deine Aufmerksamkeit jetzt langsam zum Scheitelpunkt des Kopfes wandern. Konzentriere dich mit dem inneren Blick auf den Scheitel und versuche, dein Bewusstsein und deine Sinne auf diesen Punkt zu richten.
Atme ein wenig weiter, während deine Aufmerksamkeit bei dieser Stelle bleibt.
Atme leicht in Richtung des Scheitels ein, jetzt aber darüber hinaus nach oben und nach außen. Richte dein Bewusstsein auf die Stelle direkt über deinem Kopf. Stell dir vor, dass dein Körper dort oben weitergeht und du ihn über dir fühlen kannst. Atme einfach weiter, während du diesen Raum erkundest.
Achte beim Abtasten des Raums direkt über deinem Körper darauf, ob sich subtile Lichteindrücke bilden. Nimm Kontakt mit solchen Lichteindrücken auf, während sich dein Körpergefühl weiterhin nach oben hin weitet.
Wenn sich ein Gedanke einstellt, versuche ihn loszulassen und deine Wahrnehmung weiter nach oben auszudehnen, vielleicht etwa einen Meter über den Kopf hinaus, aber noch innerhalb deines expandierten Körpergefühls. Du expandierst hier dein

Gefühl von der Verortung deines Körpers, als würde im Gehirn ein neues Sinnesorgan aktiviert. Du kannst nach oben fühlen und blicken und spüren, als hätte deine Wirbelsäule eine Verlängerung, die weit über den Kopf hinausreicht, immer höher hinauf. Während du deine Wahrnehmung immer weiter über den höchsten Punkt deines physischen Körpers hinaus weitest, werden dir vielleicht neue subtile Eindrücke bewusst, ein weißliches oder goldenes Licht zum Beispiel. Kannst du dieses Licht fühlen?
(Falls nicht, sei nicht enttäuscht oder entmutigt. Wichtiger ist im Moment, dass du dich einfach weiter auf den Raum über deinem Kopf konzentrierst. Sollte es dir schwerfallen, bleib einfach ganz ohne Anstrengung dabei, betrachte es spielerisch als Experiment.)
Wenn sich Lichtempfindungen oder Bilder einstellen, trete in Kontakt mit ihnen. Fühle hinein. Sobald sich Gedanken aufzudrängen versuchen, lass sie los, wenn es geht, um einfach mit dem Bewusstsein bei dem Raum über deinem Kopf zu bleiben. Wende den inneren Blick nach oben. Erkunde die Gegend weiter.
Wenn du dich mit dem Licht verbindest, bleib hier – fühle es. Versuche dein Bewusstsein im Gefühl dieses Lichts zu verankern. Sei empfänglich, lass es abwärts in den Körper fließen. Es ist das Licht deiner Seele. Nimm dir vor, dich mit diesem Licht zu verbinden, mit der Intelligenz, die dich in dieses Leben gebracht hat. Spür in dieses neue Lichtfeld hinein, das dich erfüllt und umgibt.
Bleib dabei, solange du magst oder kannst.
Und wenn du so weit bist, geh mit deinem Bewusstsein zurück in deinen physischen Körper. Fühl den Körper im Nachglanz dieser Lichtmeditation sitzen. Du sitzt einfach da, offen und lauschend. Hör auf alles, was sich jetzt zu Wort melden möchte.
Und jetzt atme wieder ein paar Mal tief durch und fühle dabei deinen Körper auf dem Stuhl oder Kissen oder wo auch immer du sitzt.
Finde langsam zurück.

Ins Dunkle blicken ist Klarheit.
Nachgeben können ist Stärke.
Nutze dein eignes Licht,
und kehre zur Quelle des Lichts zurück.
Dies nennt man »die Ewigkeit üben«.[2]

Die Presencing-Meditation

Otto Scharmer, Mitbegründer des Presencing Institute, erklärt den Begriff »Presencing« so: »Presencing ist eine Verschmelzung der beiden Wörter ›*presence*‹ und ›*sensing*‹. Es bedeutet, dass man sein höchstes Zukunftspotenzial spürend erfasst, sich darauf einstimmt und von dieser Zukunft aus handelt – einer Zukunft, die von uns verwirklicht werden muss.«[3] Beim Presencing stimmen wir uns von unserer tiefsten Tiefe aus ein.

Mit Ihrer inneren Körper-Kompetenz können Sie sich und andere besser wahrnehmen, spüren und folglich auch besser reagieren. Sie sehen so klar, als hätten Sie Augen am ganzen Körper. Sie urteilen auch klarer, sodass es weniger leicht zu Missverständnissen und Verwirrung kommt. Sie werden sensibler und klarer, Ihre Präsenz vertieft sich.

Durch diese Übung der inneren Einstimmung fühlen Sie sich immer stärker im Körper verankert. Sie finden sich leichter in Ihrer inneren Landschaft zurecht und können den ganzen Körper mitsamt den inneren Wahrnehmungen und subtilen Eindrücken wie durch das Objektiv einer Kamera betrachten. So erkennen Sie, wo es mit der Kommunikation hapert und wo die Kommunikationswege offen sind. Indem Sie sich entspannen und alle diese Empfindungen zulassen, können Sie auch die abgekoppelten und tauben Bereiche des Körpers einbeziehen, statt sie abzulehnen.

Setze dich, wenn es geht, mit aufrechter Wirbelsäule auf einen Stuhl. Lass das Becken bequem Platz nehmen, die Füße stehen schulterbreit auseinander auf dem Boden.
Stimme dich jetzt einfach auf den Atem ein, fühle ihn, und lenke deine Wahrnehmung jetzt auf die Empfindungen deines Körpers. Lass dich bei jedem Ausatmen wie durch ein offenes Tor noch tiefer in den Körper hineinführen.
Du stimmst dich immer tiefer ein und vergegenwärtigst dir spürend immer mehr von dem, was dein Körper eben jetzt in seinen verschiedenen Zonen empfindet. Vielleicht fällt dir auf, dass deine Aufmerksamkeit von Anspannung, Stressgefühlen oder sogar Schmerzen in bestimmten Bereichen des Körpers in Anspruch genommen wird. Anderswo bemerkst du vielleicht ein Gefühl von Lebendigkeit oder ein subtiles Fließen mit vielen kleinen Begleitempfindungen.
Du fühlst beim Weiteratmen das Gewicht deines Körpers auf der Sitzfläche. Nimm wahr, wie sein Gewicht ihn in der Welt verankert. Du spürst das als Druck auf der Sitzoberfläche. Spüre beim Weiteratmen in diesen Druck hinein.
Weite jetzt dein Wahrnehmungsfeld aus, beispielsweise in die Oberschenkel, um zu sehen, ob deine innere Körpereinstimmung das zulässt. Kannst du deine Oberschenkel, die Muskeln, die Knochen, Gewebe, die Haut und den Blutstrom von innen her spüren?
Wähle jetzt wieder einen anderen Bereich in deinem Körper und spüre lauschend hin. Stimme dich ein, lausche, atme, stimme dich ganz tief ein.
Achte auf die Tendenz, nach den Dingen zu greifen, die in der inneren Wahrnehmung auftauchen – Gedanken, Bilder, Gefühle, Körperempfindungen und von außen kommende Geräusche, Gerüche und visuelle Eindrücke. Auch diesen Greifreflex nimmst du einfach nur lauschend wahr.

Wenn wir nicht nach unseren Gedanken oder Körperempfindungen greifen, sind sie einfach in Bewegung und fließen. Immer wenn ein Gedanke oder eine Empfindung aufkommt, nimm den Gedanken oder die Empfindung wahr und beobachte, wie du immer sofort danach greifst.

Atme weiter, und achte jetzt auch darauf, ob ein Gefühl von innerem Raum entsteht. Beim reinen Hören bist du Raum. Hören hat etwas Weiträumiges. Das Zeugen-Bewusstsein hat etwas Weiträumiges. Achte auf deinen Geist und verfolge, ob er nach den Dingen greift oder einfach hinhört.

Lass deine Aufmerksamkeit, wenn es geht, noch feiner, noch subtiler werden. Noch offener.

Atme weiterhin tief ein und aus und stimme dich erneut auf deinen Körper ein. Fühle den Körper, sein Gewicht, die Muskeln und die Haut. Lass deine Aufmerksamkeit noch sanfter, weicher, subtiler werden, noch leichter. Fühle den Körper beim Atmen mit diesem subtileren Sinn. Nimm hörend wahr, wie viel Raum in dir ist.

Die meiste Zeit über wird unsere gesamte Aufmerksamkeit von der Außenwelt in Anspruch genommen, aber jetzt hast du deine Aufmerksamkeit nach innen gerichtet und spürst, wie viel inneren Raum du hast. Fühlt es sich da angespannt, beengt oder überfüllt an? Oder hat dieser innere Raum eher etwas Offenes und Entspanntes an sich?

Versuche, ob du in deinem Körper Bereiche findest, die sich geräumiger, leichter und offener anfühlen. Achte nun auf alle beengten, angespannten oder gestressten Stellen. Vielleicht empfindest du dort etwas Dichtes oder Gestautes, so als wäre dort weniger Raum vorhanden.

Wende deine Aufmerksamkeit jetzt wieder sanft dem Strom des Atems zu. Achte darauf, wie seine Bewegung durch den Körper einem Puls oder Rhythmus gleicht – eine stetig wiederholte Bewegung. Kannst du im Rhythmus deines Atems subtile Details wahrnehmen?

Wenn du merkst, dass du innerlich anderswohin abschweifst, kehrst du einfach zur genauen Wahrnehmung deines Atems zurück. Achte auf die bewegungslosen Umkehrpunkte, den Stillstand, wenn das Einatmen ins Ausatmen oder das Ausatmen in das Einatmen umschlägt.
Je näher du dich an diese Empfindungen heranzoomst und sie dir präsent machst, desto höher wird die »Auflösung« und desto feiner werden die Empfindungen, sodass du ihnen immer mehr Einzelheiten entnehmen kannst.
Vielleicht spürst du einen Einfluss des Atems auf den Kopf. Gibt es da eine Verbindung? Hat dein Atem etwas damit zu tun, wie sich dein Kopf anfühlt? Spüre nach, wie sich dein Atem auf die Arme, Hände und Finger auswirkt. Auf das Becken. Auf Beine und Füße. Vielleicht spürst du jetzt auch, wie der Atem deinen gesamten Körper und alle seine Teile beeinflusst. Brust und Bauch dehnen sich und ziehen sich wieder zusammen, der ganze Körper atmet. Vielleicht fällt dir sogar auf, was der Atem mit der Luft in deiner unmittelbaren Umgebung macht.
Bleib beim Erkunden der Wirkungen deines Atems zugleich ganz in deinem Körperempfinden. Nimm seine Erfahrungen hörend wahr. Dieses Hören erzeugt Präsenz. Durch das Hinhören auf die vom Atmen hervorgerufenen Körperempfindungen tränkst du dieses Empfinden gleichsam mit Präsenz und Bewusstsein, die ihm eine höhere Auflösung verleihen.
Genieß den wohligen Rhythmus deines Atems. Er ist der schlichte Grundstrom in deinem Leben, zu dem du immer wieder zurückkehren kannst, wenn du deinen eigenen Rhythmus im hektischen Tempo der Außenwelt verlierst.
Wende dich jetzt, wenn es geht, einem Bereich deines Körpers zu, der sich lebendig anfühlt. Das können zum Beispiel deine Hände sein, die Brust oder das Gesicht. Vielleicht fühlst du an den Stellen, wo dein Körper besonders präsent und wach ist, eine Art Kribbeln oder Fließen. Bleibe lauschend in der Wahrnehmung dieser subtilen Bewegungen. Vergegenwärtige dir die

Gefühle von Lebendigkeit, Flow, Energie und unmittelbarer Nähe. Je länger du hinschaust, desto feiner und subtiler wird diese Lebendigkeit. Ihre Weisheit ist eine der Ressourcen, die dir innerlich zur Verfügung stehen.

Wenn sich ein Gedanke einstellt, löst du dich sanft von ihm und kehrst zum Spüren der Bewegung in deinem Körper zurück. Zu seiner Lebendigkeit. Halte dir seinen Rhythmus und seine Energie präsent.

Da ist der Atem. Da ist Raum. Da sind Empfindungen, Wahrnehmungen, Eindrücke, Bilder und Gedanken. Da ist Anspannung, Energie und Lebendigkeit. Und da sind Präsenz und Bewusstheit, von denen all das umfangen wird.

Betrachte dich beim Presencing deines Atmens. Sei Zeuge deiner selbst, während du deine Körperempfindungen, Gedanken und Eindrücke verfolgst. Nimm das Zeugesein und Presencing, die Stille und das Gewahrsein wahr. Mach dir bewusst, was da ist: Atem und Raum und Vertrauen.

Stell dich jetzt mit ein paar tiefen Atemzügen auf die Rückkehr ein. Öffne langsam die Augen. Atme weiter, während du die Dinge in deiner unmittelbaren Umgebung wahrnimmst, zum Beispiel den Computer, das Telefon oder ein Fenster. Sieh dich beim Atmen im Zimmer um, achte auf Hintergrundgeräusche, die Lufttemperatur.

Bleib beim Wahrnehmen der äußeren Eindrücke möglichst beim Presencing deiner inneren Empfindungen. Halte die äußere und innere Wahrnehmung zusammen, wenn es geht. Mache dir bewusst, dass du in beiden Welten mit Wissbegier, Intention und Präsenz fühlen, spüren und hören kannst.

Im Laufe des Tages solltest du regelmäßig üben, immer wieder das innere und äußere Wahrnehmungsfeld gemeinsam präsent zu halten.

Die Clearing-Meditation

Am Ende der vierten Welle des CTIP – ich spreche hier von der Phase des Group Clearing (Klärung in der Gruppe) und der Integration – haben wir wirklich eine Menge erlebt: Energie, Empfindungen, Gefühle, Eindrücke, Informationen. Um das alles erden, verdauen, klären und integrieren zu können, ist es wichtig, dass wir in unsere Mitte zurückkommen und uns klar, präsent und verkörpert fühlen. Dazu dient uns eine einfache Meditation zur Erdung oder Klärung zusammen mit Toning-Techniken, wie dem Summen in der Gruppe oder auch mit dem Gebrauch von Klangschalen.

Einfache Erdungsübungen und klärende Meditationen wie diese können Sie natürlich jederzeit anwenden. Sie führen uns zurück in unsere Mitte, zurück in unsere Herz-Präsenz und den tiefen Einklang mit unserem Körper.

Übungsanleitung

Nimm eine möglichst bequeme aufrechte Sitzhaltung ein und atme zunächst ein paar Mal tief durch.

Lass dich beim Atmen in den Körper fallen, fühlend und lauschend. Fühlst du dich bei dieser Übung im Körper zu Hause? Beobachte das einfach, während du ruhend dasitzt.

Wie sehr du dich im Körper zu Hause fühlst und wohlig warm in ihm ruhst, ganz oder kaum, genau da bist du im Moment. Du brauchst nichts Besseres, nicht anderes anzustreben. Es gibt keine ideale Verfassung und kein »sollte«. *Eine tausend Meilen weite Reise beginnt mit einem Schritt.*

Atme einfach so weiter. Halte dir deinen inneren Zustand präsent, lauschend. Nimm deinen inneren Zustand im Licht deiner Bewusstheit wahr.

Der Atem gehört zu deinen besten Freunden. Er begleitet dich, seit du auf diese Welt gekommen bist. Er war in jedem Moment bei dir, ob er angenehm oder schwierig war. Er geht jeden deiner Wege mit dir, und das wird bis zu deinem letzten Augenblick so bleiben. Und weil der Atem immer da ist, kann er dich zum tieferen Erleben deiner selbst führen, in dem du dich jetzt gerade befindest. Du brauchst keinem besseren Ich nachzujagen. Nur als das, was du eben jetzt bist, entsprichst du wirklich dem Augenblick und bist dir treu.

Und so, ganz einfach, fließt der Atem.

Folge dem Atem, lass dich von ihm in die Tiefe führen und dir den Fluss deiner Wahrnehmung zeigen, so wie sie jetzt ist. Der Atem ist die Bewegung deines Lebens. Er folgt den Strömungen deines Lebens, während du im Fluss deiner Wahrnehmung schwimmst. Wie du neuen Menschen begegnest und deinen täglichen Aufgaben nachgehst, wie nah du dir selbst und anderen sein kannst, all das zeigt sich am Strömen des Atems im breiten Fluss deiner Seele.

Auch deine Intelligenz, Motivation, Leidenschaften, Interessen und dein Potenzial strömen mit diesem Fluss. In gleicher Weise auch das Licht, das Träger deiner Inspiration und Kreativität, deiner Bereitschaft zu Neuem ist. Deine Anlage, zu erwachen und Erleuchtung zu finden, ist präsent in diesem Fluss, das Licht deiner Seele fließt in ihm.

Du kannst dich diesem Fluss mit der Absicht überlassen, sein Licht zu finden, dich mit deiner Kreativität und Inspiration zu verbinden. Vielleicht möchtest du deinen inneren Blick auch nach oben auf das dort mild strömende Licht richten. Oder du sitzt einfach wie eine Art Trichter da, bereit zu empfangen. Du öffnest dich und lauschst und lädst das Licht der Seele ein, sich über dich zu ergießen.

In den höheren Sphären besitzt auch dieses Licht höhere Frequenzen, die weniger dicht sind, ähnlich den höchsten Tönen eines Klaviers oder den auf einer Gitarre gespielten Akkorden. Wenn du auf den Bereich über deinem Kopf ausgerichtet bist, ahnst du vielleicht eine feinere Schwingung, eine höhere Oktave der Ton- und Farbskala. Es ist ein subtilerer Raum, im Lärm der Welt oft nur wie ein Flüstern wahrzunehmen. Das macht Augenblicke der Stille, Zurückgezogenheit und Ruhe so wichtig. Hier werden wir empfänglich für feinere, höhere Resonanzen.

Kehre zum Abschluss der Übung sanft in deinen Körper zurück. Nimm die Empfindung des Sitzens wahr, fühle deinen inneren Raum. Verweile noch einen Moment in dieser Ruhe, einfach sitzend und lauschend. Mach dir dein Herz bewusst, wenn du in die Weite des inneren Raums hinein lauschst.

Jetzt atme noch ein paar Mal tief durch und öffne die Augen.

Vorfahren-Presencing-Meditation

Wenn eine Gruppe regelmäßig praktiziert, sodass ein hohes Maß an gegenseitiger Einstimmung und kollektiver Kohärenz entstanden ist, kann man durch gemeinsames Presencing erreichen, dass die Energien, Erfahrungen, Erinnerungen und Erkenntnisse der Vorläufergenerationen dieser Gruppe (oder auch anderer Menschen und ihrer gemeinsamen Schicksale, beispielsweise während des Holocaust oder in der Zeit der Sklaverei in Amerika) gegenwärtig werden. Dazu ist jedoch eine kundige Anleitung und Begleitung notwendig und soll dazu führen, dass wir unseren Vorfahren näher kommen und sie besser verstehen. Außerdem bietet sich hier die Möglichkeit der generationenübergreifenden Heilung und Befreiung.

Übungsanleitung

Setze dich in einer ruhigen Umgebung bequem hin und schließ die Augen.

Atme und genieße für ein paar Augenblicke die Schlichtheit dieses stillen Dasitzens. Lass dich bei jedem Ausatmen noch etwas tiefer in den Körper tragen.

Du wirst merken, dass es dir immer leichter fällt, dich mit dem Körper zu verbinden und beim Ausatmen tiefer ins Körpergewahrsein vorzudringen, in die Wahrnehmung deines gesamten Energiefelds. So kannst du dir den ganzen Körper vergegenwärtigen, sodass dir auffällt, wo er sich lebendig anfühlt und wo taub. Du stimmst dich auf seine Ladungen und Rhythmen ein, auf eingeengte, angespannte und abgekoppelte Bereiche.

Nimm mit wachem Interesse die ganze Vielfalt des Körpers wahr. Fühle die vielen Teile und wie sie in der zunehmenden Wahrnehmung der Ganzheit zusammenfinden.

Es gibt keinen Zwang, etwas zu fühlen. Erlaube dir oder auch anderen Leuten, bestimmte Dinge nicht fühlen zu müssen. Du wirst sensibler, für die Rhythmen deines eigenen Körpers und die der Körper und Erfahrungen anderer, und du findest genau die richtige Geschwindigkeit, um fortzufahren. Du entdeckst einen leichten Zugang, um mit deinem Atem und der Ausrichtung deines Chi, deiner Lebensenergie zu verschmelzen. Du verankerst sie im Unterbauch, deiner Basis, um deinen Geist zu beruhigen.

In deiner zunehmenden körperlichen Präsenz wirst du auch empfänglicher für dein emotionales Umfeld. Du bekommst mehr Mut, das Leben einfach mit allem, was es mit sich bringt, zu fühlen; mehr Mut zu diesem kunterbunten Menschenleben und mehr Mut, alle anderen so bunt sein zu lassen, wie sie sein möchten.

Du bist jetzt präsenter und empfänglicher, einerlei, wie sich das Leben im Augenblick anfühlt, oder ob deine Vergangenheit durch irgendetwas reaktiviert wird. Das gibt dir den spirituellen Mut, dir deine Vergangenheit zu eigen zu machen und ganz zu deiner Herkunft zu stehen. Du führst die Flüsse deiner Eltern, Großeltern und aller noch früheren Vorfahren – alles, was du im genetischen, historischen, kulturellen, seelischen und mentalen Sinne bist – zum großen Strom deiner Seele zusammen. Du akzeptierst und bejahst deine Geschichte und kannst so über sie hinauswachsen, sodass du dich immer weniger an deiner Vergangenheit reibst und sie immer mehr einbeziehen kannst. Dadurch entsteht mehr Raum. Mehr Ganzheit.

Du siehst immer deutlicher, wie unmittelbar deine Eltern zu dir gehören. Die Energien deiner Eltern sind innig mit deinen eigenen verflochten und das setzt sich in die Zukunft hinein fort und reicht in die Vergangenheit zurück. Mit manchen dieser Energien kannst du gut leben, mit anderen nicht so, und an wieder anderen hängst du besonders stark. Du erkennst, was Anklammern ist und was Vermeidung; du weißt, dass beides mit nicht aufgelöster Angst zu tun hat.

Mutter und Vater zu ehren ist eins der zehn Gebote. Da es hier darum geht, sich selbst und die eigene Herkunft anzunehmen und zu bejahen, wird dir jetzt voll bewusst, was das bedeutet.

Du bemerkst eine neue Bereitschaft, präsent zu sein und deinem Leben zu folgen, egal ob der Weg einfach oder kompliziert sein wird. Zusammen mit dieser neuen Bereitschaft wächst eine tiefe Liebe, die deine gesamte Vergangenheit einbezieht. Und um diese Liebe geht es, denn ihr Licht weist den Weg in die potenzielle Zukunft, die in deiner gesamten bisherigen Erfahrung angelegt ist.

Das Licht der Seele möchte bis in die letzten Winkel deiner Vergangenheit dringen und sie ausleuchten und heilen, damit sie transzendiert werden kann. Es möchte die Vergangenheit mit Bewusstsein, Klarheit, Mitgefühl und Liebe füllen. Wenn es geht, öffne diesen strömenden Fluss auch für frühere Generationen, für deine Großeltern und Urgroßeltern. Wenn du diese Einladung aussprichst, lasse deine Wahrnehmung die ganze Unermesslichkeit dieses Flusses deines Ursprungs berühren, den energetischen Strom der Neigungen, evolutionären Gewohnheiten, Eigenschaften und Merkmale, die weitergegeben werden. Achte auf die helleren Anteile, die vielen leuchtenden Talente, die Fertigkeiten, die spirituellen Qualitäten und fühle auch die dunkleren, weniger lichtvollen Anteile, die sich im Schatten des Familien-Unbewussten verbergen.

Beobachte, wie dein eigenes Energiefeld auf all das reagiert, und begegne allem mit ehrender Anerkennung. Auch Regungen von Widerstand oder der Wunsch auszusteigen verdienen Respekt, genauso wie Interesse und Neugier. Alles hat seinen Platz. Wenn du gefühllos wirst, sei gefühllos. Wenn vieles auf dich einstürmt, bleib nah dran. Betrachte und fühle, ganz offen. Achte diesen Prozess.

Mach dir klar, mit welchen Anteilen dieses Stroms du dich möglicherweise allzu sehr identifizierst oder verbunden fühlst. Gibt es in diesem Strom etwas, was du ablehnst oder einfach nicht magst und wovon du dich am liebsten abwenden würdest?

Genieße es, dass du immer besser in der Lage bist, alles, was sich zeigt, zu fühlen und zu sehen und dich darauf einzustimmen. Wenn etwas für dich Interessantes auftaucht, lasse dich tiefer darauf ein. Spüre genauer hin, lauschend: Was vermittelt sich dir da? Bleib dabei offen für jede Empfindung, die ins Spiel kommt. Wie fühlt sie sich an, fern und fremd oder nah und eingebunden? Sie kann auch etwas Herzliches, Offenes oder Liebevolles haben, vielleicht auch etwas Kaltes oder Leeres. Geh mit allem freundschaftlich um, lass es sein, wie und wo es ist, und begegne ihm da. Biete ihm einfach deine Präsenz.

Wenn dir der Moment richtig erscheint, wende dich von diesem inneren Strömen zu dem Bereich unmittelbar über deinem Kopf. Nimm wahr, was dort ist. Vielleicht spürst du ein energetisches Kribbeln oder Strömen, vielleicht hörst du Laute. Während du innerlich zu dieser Stelle über dem Kopf aufblickst und sie fühlst, lass auch deine Energie langsam aufsteigen. Verbinde dich, wenn es geht, mit dem Licht dort. Wenn es nicht geht, lass einfach dein Bewusstsein aufwärts schweifen und entspanne dich in den Raum über deinem Kopf hinein. Fühle einfach, was da ist.

Falls du dort ein Licht wahrnimmst, verbinde dich damit. Fühle es. Stabilisiere dich dort.

Jetzt gehe noch höher, wenn du kannst. Wenn du dort auf eine höhere Lichtschwingung triffst, weite dein Bewusstsein in diesen

Raum hinein. Mach dich weit und offen. Während diese höhere Schwingung durch dein Zentralnervensystem, deinen Hauptkanal, in den Körper fließt, achte auf Frequenzänderungen. Fühlst du dich dadurch anders? Lass diese Schwingung weiter ihren Lauf nehmen und den Strom des Lichts durch deine Ahnenreihe ausdehnen.

Wenn du Verbindung mit diesem Licht aufgenommen hast, fühlst du mit einem kurzen Gebet oder einer klaren Intention hinein. Bitte um Klarheit. Vielleicht gibt es bei deinen Vorfahren etwas, das von dir verstanden und mitgetragen werden möchte. Bitte um heilende Klarheit für deine Vergangenheit, um bewusste Erkenntnis und tiefe Integration. Dieses Gebet oder diese Intention schickst du aufwärts ins Licht und noch höher hinaus, um es beziehungsweise sie dann loszulassen.

Bleib noch ein wenig so sitzen, empfänglich für das Nachleuchten des Lichts. In diesem Raum steht noch mehr für dich bereit, mehr Einblicke, mehr Erkenntnis. Wenn dir irgendetwas Wichtiges gezeigt werden muss, bist du in diesem offenen Raum bereit dafür. Suche diesen Raum auf, um offen für die wahre Zukunft zu werden, die sich durch dich in den Fluss der Vergangenheit ergießt und deinen Vorfahren klärende und heilende Frequenzen zukommen lässt.

Ruhe dich jetzt einfach aus und betrachte die Weite hier. Überlasse alles andere sich selbst. Verweile in der ungeformten Präsenz dieses Augenblicks.

Wenn du so weit bist, kehrst du langsam zurück. Atme ein paar Mal kräftig durch, und kehre dahin zurück, wo du sitzt.

Das Pocket-Projekt

2016 haben meine Frau, Yehudit Sasportas, und ich das Pocket-Projekt gegründet, eine internationale gemeinnützige Organisation, deren Ziel es ist, *zur Heilung kollektiver und intergenerationaler Traumata beizutragen und ihren zerstörerischen Einfluss auf die Weltgesellschaft zu verringern.* Das Pocket-Projekt hat seinen Sitz in Deutschland und verfügt über einen Beraterstab aus angesehenen Fachleuten und Vertretern des humanitären Gedankens.

Das Pocket-Projekt hat ein einjähriges Schulungsprogramm zur kollektiven Trauma-Arbeit durchgeführt, an dem 150 Menschen aus neununddreißig Ländern teilgenommen haben. Manche Teilnehmer haben eine »Inkubationszeit« folgen lassen, um lokale Pocket-Gruppen in ihren Ländern zu gründen und die gemeinsame Arbeit in Krisenzonen überall auf der Welt zu verstärken. Eine Pocket-Gruppe setzt also in ihrer unmittelbaren Umgebung, Region oder ihrem Land an und fördert den Heilungsprozess bei historischen und kulturellen Traumata. Unser Ziel ist es, weltweit viele solcher lokalen Gruppen zu etablieren, die wie Knoten in einem lebendigen Netzwerk sein sollen. Die Gruppen werden durch globale digitale Konferenzen miteinander in Verbindung bleiben und dazu das Pocket-Lab nutzen, eine online- Datenbank, die wir auch der Allgemeinheit zugänglich machen wollen. Im Herbst 2019 hat das Pocket-Projekt seinen ersten »Collective Trauma Summit« mit weltweit führenden Fachleuten und 53.000 Teilnehmern online abgehalten. Darüber hinaus hat das Pocket-Projekt Kompetenzzentren eingerichtet, in denen die Grundlagen wichtiger Sachgebiete (Psychologie, Genetik) vermittelt werden, die man zum Verständnis und zur Heilung eines Traumas braucht. In jedem Kompetenzzentrum wird das Phänomen der Massentraumatisierung aus der Perspektive einer bestimmten Wissensdisziplin betrachtet und analysiert.

Mit der Zusammenführung zeitloser mystischer Weisheit und den neuesten wissenschaftlichen und psychologischen Forschungsergebnissen arbeiten wir auf die folgenden Ziele hin:

- Wir möchten die oft nicht ohne Weiteres ersichtlichen Auswirkungen kollektiver und intergenerationaler Traumata auf Einzelne und die Gesellschaft besser verstehen.
- Wir möchten Instrumente und Kompetenzen für die Integration kollektiver Traumata entwickeln und vermitteln.
- Die Pocket-Gruppen sollen weltweit Einzelpersonen, Führungskräfte und Gruppen für die Heilungsarbeit an den Schichten kollektiver Traumata ausbilden und bei dieser Arbeit unterstützen.
- Zur Frage der Nachwirkungen und kulturübergreifenden Symptome kollektiver Traumata möchten wir in Organisationen und Institutionen, bei Regierungen und in Universitäten beratend tätig werden.
- Für Erste Hilfe und Krisenintervention bei kürzlich eingetretenen oder bevorstehenden Traumatisierungen soll ein Netzwerk eingerichtet werden.
- In Krisengegenden möchten wir Einzelnen und der Gesellschaft vermitteln, wie sie Resilienz gegen Traumata aufbauen können.
- Es soll eine Online-Plattform entstehen, die neueste Forschungen und Erkenntnisse zum kollektiven und intergenerationalen Trauma bereitstellt.

Als Beratungs- und Schulungszentrum für den Umgang mit kollektiven Traumata strebt das Pocket-Projekt eine weltumspannende Bewegung der Trauma-Aufklärung und Traumaheilung an, und dabei soll es um individuelle wie um kollektive, um aktuelle wie um kulturelle Traumata gehen. Das ist zwangsläufig eine disziplinen- und kulturübergreifende Arbeit. Alle Menschen sind durch Wechselbeziehungen miteinander verbunden. Wie verschieden und wie weit voneinander entfernt sie auch sein mögen, alle gehören dieser einen Menschheit an. In ähnlicher Weise betrachtet das Pocket-Projekt unterschiedliche kulturelle und historische Traumata nicht als völlig separate Ereignisse, sondern als miteinander verbundene Phänomene im kollektiven Körper: Integrieren wir eines, wirkt das befreiend und heilend auf ein anderes, ähnlich wie wir mit der Heilung der Gegenwart auch die Heilung der Vergangenheit fördern.

Beim Pocket-Projekt haben wir einen einzigen »Klienten«: die Welt. Zusammen mit anderen Aufklärern und Forschern sowie freien Mitarbeitern hegen wir die Hoffnung, die Menschheit beim Bau einer klareren, helleren Welt unterstützen zu können.

Alles über das Pocket-Projekt finden Sie online unter:

pocketproject.org.

Anmerkungen

EINLEITUNG

1. Cohen scheint hier anzudeuten, dass wir Erinnerungen manchmal in ähnlichem Sinne »erleiden« wie Verletzungen. Arthur A. Cohen: *The Tremendum. A Theological Interpretation of the Holocaust* (New York: Crossroad, 1981), S. 2–3.
2. Die Vorstellung einer »Seelenwunde« mag westlichen Menschen erst einmal befremdlich erscheinen, doch Duran erläutert, dass Psychologie die »Lehre von der Psyche« ist und dieses ursprünglich griechische Wort »Geist« oder »Seele« bedeutet. Eduardo Duran: *Healing the Soul Wound. Counseling with American Indians and Other Native Peoples* (New York: Teachers College, 2006), S. 49.
3. Duran, ebenda.

1. MYSTISCHE PRINZIPIEN DER HEILUNG

1. Joseph Campbell und Phil Cousineau: *The Hero's Journey. Joseph Campbell on His Life and Work* (New York: New World Library, 1990).
2. Als *epigenetisch* bezeichnen wir erbliche Veränderungen der DNA durch Umwelteinflüsse, die sich auf die Gen-Expression auswirken, ohne die DNA-Sequenz zu verändern.
3. George Santayana: *Reason in Common Sense. The Life of Reason* (New York: Dover Press, 1980), S. 172.
4. Jan Grant und Jim Crawley: *Transference and Projection. Mirrors to the Self* (Berkshire, England: Open University Press, 2002), S. 38.
5. Matthew Leifer and Matthew Pusey: »Is a Time Symmetric Interpretation of Quantum Theory Possible without Retrocausality?" *Proceedings of the Royal Society* A 473, Nr. 2202 (2017), doi: 10.1098/rspa.2016.0607.
6. In der Vedanta-Philosophie bezeichnet *akasha* den Äther, eine feinstoffliche Substanz, von der alles im Kosmos durchdrungen ist. Inzwischen verweist dieser Begriff auf so etwas wie eine intelligente Chronik oder ein Informationsfeld, das die gesamte Geschichte und alle Erinnerungen verzeichnet.

2. MATERIELLE TRAUMAWISSENSCHAFT

1. Sarah Graham: »Skulls of Oldest *Homo Sapiens* Recovered«, in *Scientific American* 12 (Juni 2003), scientificamerican.com/article/skulls-of-oldest-homo-sap/.
2. Bessel van der Kolk: »Is Your Client Traumatized? For the Answer, Look to the Body«, in *Psychotherapy Networker* 1/2017, psychotherapynetworker.org/blog/details/311.
3. Bessel van der Kolk: *The Body Keeps the Score. Brain, Mind, and Body*

in the Healing of Trauma (New York: Penguin Books, 2015), S. 78–87. Deutsch: *Verkörperter Schrecken. Traumaspuren in Gehirn, Geist und Körper und wie man sie heilen kann* (Lichtenau: Probst, 2015).

4. »Post-Traumatic Stress Disorder«, National Institute of Mental Health, abgerufen Februar 2018, nimh.nih.gov/health/publications/post-traumatic-stress-disorder-ptsd.
5. Matthew J. Friedman: »PTSD History and Overview«, US Department of Veterans Affairs, März 2016, abgerufen Februar 2018, ptsd.va.gov/professional/treat/essentials/history_ptsd.asp.
6. Judith Lewis Herman: *Trauma and Recovery. The Aftermath of Violence from Domestic Abuse to Political Terror* (New York: Basic Books, 1992), S. 127.
7. Ebenda, S. 96.
8. »Complex Posttraumatic Stress Disorder«, TraumaDissociation.com, abgerufen 6. März 2018, traumadissociation.com/complexptsd.
9. Bessel A. van der Kolk: »Developmental Trauma Disorder. Toward a Rational Diagnosis for Children with Complex Trauma Histories«, in *Psychiatric Annals* 35, Nr. 5 (Mai 2005), S. 401–08, doi: 10.3928/00485713-20050501-06.
10. Alexandra Cook, Margaret Blaustein, Joseph Spinazzola et al.: »Complex Trauma in Children and Adolescents. White Paper from the National Child Traumatic Stress Network«, Complex Trauma Task Force (PDF), National Child Traumatic Stress Network, abgerufen 6. Februar 2017, nursebuddha.files.wordpress.com/2011/12/complex-trauma-in-children.pdf.
11. K. Hughes et al.: »The Effect of Multiple Adverse Childhood Experiences on Health. A Systematic Review and Meta-Analysis«, in *Lancet Public Health* 2, Nr. 8 (August 2017): e356–e366.
12. Christina D. Bethell: »Child Flourishing. Our Greatest Public Health Opportunity Needs a Policy Response«, AcademyHealth, 5. September 2017, academyhealth.org/blog/2017-09/child-flourishing-our-greatest-public-health-opportunity-needs-policy-response.
13. Stephen W. Porges: *The Pocket Guide to the Polyvagal Theory. The Transformative Power of Feeling Safe* (New York: W. W. Norton, 2017). Deutsch: *Die Polyvagal-Theorie und die Suche nach Sicherheit* (Lichtenau: Probst, 2019).
14. Ebenda, S. 55.
15. Ebenda, S. 159–161.
16. Ebenda., S. 159–161.
17. Elissa Melaragno: »Trauma in the Body. Interview with Dr. Bessel van der Kolk«, in *Anchor Magazine* Nr. 4 (November 2015), stillharbor.org/anchormagazine/2015/11/18/trauma-in-the-body.

3. DIE INNERE WISSENSCHAFT VON TRAUMA

1. Elissa Melaragno: »Trauma in the Body. Interview with Dr. Bessel van der Kolk«, in *Anchor Magazine* Nr. 4 (November 2015), stillharbor.org/anchormagazine/2015/11/18/trauma-in-the-body.
2. Judith Lewis Herman: *Trauma and Recovery. The Aftermath of Violence – from Domestic Abuse to Political Terror* (New York: Basic Books, 1992), S. 1. Deutsch: *Die Narben der Gewalt. Traumatische Erfahrungen verstehen und überwinden* (Paderborn: Junfermann, 2018).

4. DIE ARCHITEKTUR DES KOLLEKTIVEN TRAUMAS

1. Weitgehend den Berichten des für die NAACP (National Association for the Advancement of Colored People) arbeitenden Ermittlers Walter F. White entnommen, veröffentlicht in »The Work of a Mob«, in *The Crisis* 16 (September 1918); zum Teil auch aus Inhalten, die auf der Website des Mary Turner Project veröffentlicht wurden, maryturner.org/mtp.htm.
2. »The Truth about Jim Crow«, The American Civil Rights Union, 2014, abgerufen 10. Mai 2017, theacru.org/wp-content/uploads/The-Truth-About-Jim-Crow.pdf.
3. »Slavery vs. Peonage«, *Slavery by Another Name*, PBS.org, 2017, abgerufen 2018, pbs.org/tpt/slavery-by-another-name/themes/peonage/.
4. Ebenda.
5. In einem Artikel der *Atlanta Constitution* vom 20. Mai 1918 über diesen Lynchmord stand zu lesen, Mary Turner habe »unkluge Äußerungen« getätigt und die Leute »gegen sich aufgebracht«, da sie an ihrer »Einstellung« Anstoß nahmen. *Atlanta Constitution*, 20. Mai 1918, maryturner.org/images/VDT5-20.pdf.
6. »627: Suitable for Children«, *This American Life,* 6. Oktober 2017, thisamericanlife.org/627/transcript.
7. Ebenda.
8. Judith Lewis Herman: *Trauma and Recovery. The Aftermath of Violence from Domestic Abuse to Political Terror* (New York: Basic Books, 1992), S. 7–8.
9. Martin W. DeVries: »Trauma in Cultural Perspective«, in *Traumatic Stress. The Effects of Overwhelming Experience on Mind, Body, and Society*, hrsg. v. Bessel A. van der Kolk, Alexander C. McFarlane und Lars Weisaeth (New York: Guilford Press, 1991), S. 399.
10. Sue Coyle: »Intergenerational Trauma. Legacies of Loss«, in *Social Work Today* 14, Nr. 3 (Mai/Juni 2014), S. 18.
11. Bessel van der Kolk: »The Compulsion to Repeat the Trauma. Reenactment, Revictimization, and Masochism«, in *Psychiatric Clinics of North America* 12, Nr. 2 (Juni 1989), S. 389–411.
12. Ebenda.
13. Nathaniel Vincent Mohatt et al.: »Historical Trauma as Public Narrative. A

Conceptual Review of How History Impacts Present-Day Health«, in *Social Science & Medicine* 106 (April 2014), S. 128–36.

14. Maria Yellow Horse Brave Heart: »The Historical Trauma Response Among Natives and Its Relationship with Substance Abuse. A Lakota Illustration«, in *Journal of Psychoactive Drugs* 35, Nr. 1 (2003), S. 7–13.
15. Ebenda.
16. »Conversations About Historical Trauma, Part One«, in *Impact Newsletter,* National Child Traumatic Stress Network, Mai 2013, abgerufen Mai 2018, nctsn.org/resources/conversations-about-historical-trauma-part-one.
17. Brave Heart: »Historical Trauma«, S. 7–13
18. Mohatt et al.: »Historical Trauma as Public Narrative«, S. 136.
19. Nihaya Daoud et al.: »Internal Displacement and Health Among the Palestinian Minority in Israel«, in *Social Science & Medicine* 74, Nr. 8 (April 2012), S. 1163–71, doi: 10.1016/j.socscimed.2011.12.041.
20. Joy DeGruy: *Post Traumatic Slave Syndrome. America's Legacy of Enduring Injury and Healing* (New York: HarperCollins, 2017).
21. Herman: *Trauma and Recovery*, S. 2.
22. DeGruy: *Post Traumatic Slave Syndrome.*
23. Keri Leigh Merritt: *Masterless Men. Poor Whites and Slavery in the Antebellum South* (New York: Cambridge University Press, 2017).
24. DeGruy: *Post Traumatic Slave Syndrome.*
25. Gertrud Hardtmann: »Children of Nazis. A Psychodynamic Perspective«, in *International Handbook of Multigenerational Legacies of Trauma*, hrsg. v. Yael Danieli (New York: Plenum, 1998).
26. Yael Danieli et al.: »International Handbook of Multigenerational Legacies of Trauma«, in *PTSD Research Quarterly* 8, Nr. 1 (1997), S. 1–8.
27. Tori Rodriguez: »Descendants of Holocaust Survivors Have Altered Stress Hormones«, in *Scientific American* (1. März 2015), abgerufen Mai 2018, scientificamerican.com/article/descendants-of-holocaust-survivors-have-altered-stress-hormones/.
28. »Inheriting Trauma. Holocaust Survivors Pass Trauma to Their Children's Genes«, Neuroscience News, August 2015, neurosciencenews.com/epigenetics-trauma-transmission-2502/.
29. K. Gapp et al.: »Implication of Sperm RNAs in Transgenerational Inheritance of the Effects of Early Trauma in Mice«, in *Nature Neuroscience* 17 (April 2014), S. 667–69, doi: dx.doi.org/10.1038/nn.3695.
30. Seth Mydans: »Police Beating Trial Opens with Replay of Videotape«, in *New York Times* (März 1992), abgerufen 20. April 2010.

5. DIE WEISHEIT DES KOLLEKTIVEN TRAUMAS

1. »Presencing – soziale Technologie der Freiheit«, in *Trigon Themen* 2/2002, S. 3, https://www.trigon.at/wp-content/uploads/2017/09/TT-02-2.pdf.
2. John Mecklin: »It Is Now Two Minutes to Midnight«, Bulletin of the Ato-

mic Sciences, Januar 2018, thebulletin.org/2018-doomsday-clock-statement/.

3. Offenbarung des Johannes 13,1.

6. EIN GRUPPEN-INTEGRATIONSPROZESS

1. Daniel Siegel: *The Mindful Therapist: A Clinician's Guide to Mindsight and Neural Integration* (New York: W.W. Norton, 2010), S. 31. Deutsch: *Der achtsame Therapeut. Ein Leitfaden für die Praxis* (München: Kösel, 2012).
2. David Furlong: *Healing Your Ancestral Patterns. How to Access the Past to Heal the Present* (Malvern, Worcestershire, England: Atlanta Books, 2014), S. 194.

8. BILDER EINER TRAUMATISIERTEN WELT

1. »Who Are the Rohingya?«, Al Jazeera, 18. April 2018, aljazeera.com/indepth/features/2017/08/rohingya-muslims-170831065142812.html.
2. Alison M. Rhodes: »Claiming Peaceful Embodiment Through Yoga in the Aftermath of Trauma«, in *Complementary Therapies in Clinical Practice* 21 (2015), S. 247–56.
3. Ebenda, S. 247.
4. Albert Einstein: »Atomic Education Urged by Einstein«, in *New York Times*, 25. Mai 1946, S. 13.
5. Shannon Monnat und Raeven Chandler: »Long Term Physical Health Consequences of Adverse Childhood Experiences«, in *PubMed* 56, Nr. 4 (September 2015), S. 723–52.
6. Grace Rattue: »Autoimmune Disease Rates Increasing«, Medical News Today, 22. Juni 2012, medicalnewstoday.com/articles/246960#1.
7. Robert Wood Johnson Foundation: »Traumatic Experiences Widespread Among US Youth, New Data Show«, 19. Oktober 2017, rwjf.org/en/library/articles-and-news/2017/10/traumatic-experiences-widespread-among-u-s--youth--new-data-show.html.
8. Marco Helbich et al.: »Spatiotemporal Suicide Risk in Germany. A Longitudinal Study 2007–2011«, in *Scientific Reports* (2017), S. 7673; Ido Efrati: »Suicides on the Rise in Israel after a Four-Year Improvement«, Haaretz, 28. November 2018, haaretz.com/israel-news/.premium-suicides-on-the-rise-in-israel-after-a-four-year-improvement-1.6697321; Amy Ellis Nutt: »Suicide Rates Rise Sharply across the United States, New Report Shows«, *Washington Post* 7. Juni 2018, washingtonpost.com/news/to-your-health/wp/2018/06/07/u-s-suicide-rates-rise-sharply-across-the-country-new-report-shows/.
9. Denis Campbell: »NHS Suffering Worst Ever Staff and Cash Crisis, Figures Show«, in *Guardian*, 11. September 2018, theguardian.com/society/2018/sep/11/nhs-suffering-worst-ever-staff-cash-crisis-figures-show.
10. Ceylan Yeginsu: »NHS Overwhelmed in Britain, Leaving Patients to Wait«,

in *New York Times*, 3. Januar 2018, nytimes.com/2018/01/03/world/europe/uk-national-health-service.html.

11. »Dangerous Medical Implants and Devices«, in *Consumer Reports*, Mai 2012, consumerreports.org/cro/magazine/2012/04/cr-investigates-dangerous-medical-devices.
12. »America Is a Healthcare Outlier in the Developed World«, in *Economist*, 26. April 2018, economist.com/special-report/2018/04/26/america-is-a-health-care-outlier-in-the-developed-world.
13. Alan Yu: »Nurses Say Stress Interferes with Caring for Their Patients«, NPR, 15. April 2016, npr.org/sections/health-shots/2016/04/15/474200707/nurses-say-stress-interferes-with-caring-for-their-patients.
14. »World Inequality Report 2018«, World Inequality Lab 2018, abgerufen November 2018, wir2018.wid.world/files/download/wir2018-full-report-english.pdf.
15. Andrea Thomps: «From Fish to Humans. A Microplastic Invasion May Be Taking a Toll«, in *Scientific American*, 4. September 2018, scientificamerican.com/article/from-fish-to-humans-a-microplastic-invasion-may-be-taking-a-toll/.
16. Joseph Dodds: *Psychoanalysis and Ecology at the Edge of Chaos. Complexity Theory, Deleuze/Guattari, and Psychoanalysis for a Climate in Crisis* (New York: Routledge, 2011), S. 69–70.
17. Thich Nhat Hanh: *The Heart of Understanding. Commentaries on the Prajnaparamita Heart Sutra* (Berkeley: Parallax Press, 2009). Deutsch: *Mit dem Herzen verstehen* (München: Knaur MensSana, 2011).

9. VISION EINER WIEDER GANZ WERDENDEN WELT

1. Stephen Halliday: »Death and Miasma in Victorian London: An Obstinate Belief«, in *British Medical Journal* 323 (Dezember 2001), S. 1469–71.
2. Jonathan Davis: »The Shamanic View of Mental Health«, Uplift, 9. Oktober 2019, upliftconnect.com/shamanic-view-of-mental-health/.
3. Andrew Solomon: »Notes on an Exorcism«, 29. Oktober 2008, *The Moth*, youtu.be/-UBgBpFGODI.

NACHWORT

1. »Holopticism. Definition«, Collective Intelligence Research Institute, abgerufen März 2019, cir.institute/holopticism/.
2. Robert Kegan: *The Evolving Self. Problem and Process in Human Development* (Cambridge, MA: Harvard University Press, 1982). Deutsch: *Die Entwicklungsstufen des Selbst. Fortschritte und Krisen im menschlichen Leben* (München: Kindt, 1986).
3. Ken Wilber: *Integral Psychology. Consciousness, Spirit, Psychology, Therapy* (Boston: Shambhala Publications, 1998), S. 8. Deutsch: *Integrale Psychologie* (Freiburg: Arbor, 2012).

4. Pierre Teilhard de Chardin: *The Phenomenon of Man* (New York: Harper Perennial, 1959), S. 221. Deutsch: *Der Mensch im Kosmos* (München: C. H. Beck, 2018).
5. *Matrix*, Drehbuch und Regie Lana und Lilly Wachowski, 1999.

ANHANG: GEFÜHRTE PRAXIS

1. Lao Tzu: *Tao Te Ching*, übersetzt von Stephen Mitchell, Kapitel 10, thetaoteching.com/taoteching10.html.
2. Ebenda, Kapitel 52.
3. C. Otto Scharmer: *Theory U. Leading from the Future as It Emerges* (San Francisco: Berrett-Koehler Publishers, 2009), S. 8. Deutsch: *Theorie U – von der Zukunft her führen. Presencing als soziale Technik* (Heidelberg: Carl-Auer Verlag, 2020).

Register

Die Autoren der zusätzlichen Beiträge

Christina Bethell

Christina Bethell ist Professorin an der Bloomberg School of Public Health, einer Einrichtung der Johns Hopkins University in Baltimore, wo sie eine neue integrierte Wissenschaft der Gesundheit vertritt. Ziel ist lebenslange Gesundheit für alle von Anfang an. Sie kennt sich mit gemeinschaftsorientierten Ansätzen der Einschätzung und Verbesserung von Gesundheit und Wohlbefinden aus und ist Mitbegründerin und Leiterin der Child and Adolescent Health Measurement Initiative und des Mindfulness in Maternal and Child Health Consortium. Dr. Bethell war federführend am Entwurf einer nationalen Agenda zur Heilung von Kindheitstraumata beteiligt, die viel Zustimmung gefunden hat. Sie ist Magister der Betriebswirtschaftslehre und promovierte an der University of Chicago im Fach Public Policy. Sie lehrt MBSR (Mindfulness-Based Stress Reduction) und »Healing through revealing«. Ihre ganze Leidenschaft gilt der transparenten Kommunikation, der Präsenz und der menschlichen Evolution.

Laura Calderón de la Barca

Laura Calderón de la Barca ist Psychotherapeutin, Kulturanalytikerin, Autorin und Pädagogin. Sie lebt und arbeitet in ihrem Heimatland Mexiko, wo sie auch studiert hat; dazwischen gab es Auslandsaufenthalte in Österreich, Belgien, England, Australien und Kanada. Ihre Arbeit dreht sich um persönliche und kollektive Heilung. Sie ist an der Forschungsplanung des Pocket-Projekts beteiligt.

Patrick Dougherty

Patrick Dougherty ist praktizierender Psychotherapeut, Sozialaktivist, Autor, Qigong-Lehrer und Mitglied des Pocket-Projekts. Er arbeitet seit über vierzig Jahren als Therapeut, hauptsächlich auf dem Gebiet individueller und kollektiver Traumata. Im Zentrum seiner Arbeit steht die Entwicklung wirksamer Modelle der Gruppenarbeit zu Fragen der bewaffneten Gewalt, des Krieges, des Völkermords sowie des Rassismus und des White Privilege. Er ist Autor von *Qigong in Psychotherapy. You Can Do So Much by Doing So Little* und *A Whole-Hearted Embrace. Finding Love at the Center of It All.*

Scilla Elworthy

Scilla Elworthy wurde für ihre Arbeit im Rahmen der von ihr mitbegründeten Oxford Research Group (ORG) bereits dreimal für den Friedensnobelpreis nominiert. Es ging bei dieser Arbeit um die Anbahnung eines effektiven Dialogs zwischen ranghohen Vertretern der internationalen Atomwaffenpolitik und ihren Kritikern. 2003 gründete sie Peace Direct, eine Wohltätigkeitsorganisation, die in Konfliktgebieten friedensstiftende Initiativen auf lokaler Ebene unterstützt. 2013 war sie Mitbegründerin von Rising Women Rising World und 2016 von FemmeQ. Dr. Elsworthy war Beraterin von Peter Gabriel, Erzbischof Desmond Tutu und Sir Richard Branson im Zusammenhang mit der Aufstellung der Gruppe The Elders. 2003 erhielt sie den Niwano-Friedenspreis. Ihr neuestes Buch (2017) ist *The Business Plan for Peace. Building a World Without War.*

Markus Hirzig

Markus Hirzig arbeitet seit dreißig Jahren im Bereich der Physiotherapie und Osteopathie. In Thomas Hübls Arbeit ist er seit 2002 involviert und assistiert seit einigen Jahren bei dessen Gruppenarbeit. Er unterstützt die Ausbildung der Mitglieder des Assistenzteams, begleitet Mentoring-Gruppen in Thomas' Onlinekursen zu den mystischen Prinzipien des Heilens und ist am Pocket-Projekt-Training zur Trauma-Integration beteiligt.

Gabor Maté

Dr. Gabor Maté ist ein Arzt im Ruhestand. Nach zwanzig Jahren Praxis als Hausarzt und Palliativmediziner arbeitete er in Vancouver über zehn Jahre mit drogenabhängigen und psychisch kranken Patienten. Er veröffentlichte vier Bücher, die zum Teil Bestseller waren und in fünfundzwanzig Sprachen übersetzt wurden. Außerdem ist er ein international bekannter Redner, vor allem gefragt als Spezialist auf den Gebieten Sucht, Trauma, kindliche Entwicklung sowie für die Frage der Beziehung zwischen Stress und Krankheit. Für seine wegbereitende medizinische Arbeit und sein schriftstellerisches Werk wurde ihm der Order of Canada verliehen, die höchste zivile Auszeichnung des Landes. Außerdem erhielt er den Civic Merit Award seiner Heimatstadt Vancouver.

Otto Scharmer

Otto Scharmer ist Bestsellerautor, Gründer des Presencing Institute und Dozent der MIT Sloan School of Management, wo er das MIT IDEAS Programm für Nachhaltigkeit und disziplinenübergreifende Innovationen leitet. Otto führte den Begriff des »Presencing« ein – des Lernens von der entstehenden Zukunft. 2015 initiierte er als Mitbegründer das MITx u.lab, einen breit angelegten Onlinekurs, der tiefgreifende Veränderungen einleiten soll und inzwischen ein globales Ökosystem der gesellschaftlichen und persönlichen Erneuerung initiiert hat, an dem sich 125.000 User aus 185 Ländern beteiligen. 2019 war er Gründungsmitglied des Societal Transformation Lab (u.lab-S) mit 350 lokalen Teams für die grundsätzliche Erneuerung von Bildung, Regierungsführung und Wirtschaft mit Berücksichtigung des Ökosystems. 2018 berief ihn die stellvertretende Generalsekretärin der Vereinten Nationen ins Gremium des UN Learning Advisory Council für die Agenda 2030. Und 2019 sah ihn die Organisation Global Gurus als Nummer drei auf der Liste der oberen dreißig Bildungsprofis der Welt.

Gregor Steinmaurer

Gregor Steinmaurer ist systemischer Therapeut, Traumatherapeut (Somatic Experiencing®), Berater, Coach und Prozessbegleiter. Er lebt in Österreich, wo er eine Privatpraxis führt. Außerdem leitet er zusammen mit seiner Frau Komala de Amorim internationale Workshops und Schulungen. Gregor gehört zum Team des Pocket-Projekts und ist ein geschätztes Mitglied von Thomas Hübls Assistenzteam.

Ken Wilber

Ken Wilber ist einer der bedeutendsten Philosophen unserer heutigen Zeit und auf diesem Gebiet einer der am häufigsten übersetzten Autoren Amerikas. Seine fünfundzwanzig Bücher wurden in dreißig Fremdsprachen übertragen. Von ihm stammt die weltweit erste wahrhaft umfassende oder integrative Philosophie, der er den treffenden Namen »Integrale Theorie« gegeben hat. Ken hat das Integral Institute gegründet, das sich der Anwendung des integralen Ansatzes auf globale Fragen und Probleme widmet. Außerdem gründete er Integral Life, eine digitale Plattform, die den integralen Ansatz weltweit verbreitet und die Entwicklung der integralen Bewegung dokumentiert.

Über den Autor

Thomas Hübl ist ein zeitgenössischer Mystiker, spiritueller Lehrer und angesehener Prozessbegleiter, der in seiner Arbeit die Kernaussagen der großen Weisheitstraditionen mit den Erkenntnissen heutiger Wissenschaft vereinigt.

Seine Arbeit zeigt auf einzigartige Weise auf, wie man heute als Mystiker auf dem »Marktplatz« der menschlichen Geschäftigkeit leben kann. Er entwickelte eine Methode, mit der im unterstützenden Zusammenhang einer Gruppe durch Präsenz und Zeugen-Bewusstsein tiefe individuelle Veränderungen eingeleitet werden können. Ein Prozess, der individuelle Heilung mit kollektivem Lernen verbindet. Bei seiner Arbeit wirken Übungen zur Körperwahrnehmung, Meditation, eine differenzierte Analyse der Gesellschafts-Architektur und transformative Prozesse zusammen und ermöglichen die Bearbeitung des kollektiven Schattens sowie persönlicher und kollektiver Traumata. Dieser Ansatz zielt auf eine Vertiefung des Bewusstseins ab und dadurch auf die Ablösung eines Ich-zentrierten Weltbilds durch ein Leben des authentischen Selbstausdrucks, des Dienens und des Einklangs.

Seit 2004 hat Thomas als Leiter internationaler Workshops, mehrjähriger Trainingsprogramme, Großgruppen-Events und Festivals mit Zehntausenden Menschen auf der ganzen Welt zusammengearbeitet. Er berät sozial denkende Unternehmer, Wirtschaftsführer, Organisationen, Therapeuten, Coaches, Fachberater und spirituell Suchende und tritt weltweit als Sprecher bei Konferenzen und Workshops auf. 2020 wurde ihm die Ehrendoktorwürde der Ubiquity University verliehen. Er ist Gründer der Academy of Inner Science, der School of Collective Trauma Integration und des Pocket-Projekts.

Thomas lebt in Tel Aviv und Oldenburg – zusammen mit seiner Frau, der israelischen Künstlerin und Lehrerin Yehudit Sasportas, und der gemeinsamen Tochter Eliya.

Über die Co-Autorin

Julie Jordan Avritt ist professionelle Ghostwriterin, Mitautorin, Content Advisor und integrale Denkerin, die mit Gestaltern des globalen Wandels, kulturellen Neuerern und Rebellen zusammenarbeitet, um die Menschen in einer Zeit des Übergangs zu inspirieren. Unter ihren Klienten sind Bestsellerautoren und Verfasser von Arbeiten, die in hoch angesehenen Publikationen erschienen.
Sie lebt in Asheville, North Carolina, mit ihrer Tochter Journey und den beiden Katzen Truman Catpote und Esther, Destroyer of Worlds.